高职高专院校护理专业"书证融通"人才培养计划校企"双元"合作系列教材

供护理、助产专业用

护理综合技术

主　编　高正春　李　娟　张　扬　张　娟

副主编　常永红　申　婧　刘寒森

编　者　(以姓氏笔画为序)

申　婧　陕西能源职业技术学院

刘寒森　陕西能源职业技术学院

李　娟　陕西能源职业技术学院

张　扬　陕西能源职业技术学院

张　娟　西电集团医院

赵　娇　陕西能源职业技术学院

赵　婷　陕西能源职业技术学院

高　雪　西安交通大学第二附属医院

高正春　陕西能源职业技术学院

常永红　陕西能源职业技术学院

梁　蓉　陕西能源职业技术学院

华中科技大学出版社
http://www.hustp.com
中国·武汉

内 容 提 要

本书是高职高专院校护理专业"书证融通"人才培养计划校企"双元"合作系列教材之一。

本书内容涵盖循环系统疾病患者的护理,呼吸系统疾病患者的护理,消化系统疾病患者的护理,妊娠、分娩和产褥期疾病患者的护理,新生儿疾病患儿的护理等,关联内科护理、外科护理、妇产科护理、儿科护理、护理基本技术相关知识。本书包含图像、音频、视频、动画等数字资源,以二维码形式呈现,安置在相应的知识点附近,同时有平台支持,可帮助师生线上开展教学和学习。

本书可供高职高专护理、助产等专业使用。

图书在版编目(CIP)数据

护理综合技术/高正春等主编. —武汉:华中科技大学出版社,2021.5
ISBN 978-7-5680-6873-4

Ⅰ. ①护⋯　Ⅱ. ①高⋯　Ⅲ. ①护理学-教材　Ⅳ. ①R47

中国版本图书馆 CIP 数据核字(2021)第 064511 号

护理综合技术　　　　　　　　　　　　　　高正春　李　娟　张　扬　张　娟　主编
Huli Zonghe Jishu

策划编辑:余　雯
责任编辑:孙基寿
封面设计:原色设计
责任校对:阮　敏
责任监印:周治超
出版发行:华中科技大学出版社(中国·武汉)　　　电话:(027)81321913
　　　　　武汉市东湖新技术开发区华工科技园　　　邮编:430223
录　　排:华中科技大学惠友文印中心
印　　刷:湖北新华印务有限公司
开　　本:787mm×1092mm　1/16
印　　张:21.5
字　　数:493 千字
版　　次:2021 年 5 月第 1 版第 1 次印刷
定　　价:79.80 元

前言

　　遵循职业教育的特点和教学规律,适应高职护理专业教育发展与改革的需要,从满足现代健康产业发展对护理技术技能型人才的需求出发,围绕护理专业教学标准、人才培养方案、最新护士执业资格考试大纲要求,立足课程与教材建设的根本,体现先进的职业教育教学理念,反映人才培养模式和教学改革的最新趋势,促进产教深度融合,我们校企(院)合作,以真实案例和标准化患者的护理流程为路径设计本书内容。

　　本书以护理岗位的典型工作任务为导向,基于护理工作过程进行情景教学设计,内容涵盖循环系统疾病患者的护理,呼吸系统疾病患者的护理,消化系统疾病患者的护理,妊娠、分娩和产褥期疾病患者的护理,新生儿疾病患儿的护理等,关联内科护理、外科护理、妇产科护理、儿科护理、护理基本技术相关内容。在每个学习项目的开头制定明确的"学习目标",以便学生抓住学习重点;进行"案例导入"的情景教学设计,以真实案例和标准化患者的护理流程为路径,注重对学生临床护理思维能力的培养,把内外妇儿护理与基护有机结合起来,兼顾相关护理技术的实训,有效衔接理论教学与临床实践,使学生在未来进行顶岗实习的过程中能尽快适应临床环境,将所学知识运用到实践中。

　　本书为活页式立体化教材,除纸质教材外,还包含图像、音频、视频、动画等数字资源,以二维码形式呈现,安置在相应的知识点附近,同时有平台支持,具备师生线上开展教学和学习的功能。

　　本书分工如下:高正春,1.3(表示项目一任务三,后文以此类推)、3.6、11.1、11.2、13.2、13.3;李娟,17、18,1~17 的实训技能;张扬 15、16,1~17 的实训技能;常永红,1.7、2.7、3.7~3.8、8.4~8.5、9.1~9.3、10.1~10.2、13.1、14.1~14.3;申婧,4、8.6~8.9、14.5~14.6;刘寒森,1.1~1.2、1.4~1.6、2.2~2.4、2.6、3.1~3.5、8.3、9.4、10.3~10.4;赵婷,11.3~11.4、12、13.4、14.4;赵娇,5、2.1;梁蓉,2.5、6、7、8.1~8.2。书中的真实典型案例均由张娟(西电集团医院)、高雪(西安交通大学第二附属医院)提供,且全程协助主编进行出版社教材选题申报,教材大纲与样章确定,编写体例与编写规范制定,教材内容统稿、校对、最终定稿等方面工作。

　　在编写过程当中,编者参阅了部分同类教材、文献资料,吸收了行业新业态、新水平、新技术,在此一并表示诚挚的谢意。

　　由于编者能力有限,书中难免存在不足,期盼同行专家、教师和读者多提宝贵意见。

编　者

目 录

项目一　循环系统疾病患者的护理

学习目标

- 知识
  - 说出心功能不全、心律失常、先天性心脏病、原发性高血压病、急性心肌梗死、心脏瓣膜病、下肢静脉血栓相关疾病知识及护理知识
  - 说出铺备用床技术、心肺复苏基本生命支持技术、生命体征监测技术、轮椅运送技术、静脉注射技术、口服给药技术、床上主动/被动运动训练技术的评估、计划、实施、注意事项、效果评价
- 技能
  - 制定心功能不全、心律失常、先天性心脏病、原发性高血压病、急性心肌梗死、心脏瓣膜病、下肢静脉血栓相关疾病护理计划
  - 制定铺备用床技术、心肺复苏基本生命支持技术、生命体征监测技术、轮椅运送技术、静脉注射技术、口服给药技术、床上主动/被动运动训练技术的护理计划
- 素质
  - 培养学生在护理患者时独立解决问题的能力
  - 规范操作意识，在各项操作过程中耐心和患者进行有效沟通
  - 培养学生人道主义精神和严谨求实的工作作风

▍任务一　心功能不全患者的护理▍

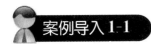 案例导入 1-1

患者，男，60 岁。以咳嗽、咳痰 3 个月，伴胸闷、气短 2 周入院。3 个月前患者因感冒出现咳嗽，咳白色黏液痰，2 周前上述症状加重，并出现活动后呼吸困难，夜间憋醒不能平卧，伴双下肢水肿，为进一步诊治收住入院。既往高血压病史 10 年，未规律服药。吸烟史 30 年。查体：血压 150/100 mmHg，神清，心界向左下扩大，心率 110 次/分，律齐。

问题：

1. 入院时，护士如何为患者准备床单位？

2. 该患者存在的主要护理诊断有哪些？

3. 如何给患者指导活动？

4. 若医嘱给予利尿、强心药，强心药如何遵医嘱给药？

5. 给地高辛后患者出现心悸、头晕、乏力，患者可能发生了什么情况？针对此现象，如何做好护理？

心力衰竭是指各种心脏疾病引起的心脏收缩功能和（或）舒张功能障碍导致肺循环和（或）体循环静脉淤血的临床综合征。心功能不全较心力衰竭概念更广泛：心力衰竭是伴有临床症状的心功能不全。

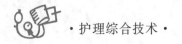

一、护理评估

（一）健康史

1. 评估患者是否具有原发性心肌损害 ①缺血性心肌损害引起的冠心病；②心肌炎和心肌病，以病毒性心肌炎、扩张型心肌病最常见；③心肌代谢障碍性疾病，以糖尿病心肌病最常见。

2. 评估患者是否存在心脏负荷过重的因素 ①前负荷过重，主动脉瓣或肺动脉瓣关闭不全、房间隔缺损等；②后负荷过重，高血压、主动脉瓣狭窄、肺动脉高压等；③全身血容量增多，甲状腺功能亢进症、严重贫血等。

3. 评估患者是否具有以下诱因 ①感染：呼吸道感染是最常见、最重要的诱因；②心律失常；③过度劳累或情绪激动；④血容量增加；⑤其他：治疗不当，合并甲亢、贫血、肺栓塞等。

（二）身体状况

评估患者有无心衰的症状和体征。

1. 左心衰 最常见，主要表现为肺淤血和心排血量减少。

1）症状

（1）程度不同的呼吸困难：①劳力性呼吸困难；②夜间阵发性呼吸困难；③端坐呼吸；④急性肺水肿。

（2）咳嗽、咳痰和咯血：开始常在夜间发生，坐位或立位时咳嗽可减轻，白色浆液性泡沫状痰为其特点，偶见痰中带血丝，病程长者可能出现大咯血。

（3）低心排血量症状：乏力、头晕、疲倦、嗜睡或失眠、心悸、发绀等。

（4）少尿及肾功能损害症状：严重左心衰可出现少尿，长期肾血流量减少可出现尿素氮、血肌酐升高，并可有肾功能不全的相应症状。

2）体征

（1）心脏体征 ①左心室增大（心浊音界扩大）；②心率加快；③第一心音减弱；④心尖部舒张期奔马律，是左心衰的早期表现之一，心尖部可闻及舒张期奔马律；⑤肺动脉瓣区第二心音亢进。

（2）肺部湿啰音，随病情由轻到重，可从局限于肺底部直至全肺，有时伴哮鸣音，湿啰音的分布可随体位改变而变换位置。

（3）生命体征：呼吸加快，血压一般正常，有时脉压减少，交替脉，为左心衰另一早期表现。

（4）原有心脏病的体征。

2. 右心衰 主要表现为体循环淤血的综合征。

1）症状 表现为多脏器淤血。

（1）消化道症状：胃肠道及肝淤血引起腹胀、食欲不振、恶心、呕吐，是右心衰较常见症状。

（2）肾功能损害：肾淤血引起尿量减少，夜尿，尿中有蛋白质、管型、红细胞等。

（3）劳力性呼吸困难：继发于左心衰的右心衰已存在，先天性心脏病或肺源性心脏病也有明显的呼吸困难。

2）体征 除原有心脏病体征外，可有如下体征。

（1）颈静脉征：颈静脉搏动增强、充盈、怒张，是右心衰的主要体征，肝颈静脉反流征阳性则更具特征性。

（2）肝大：常发生在皮下水肿之前，急性者伴上腹饱胀不适及明显的压痛，还可轻度黄疸和血清转氨酶升高，长期肝淤血可致心源性肝硬化，晚期可出现黄疸及大量腹水。

（3）水肿：右心衰较晚的表现。

（4）其他：①胸骨左缘3～4肋间可听到舒张期奔马律；②心浊音界向两侧扩大；③三尖瓣区出现反流性杂音；④长期严重右心衰者可出现发绀。

3．全心衰 此时左、右心衰的临床表现同时存在，左心衰者当出现右心衰时，右心排血量减少，因此肺淤血症状反而有所减轻而发绀加重。

4．心功能分级 根据患者的临床症状和活动受限程度（主要）可分为四级。

Ⅰ级：体力活动不受限制，日常活动不引起乏力、心悸、呼吸困难、心绞痛等症状（代偿期）。

Ⅱ级：体力活动轻度受限，休息时无症状，日常活动可引起上述症状，休息后很快缓解。

Ⅲ级：体力活动明显受限，休息时尚无症状，但一般的轻体力活动就会引起上述症状，休息较长时间可缓解。

Ⅳ级：不能从事任何活动，休息时亦有症状，体力活动后加重。

（三）实验室及其他检查

1．X线 心影大小及外形为心脏病的病因诊断提供重要参考资料。左心衰为肺门阴影增大，肺纹理增加等肺淤血表现。

2．ECG 左心室肥厚劳损，右心室肥大。

3．超声心动图 比X线更准确地提供各心腔大小变化及心瓣膜结构功能情况，从而可估计心脏收缩及舒张功能。

4．创伤性血流动力学检查 应用右心导管或漂浮导管可测定以下指标。

（1）PCWP（肺毛细血管楔压）：正常值为6～12 mmHg，18～25 mmHg时出现肺淤血；26～29 mmHg时可发生重度肺淤血；达30 mmHg时出现肺水肿。

（2）CI（心脏指数）：正常值为2.6～4.0 L/(min·m²)，当CI低于2.2 L/(min·m²)时，出现低心排出量症状群。

（3）CVP（中心静脉压）：右心衰时，CVP可明显升高。

5．其他 放射性核素，MRI检查，运动耐量与运动峰耗氧量（最大耗氧量VO_{2max}）等测定均有助于心功能不全的诊断。

（四）心理社会评估

评估患者是否因病程长、反复发作导致体力活动受限，甚至不能从事任何体力劳动而产生烦躁、焦虑、恐惧甚至绝望等心理反应。

二、护理诊断

1. 气体交换受损　与肺淤血有关。
2. 活动无耐力　与心排血量下降有关。
3. 体液过多　与体循环淤血、水钠潴留及肾血流量减少有关。
4. 焦虑　与病程漫长、反复及担心预后有关。
5. 潜在并发症　洋地黄中毒、电解质紊乱。

三、护理目标

1. 患者的呼吸困难减轻,血气分析结果正常。
2. 心排血量增加。
3. 水肿、腹水减轻或消失。
4. 焦虑减轻,治疗疾病的自信心增强。
5. 无洋地黄中毒和电解质紊乱发生,一旦发生,能得到及时发现和控制。

四、护理措施

（一）建立合理的生活制度

1. 根据心功能分级活动与休息。Ⅰ级:不限制一般的体力活动,积极参加体育锻炼,但须避免剧烈运动和重体力劳动。Ⅱ级:适当限制体力活动,增加午睡时间,强调下午多休息,可不影响轻体力工作和家务劳动。Ⅲ级:严格限制一般的体力活动,每天充分休息,但日常生活可以自理或在他人协助下自理。Ⅳ级:绝对卧床休息,取舒适体位,生活由他人照顾,待病情好转后活动量逐渐增加。长期卧床患者帮助其活动四肢,变换体位,指导深呼吸和有效咳嗽,预防压疮、肺部感染、下肢静脉血栓形成及肌肉萎缩。根据心衰程度,采取不同体位。

2. 低热量、低盐、高蛋白质、高维生素、清淡易消化饮食,避免产气食物及浓茶、咖啡、辛辣刺激性食物;戒烟酒;多吃蔬菜、水果,少量多餐。食盐一般限制在每日 5 g 以下,中度心衰控制在每日 2.5～3 g,重度心衰控制在 1 g 以下。

（二）病情观察

观察患者生命体征、有无呼吸困难,消化道症状及水肿的部位及程度。

（三）吸氧

一般采取持续吸氧,流量为 1～2 升/分,随时清除鼻腔分泌物,保持输氧管通畅,且观察患者呼吸频率、节律、深度的改变,随时评估呼吸困难的改善情况并做好记录。

（四）排便护理

长期卧床、肠道淤血、进食减少等因素,肠蠕动减慢,出现便秘,用力排便会增加心脏负担,加重心衰和诱发心律失常。所以应训练床上排便,床边座椅,变换体位,腹部做顺时针按摩,饮食中增加粗纤维食物,必要时应用缓泻剂。

（五）用药护理

1. 洋地黄类药物　监测脉搏、心律、心电图,脉搏小于 60 次/分或节律不规则应停药并告诉医生。观察洋地黄中毒表现：胃肠道反应（最早出现恶心、呕吐），神经系统症状（头痛、忧郁、无力）及视觉异常（视物模糊、黄绿视），心律失常（常见室性期前收缩）。严格按时按量给药。中毒后首先立即停用洋地黄，补钾和停排钾利尿药，纠正心律失常。

2. 利尿剂　遵医嘱使用利尿剂，观察用药后尿量、体重变化、水肿消退情况及副作用。尽量白天给药，静脉用药先稀释再缓慢给药，肌内注射宜深，监测血压，遵医嘱补液。

3. 血管紧张素转化酶抑制剂　小剂量开始，个体化用药，可以和利尿、β受体阻滞剂合用，监测血压、血钾、肾功能。

4. β受体阻滞剂　禁用于严重心衰患者，不能单一、早期使用，小剂量开始，个体化用药，密切观察。

（六）心理护理

加强与患者的沟通，建立良好的护患关系。指导患者进行自我心理调整，减轻焦虑，如放松疗法、转移注意力等，保持积极乐观、轻松愉悦的情绪，增强战胜疾病的信念。

（七）健康指导

宣传心衰知识，指导家属给予积极支持，积极治疗原发病和避免诱因。合理安排活动与休息，活动量以不出现心悸、气急为原则。保证充足的睡眠。注意合理饮食，少量多餐，避免过饱；戒烟酒；避免浓茶、咖啡等辛辣刺激性食物；保持大便通畅。遵医嘱用药，告诉患者及家属药物的名称、服用方法、剂量、副作用及注意事项。教会患者及家属自我检测脉搏，观察病情变化，若心衰复发，及时就诊。定期门诊随访。

五、护理评价

患者的呼吸困难得到改善；疲劳、乏力、头晕、心悸、少尿得到改善；水肿、腹水减轻或消失；焦虑减轻，增强了治疗疾病的自信心；无洋地黄中毒发生或得到及时控制，体液、电解质、酸碱维持平衡。

六、实训技能

铺备用床技术

项　　目	实 训 内 容	评分标准
【目的】	保持病室整洁、美观；准备接受新患者。	5
【准备】	1. 护士准备：护士着装规范，洗手、戴口罩。 2. 物品准备：大单、被套、棉胎或毛毯、枕套、枕芯、床刷、刷套。 3. 环境准备：做好同病室患者的沟通工作，病室清洁、通风。	20

铺备用床
(1-1)

续表

项　目	实训内容	评分标准
【操作步骤】	1. 推车至床尾,移开床旁桌约 20 cm,床旁椅移至床尾正中,离床约 15 cm。 2. 将所有用物按顺序放床旁椅上。 3. 取床褥齐床头平铺在床上。 4. 铺大单:对齐中线依次打开,先铺床头后铺床尾,将床角铺成45°斜角,多余部分塞入床垫下,再将中段部分拉紧塞入床垫下。 5. 套被套。 (1)"S"式:被套正面在外,齐床头放置,中线与大单中线对齐依次展开,平铺于床上。拉开尾端开口上层,将棉胎或毛毯放于被套开口处,将棉胎头端拉至被套封口处铺平,系好各带。 (2) 卷筒式:被套正面在内,齐床头放置,中线与大单中线对齐依次展开,平铺于床上,棉胎平铺于被套上,上缘与头床平齐;将棉胎与被套一起由床头卷至床尾,自开口处翻转并系带拉平。 6. 铺被筒:被头平床头,两侧被缘向内折叠与床沿平齐,尾端向内折叠与床尾平齐。 7. 套枕套:于床尾或车上套好枕套,开口端背门,置于床头。 8. 桌凳归还原处,整理好用物、洗手。	60
【效果评价】	1. 床单位整洁、舒适、美观。 2. 患者卧位舒适,符合疾病要求。 3. 操作过程规范、准确、安全。	15
【注意事项】	1. 床铺应实用、耐用、舒适、安全、美观。 2. 大单、被套、枕套应平、整、紧、实、美。 3. 动作轻稳,避免抖动、拍打等动作。 4. 注意省时、节力原则。	

 案例讨论1-1

1. 在教师的引导下,学生对案例导入 1-1 进行分组讨论。

2. 学生以组为单位写出案例讨论报告交教师批阅。

3. 教师点评、归纳总结。

任务二 心律失常患者的护理

案例导入 1-2

患者,男,28 岁。经雷击后出现意识丧失、抽搐、呼吸停顿、大小便失禁。听诊心音消失,脉搏触摸不到,血压测不出。

问题:

1. 患者可能发生了什么情况?

2. 住院后为观察病情变化,应做何检查? 结果如何?

3. 有效的护理措施有哪些?

心律失常是指心脏冲动的频率、节律、起源部位、传导速度与激动次序的异常。按其发生原理,分为冲动形成异常与冲动传导异常(表 1-1)。

表 1-1 心律失常的分类

分 类	心 律 失 常
冲动形成异常	窦性心律失常:窦性心动过速、窦性心动过缓、窦性心律不齐、窦性停搏 异位心律:被动性(逸搏与逸搏心律);主动性(房性、交界性、室性期前收缩;阵发性室上性、室性心动过速;心房扑动与颤动、心室扑动与颤动)
冲动传导异常	生理性:干扰、房室分离 病理性:窦房传导阻滞、房内传导阻滞、房室传导阻滞、束支或分支传导阻滞或室内阻滞 房室间传导途径异常:预激综合征

一、护理评估

(一)健康史

1. 询问患者既往有无冠状动脉粥样硬化性心脏病、风湿性心脏病、高血压性心脏病、肺源性心脏病、先天性心脏病。

2. 询问患者既往有无内分泌代谢异常(甲状腺功能亢进或低下),非自主神经功能紊乱,酸中毒和电解质紊乱(低血钾、高血钾及高血钙等),强心苷等抗心律失常药物过量,以及急性感染、颅脑病变、导管直接刺激等。

3. 询问患者既往有无吸烟、饮酒、饱餐、疲劳、紧张、激动等情况。

4. 评估患者心律失常的类型、发作频率、持续时间、治疗效果及对患者日常生活的影响;评估心律失常发作时的临床表现,如有无心悸、胸闷、乏力、头晕、晕厥等。

(二)身体状况

根据心律失常的类型评估患者的常见体征。

1. 室性期前收缩　听诊室性期前收缩后有较长的间歇,室性期前收缩的第二心

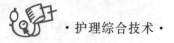

音减弱,仅能听到第一心音。桡动脉搏动减弱或消失。

2. 心房颤动　第一心音强弱不等,心律绝对不齐,脉搏短绌。

3. 阵发性室上性心动过速　听诊心尖部第一心音强度恒定,心律规则。

4. 室性心动过速　听诊心律轻度不规则,第一、第二心音分裂。

5. 心室扑动与心室颤动　听诊心音消失,脉搏触不到,呼吸停顿,血压测不到。

6. 房室传导阻滞　听诊一度房室阻滞第一心音强度轻微减弱;二度Ⅰ型房室阻滞第一心音强度逐渐减弱并有心搏脱漏;二度Ⅱ型房室阻滞第一心音强度恒定,伴有心搏脱漏;三度房室阻滞第一心音强弱不等,第二心音正常或反常分裂,有时听到清晰而响亮的第一心音,称大炮音。

(三)实验室及其他检查

1. 心电图　诊断心律失常最重要的无创性检查技术,以判断心律失常的类型。

2. 动态心电图　亦称 Holter 心电图,是诊断心律失常的重要手段。

3. 其他检查　食管心电图、临床心电生理检查、运动试验心电图。

(四)心理社会评估

评估患者是否因心律失常症状的发作而紧张不安;房颤患者有无因血栓脱落导致栓塞而忧伤、焦虑;心动过速发作时,患者有无恐惧感;严重房室传导阻滞的患者生活自理的程度;安装人工心脏起搏器者对手术及自我护理知识掌握情况如何,有无情绪低落、信心不足。

二、护理诊断

1. 活动无耐力　与心律失常致心排血量减少、组织缺血缺氧有关。

2. 焦虑　与心律失常反复发作,对治疗失去信心有关。

3. 潜在并发症　猝死。

三、护理目标

1. 患者活动耐力增加。

2. 焦虑情绪减轻或控制,积极配合治疗。

3. 心律失常的危险征兆能被及时发现并得到处理,未发生猝死。

四、护理措施

(一)建立合理的生活制度

1. 患者心律失常发作引起心悸、胸闷、头晕等症状时应保证患者充足的休息和睡眠,休息时避免左侧卧位,以防左侧卧位时感觉到心脏搏动而加重不适。

2. 给予富含纤维素的食物,以防便秘;避免饱餐及摄入刺激性食物如咖啡、浓茶等。

(二)心电监护,防治并发症

监测生命体征,心电监护,判断心律失常类型;有猝死的危险征兆时,嘱患者立即停止活动,安置半卧位,给予氧气吸入,密切观察患者的意识状态及生命体征变化,一定要进行心电监护并通知医生,做好抢救准备,建立静脉通道,备好纠正心律失常的药物及其他抢救药品、除颤器、临时起搏器等。患者发生猝死时,应立即配合医生进行心肺复苏、电复律等。监测血气分析结果、电解质及酸碱平衡情况。

（三）用药护理

严格遵医嘱给予抗心律失常药物,注意给药途径、剂量、给药速度等。服药应按时按量服用;静脉注射时速度应缓慢,必要时心电监测。观察用药过程中及用药后的心率、心律、血压、脉搏、呼吸、意识变化,观察疗效和药物不良反应,及时发现用药而引起的心律失常。

（四）介入治疗的护理

向患者介绍介入治疗如心导管射频消融术或心脏起搏器安置术的目的及方法,以消除患者的紧张心理,使患者主动配合治疗,并做好介入治疗的相应护理。

（五）心理护理

向患者说明心律失常是可治的,解除患者思想顾虑;解释焦虑和恐惧情绪不仅加重心脏负荷,更易诱发或加重心律失常;鼓励患者说出焦虑的原因,评估焦虑程度;因焦虑严重而影响休息或加重病情时,按医嘱适当使用镇静、抗焦虑药。指导患者采用放松技术;鼓励患者参加力所能及的活动或适当的娱乐,分散注意力。嘱患者积极配合治疗,尽早控制病情,从而减轻躯体不适和紧张情绪。

（六）健康指导

给患者讲解紧张、劳累、感染、受凉、吸烟、饮酒、饮浓茶和咖啡等可诱发心律失常。指导患者劳逸结合,规律生活,保持情绪稳定,保持大便通畅。说明患者所用药物的名称、剂量、用法、作用及不良反应,嘱患者遵医嘱服药,不得随意增减药物的剂量或种类。告诉患者自测脉搏的方法。每天早、晚和出现不适时测脉搏并记录。心律失常复发时,正确采取适当措施并及时就诊。

五、护理评价

患者活动耐力增加,并能采取适当措施,减缓心排血量减少引起的不适;焦虑减轻或缓解;生命体征稳定,未发生猝死。

六、实训技能

心肺复苏基本生命支持技术

项 目	实 训 内 容	评分标准
【目的】	通过实施基本生命支持,建立患者的呼吸、循环功能,保证其重要脏器的血供、氧供,尽快恢复其呼吸、心跳和大脑功能。	5

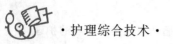

项　目	实训内容	评分标准
【准备】	1. 护士准备:护士着装规范、衣帽整洁。 2. 物品准备:弯盘1个(内备纱布2块)、简易呼吸器1套、吸氧装置、复苏板1块、脚凳1个、护理记录单、笔。 3. 环境准备:复苏环境安全、病室清洁、通风。	20
【操作步骤】	1. 评估现场环境是否安全。 2. 判断意识:用双手轻拍患者肩部,喊"你怎么了?"无反应,说明意识丧失。 3. 判断呼吸、脉搏:用一听呼吸音,二看胸廓起伏,三感觉有无气流吹到脸上来判断呼吸;同时用右手的中指和示指从气管正中环状软骨划向近侧颈动脉搏动处,感觉有无颈动脉搏动。不超过10秒。 4. 确定意识丧失,同时颈动脉搏动消失,立即呼救,或请他人拨打120。 5. 将患者就地平卧,将身体摆放好,无扭曲。 6. 松解衣服、腰带等紧身衣服。 7. 胸外心脏按压:两乳头连线中点(胸骨中下1/3处),用左手掌跟紧贴患者的胸部,两手重叠,左手五指翘起,双臂伸直,用上身力量用力按压30次(按压频率至少100次/分,按压深度至少5 cm)。 8. 清理口腔异物、分泌物,取下假牙。检查颈部有无损伤。 9. 开放气道:颈部无损伤,用仰面举颏法;颈部有损伤,用托颌法。 10. 口对口人工呼吸:以拇指和示指捏住患者的鼻孔,用嘴包住患者的嘴,吹气。吹气毕,头转向胸廓,松开捏鼻的手,看胸廓是否有起伏,用脸感觉是否有气体逸出。吹气2次,继续按压,做5个周期。 11. 判断呼吸、动脉搏动是否恢复,不超过10秒。检查瞳孔对光反射,看面色、口唇、甲床等处的颜色是否转红。判断心肺复苏是否有效。	60
【效果评价】	1. 操作过程规范、准确、安全。 2. 可触及大动脉波动,肱动脉收缩压大于60 mmHg。 3. 面色、口唇、甲床、皮肤等处色泽转为红润。 4. 散大的瞳孔缩小,自主呼吸恢复,意识逐渐恢复,有小便出现,ECG检查有波形出现。	15

续表

项 目	实 训 内 容	评分标准
【注意事项】	1. 就地抢救:患者平卧,立即抢救,避免因搬动而延误抢救时机。 2. 迅速判断:判断意识、心搏是否存在应在 10 秒内完成,不可因反复判断而延误抢救时机。 3. 按压要点:胸外按压时,确保按压的频率和深度,用力要均匀,每次按压后让胸廓充分回弹,尽可能持续不间断按压;按压者的肩、肘、腕在一条直线上,手掌跟不能离开患者胸壁。 4. 保证气道通畅:人工呼吸前应清除患者口、鼻腔内泥、痰、呕吐物等,如有义齿应取出,以免义齿脱落坠入气管。 5. 通气量合适:人工呼吸时,通气量不宜过大,以免引起胃部胀气,成人每次通气量为 500～600 mL。 6. 禁忌证:严重心胸外伤者,禁忌胸外心脏按压。	

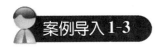

案例讨论1-2

1. 在教师的引导下,学生对案例导入 1-2 进行分组讨论。

2. 学生以组为单位写出案例讨论报告交教师批阅。

3. 教师点评、归纳总结。

任务三　先天性心脏病患儿的护理

案例导入1-3

　　患儿,男,4 岁,出生后不久即出现口唇青紫,且进行性加重,哭吵后青紫加剧伴气促,会走路后发现其喜欢蹲踞,行走 20～30 m 或登楼即有气促,近半年曾发生昏厥 2 次。患儿系第一胎,第一产,足月顺产,无窒息抢救史,出生体重 2.8 kg,母乳喂养。母孕期曾有病毒感染史,无 X 线接触史及药物应用史。家族中无先天性心脏病史。查体:T 36.5 ℃,P 92 次/分,R 30 次/分,BP 94/58 mmHg,体重 13 kg,身高 100 cm。青紫明显,唇、指(趾)、甲床、球结膜均青紫,杵状指(趾),营养不良。双肺呼吸音清晰,心前区明显隆起,心尖区及剑突下抬举样搏动明显,心界向左扩大,心律齐,心音有力,胸骨左缘第 2～4 肋间可听到粗糙的喷射性收缩期杂音,P2 减弱。腹软,肝脾肋下未及,神经系统未见异常。诊断为先天性心脏病。

　　问题:

　　1. 该小儿先天性心脏病属哪种类型?该病有何临床特点?

　　2. 患儿为什么会出现青紫?有何特点?

　　3. 患儿发生晕厥的原因是什么?发生后怎么处理?

4. 什么是蹲踞症状？患儿为什么喜欢蹲踞？

5. 该病最常见并发症是什么？怎么预防？

6. 如何评估该患儿活动耐受能力？

先天性心脏病是指胎儿时期心脏、血管发育异常而致的心血管畸形，是小儿最常见的心脏病，其发生率为活产婴儿的 0.7% ～0.8%，早产儿发病率为成熟儿的 2～3 倍。临床上根据血流动力学改变，即心脏左、右两侧及大血管之间有无异常通道、分流及分流的方向，可将先天性心脏病分为三类：①左向右分流型（潜伏青紫型），是临床上最常见的类型，常见的有室间隔缺损、房间隔缺损和动脉导管未闭。②右向左分流（青紫型），为先天性心脏病中最严重、死亡率最高的类型，以法洛四联症和大血管错位最常见。③无分流型（无青紫型）心脏的左、右两侧或大血管之间无异常通道或分流，不出现青紫，如肺动脉狭窄和主动脉缩窄。

一、护理评估

（一）健康史

在心脏胚胎发育时期，任何因素的影响使心脏的某一部分发育停顿或异常，均可引起先天性心脏畸形。根据以下病因进行评估。

1. 内因　与遗传有关。

2. 外因　①感染因素：孕母在妊娠 2～8 周时感染风疹病毒、流行性感冒病毒、流行性腮腺炎病毒和柯萨奇病毒等是导致胎儿发生心血管畸形的重要因素。②理化因素：孕母接受大剂量放射线和服用某些药物如抗癌药、甲亢宁、抗癫痫药物等；妊娠早期酗酒或吸食毒品等。③疾病影响：孕母患代谢紊乱性疾病，如糖尿病、高钙血症等或能造成宫内缺氧的慢性疾病。④其他因素：高龄产妇所生小儿患先天性心脏病的比例较高。

（二）身体状况

1. 左向右分流型　小型缺损常无明显症状，生长发育不受影响。缺损大者，有如下表现。

（1）体循环血量减少的表现　患儿体格发育落后、消瘦、乏力、多汗、喂养困难、体重不增，不爱活动，活动后心慌、气急。

（2）肺循环血量增多的表现　因肺内明显充血，易患呼吸道感染及充血性心力衰竭。

（3）青紫　一般无青紫。当有一过性因素（如哭闹、咳嗽、屏气）刺激，肺循环压力大于体循环压力，出现暂时性右向左分流而呈现青紫。当病情发展严重，使肺循环阻力进行性增高，产生肺动脉高压，导致肺循环压力持续高于体循环压力，出现持续右向左分流时，患儿呈持续青紫，并逐渐加重，即艾森曼格综合征。动脉导管未闭患儿，出现下半身青紫，称为差异性青紫。

（4）心脏体征　望诊：心前区隆起。触诊：心尖搏动弥散，室间隔缺损与动脉导管未闭在杂音处可触及震颤。叩诊：心界扩大。听诊：室间隔缺损在胸骨左缘 3、4 肋间有响亮粗糙的Ⅲ～Ⅳ级以上全收缩期吹风样杂音，向四周广泛传导，杂音最响处可触及收缩期震颤,肺动脉第二心音增强;房间隔缺损在胸骨左缘 2～3 肋间闻及Ⅱ～Ⅲ级喷射性收缩期杂音,肺动脉瓣区第二音增强,呈固定分裂。动脉导管未闭在胸骨左缘第 2 肋间闻及粗糙响亮的连续性机器样杂音,以收缩期末最响,向左锁骨下、颈部和腋下传导;杂音最响处可触及收缩期或收缩、舒张两期震颤,肺动脉第二心音增强。

(5)周围血管征 由于动脉舒张压降低,脉压增大,可有水冲脉、毛细血管搏动和股动脉枪击音等周围血管征。

(6)并发症 易并发支气管炎、支气管肺炎、充血性心力衰竭和亚急性细菌性心内膜炎。

2. 右向左分流型 法洛四联症是存活婴儿中最常见的右向左分流型先天性心脏病。法洛四联症有肺动脉狭窄、室间隔缺损、主动脉骑跨、右心室肥厚四大畸形,其中以肺动脉狭窄最重要。其临床表现的严重程度与肺动脉狭窄的程度成正比,主要表现如下。

(1)青紫 病程开始即出现青紫,并逐渐加重,多见于毛细血管丰富的浅表部位。

(2)蹲踞现象 患儿于行走、活动时,因气急而自行下蹲片刻后再行走。蹲踞时下肢屈曲,使静脉回心血量减少,心脏负荷减轻,同时体循环阻力增加,右向左分流减少,缺氧症状得以暂时缓解。

(3)阵发性缺氧发作 患儿在吃奶、哭闹或情绪激动时出现阵发性呼吸困难,青紫加重,重症可晕厥、抽搐,甚至死亡。这是由于肺动脉一过性梗阻,脑缺氧加重所致。

(4)其他表现 长期缺氧使侧支循环增多,出现杵状指、眼结膜充血等表现。长期缺氧还使红细胞代偿性增多,血液黏稠度增高,易引起脑栓塞,若为细菌性血栓,则为成脑脓肿。

(5)体格检查 体格发育落后,重者智能发育落后。心前区可隆起,胸骨左缘 2～4 肋间可闻及Ⅱ～Ⅲ级粗糙喷射性收缩期杂音,部分伴有收缩期震颤。肺动脉瓣区第二音减弱或消失。

(6)并发症 常见并发症为脑血栓、脑脓肿及亚急性细菌性心内膜炎。

(三)实验室及其他检查

1. X 线检查

(1)左向右分流的先天性心脏病 小型缺损可正常或仅有轻度房室增大及肺充血。缺损大者可见肺野充血、肺动脉段突出,肺血管影增粗,搏动强烈,称肺门"舞蹈征",可出现不同程度房室增大。

(2)法洛四联症 右心室肥厚,心尖圆钝上翘,肺动脉凹陷,心影呈靴形。肺血管影缩小,肺纹理减小,肺野清晰。

2. 超声心动图 一项无痛、非侵入性检查方法,能显示心脏内部的精确图像,明确缺损部位、缺损大小、分流方向。

3. 心电图 能反映心房、心室有无肥厚以及心脏传导系统的情况。

4. 其他检查方法 ①心导管检查:先天性心脏病进一步明确诊断和决定手术前的重要检查方法之一。②心血管造影:通过导管检查仍不能明确诊断而又需要考虑手术治疗的患儿,可考虑进行心血管造影检查。

（四）心理社会评估

1. 家长与家庭评估　评估家长对先天性心脏病的心理反应,是否有紧张、焦虑、恐惧、悲观的心理,是否存在弃婴行为等;评估家长文化程度,对有关疾病的治疗、护理、预后等知识认识程度;评估患儿家庭的经济状况,是否能承担高昂的医疗费用;评估家庭功能及家庭所在社区的医疗保健服务情况。

2. 患儿评估　随着年龄的增长,患儿因先天性心脏病致生长发育落后,不能按时入托、入学,正常活动、游戏、学习会受到不同程度的限制和影响,会出现抑郁、焦虑、自卑、恐惧等心理,注意评估患儿的主要压力来源、心理反应。

二、护理诊断

1. 活动无耐力　与体循环血量减少或血氧饱和度下降,组织缺氧有关。
2. 营养失调　与心脏畸形导致组织、细胞长期缺氧、缺血及喂养困难有关。
3. 有感染的危险　与机体免疫力下降、长期肺充血和心内膜损伤有关。
4. 潜在并发症　心力衰竭、亚急性细菌性心内膜炎、血栓形成。
5. 生长发育异常　与心脏及功能异常有关。
6. 焦虑　与疾病的威胁和对手术的担忧有关。

三、护理目标

1. 患儿及家长学会掌握活动量,患儿适当的活动后无心悸、气促等表现。
2. 患儿获得充足的营养和能量,满足生长发育的需要。
3. 患儿不发生感染。
4. 患儿及家长能获得疾病相关知识和心理支持,焦虑或恐惧减轻,能较好地配合治疗和护理。

四、护理措施

（一）建立合理的生活制度

1. 患儿居住环境安静、睡眠充足、情绪稳定,治疗及护理操作尽量集中进行,避免引起患儿情绪激动、烦躁或哭闹。

2. 患儿动静适度,减轻心脏负担　①轻症无症状者可与正常小儿一样活动。②有症状者在医护人员或家长的监护下进行适当的活动,活动量不要过大,不参加体育竞赛。在活动期间护士应注意对患儿进行耐受程度的评估,方法是活动前先测量生命体征,包括脉搏(速率、节律)、血压、呼吸(速率、节律、费力程度),活动后即刻测量生命体征,患儿休息3分钟后再测生命体征,若血压、呼吸恢复至活动前水平,脉率增快每分钟不超过6次,则说明活动适度;若出现面色苍白、精神恍惚、发绀、眩晕、胸闷、心悸等症状时,立即停止活动,卧床休息,抬高床头,通知医生,并及时记录。③重症患儿应卧床休息,给予吸氧,采取半坐位。

3. 法洛四联症患儿在游戏或走路时,常出现蹲踞现象,是患儿为缓解缺氧所采取的一种被动体位和自我保护性动作。当患儿蹲踞时,不要强行拉起,应让患儿自然蹲踞和起立,可劝其休息。

（二）合理营养

保证充足的热量、蛋白质和维生素的供应。对喂养困难的患儿要耐心喂养，可少量多餐。心功能不全有水肿者，限制水钠摄入，低盐饮食每日 0.5～1.0 g。每日液体量宜控制在 60～80 mL/kg，输入速度宜慢，以每小时不超过 50 mL/kg 为宜。多食蔬菜、水果等粗纤维食品，有利于大便通畅。

（三）预防感染

居室环境空气新鲜，温度、湿度适宜，保持患儿皮肤清洁，穿衣冷暖适中，尽量避免去人多的公共场所，避免与感染性疾病接触。除严重心力衰竭者外，应按时预防接种。行各种手术（如拔牙、扁桃体摘除术）等，均给予有效抗生素预防感染，防止亚急性细菌性心内膜炎。

（四）注意观察病情，防止并发症发生

1. 监测患儿呼吸、脉搏、血压、心率、心律变化　出现心率增快、呼吸困难、端坐呼吸、吐泡沫样痰、水肿、肝大等心力衰竭表现时，立即置患儿于半坐卧位，给予吸氧，及时联系医生，并按心衰护理。

2. 青紫型先天性心脏病因代偿性红细胞增多，血液黏稠度增高，易形成血栓，对发热、多汗、吐泻患儿应注意增加液体摄入量，避免脱水，并发脑血栓。

3. 法洛四联症患儿在吃奶、哭闹或情绪激动时出现缺氧发作，阵发性呼吸困难，青紫加重，重症可晕厥、抽搐，甚至死亡。一旦出现缺氧发作，应立即给予胸膝卧位、吸氧，按医嘱用药进行抢救。

（五）健康教育

向家长介绍疾病知识及预防措施、诊疗计划，消除家长焦虑、恐惧心理，树立信心，主动配合检查及治疗。指导家长掌握先天性心脏病的日常护理，建立合理的生活制度，合理用药，预防感染和其他并发症，定期复查，维持心功能正常，使患儿能安全到达手术年龄，择期手术。

五、护理评价

经过治疗和护理是否达到：患儿及家长学会掌握活动量，患儿适当活动后无心悸、气促等表现；患儿获得充足的营养和能量，满足生长发育的需要；患儿未发生感染；患儿及家长能获得疾病相关知识和心理支持，焦虑或恐惧减轻，能较好地配合治疗和护理。

六、实训技能

生命体征监测技术

项　　目	实训内容	评分标准
【目的】	通过观察生命体征的变化，了解患者的一般情况以及疾病发生发展规律，协助医生诊断，为预防、治疗、护理提供依据。	5

体温测量

（1-3）

脉搏、呼吸测量

（1-3）

血压测量

（1-3）

续表

项　目	实训内容	评分标准
【准备】	1. 护士准备:护士着装规范,洗手、戴口罩。 2. 物品准备:体温计、卫生纸、记录本、笔、有秒针的表、听诊器、血压计、石蜡油。 3. 环境准备:病室清洁、通风。	20
【操作步骤】	1. 带用物至床旁,查对床号、姓名,向患者解释,根据病情选择一种测温方法。 2. 测体温。 (1)口温:将口表水银端斜放于舌下热窝处,嘱患者紧闭口唇3分钟,取出擦干,读数,记录。 (2)腋温:解开衣纽,抹干腋下,将体温计水银端放于腋窝深处紧贴皮肤,屈臂过胸,紧夹体温计7~10分钟,取出擦净,读数,记录。 (3)肛温:使患者屈膝侧卧或仰卧,露出臀部,润滑肛表,将水银头轻轻插入肛门3~4 cm,3分钟后取出,用卫生纸擦净肛表及肛门,读数,记录。 3. 测脉搏:使患者手臂放舒适位置,用示指、中指、无名指的指端按在桡动脉表面,一般患者数30秒乘以2,异常脉搏应测1分钟,脉搏细弱触不清时,用听诊器听心率1分钟。 4. 测呼吸:测脉后将手仍按在诊脉部似数脉搏状,观察患者胸腹部的起伏,一般成人或儿童数30秒乘以2,呼吸不规则及婴儿默数1分钟,气息微弱不易观察者用棉花少许于患者鼻孔前,观察棉花吹动情况计数1分钟,记录脉搏、呼吸次数。 5. 测血压:患者取坐位或卧位,露出一臂至肩部、袖口不可太紧,伸直肘部,手掌向上,血压计"0"点应和肱动脉、心脏处于同一水平,放平血压计、驱净袖带内空气,平整无折地缠于上臂中部,其下缘距肘部2~3 cm,松紧适宜,打开水银槽开关,在肘窝部扪及肱动脉的搏动,戴听诊器,将听诊器胸件贴肱动脉处,关闭气门,打气至肱动脉搏动音消失,再升高20~30 mmHg,慢慢放开气门使汞柱匀速下降,以每秒4 mmHg的速度下降。听诊同时注意汞柱所指刻度,整理血压计及床单位,记录格式:收缩压/舒张压。	60
【效果评价】	1. 护患沟通良好,患者无不适感。 2. 测量部位、方法、数据准确。 3. 操作过程规范、准确、安全。	15

续表

项　目	实　训　内　容	评　分　标　准
【注意事项】	1. 体温测量： (1) 测量前清点体温计数量,检查体温计有无破损,水银柱是否都在 35 ℃以下。 (2) 测量前 20~30 分钟应避免剧烈运动、进食、进冷热饮料、做冷热敷、洗澡、坐浴、灌肠等。 (3) 婴幼儿、昏迷、精神异常、口腔疾病、口鼻手术、张口呼吸者禁用口腔测量法。 (4) 腹泻、直肠或肛门手术、心肌梗死患者不宜用直肠测温法。 (5) 发现体温与病情不相符合时,应在病床旁监测,必要时做对照复测。 2. 脉搏测量： (1) 手术后,病情危重或接受特殊治疗者需 15~30 分钟测量一次。 (2) 偏瘫患者应测健肢。 (3) 不可用拇指诊脉。 (4) 异常脉搏、危重患者需测 1 分钟。 (5) 脉搏弱难测时,用听诊器听心率 1 分钟。 (6) 脉搏短细时,应由 2 人同时测量,一人测心率,一人测脉率,测 1 分钟,记录格式为"心率/脉率/分钟"。 3. 呼吸测量： (1) 由于呼吸在一定程度上受意识控制,所以测呼吸时不应让患者察觉。 (2) 小儿及呼吸异常者应测 1 分钟。 (3) 呼吸微弱或危重患者,可用少许棉花置于鼻孔前,观察棉花被吹动的次数,测 1 分钟。 4. 血压测量： (1) 为有助于测量的准确性和对照的可比性,应做到四定,即定时间、定部位、定体位、定血压计。 (2) 偏瘫患者应选择健肢测量。 (3) 排除影响血压的外界因素。 ①袖带太窄需要较高的压力才能阻断动脉血流,故测出的血压偏高。 ②袖带过宽使大段血管受压,导致搏动音在达到袖带下缘之前已消失,故测出的血压偏低。 ③袖带过松使橡胶袋充气后呈球状,造成有效测量面积变窄,测出的血压偏高。 ④袖带过紧使血管在未充气前已受压,故测出的血压偏低。 (4) 如发现血压听不清或异常时,应重测。先驱净袖带内空气,使汞柱降至"0",稍休息片刻再行测量,必要时做对照复查。 (5) 防止血压计本身造成的误差,如水银不足、汞柱上端通气小孔被阻等。	

案例讨论1-3

1. 在教师的引导下,学生对案例导入 1-3 进行分组讨论。

2. 学生以组为单位写出案例讨论报告交教师批阅。

3. 教师点评、归纳总结。

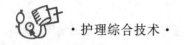

任务四 原发性高血压患者的护理

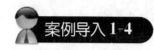

　　患者,男,78岁。有头痛、烦躁、眩晕、恶心、呕吐、心悸、气急、视物模糊等症状。既往有高血压病,未规律服药。查体:血压220/135 mmHg。

　　问题:

　　1. 考虑患者可能发生了什么情况?

　　2. 针对此现象,首选的药物是什么? 如何做好护理工作?

　　高血压是以体循环动脉压增高为主要表现的临床症候群,是最常见的心血管疾病。高血压分为原发性高血压和继发性高血压两种。血压升高是作为某些疾病的一个临床表现,其病因明确,也称症状性高血压,大约占5%。

一、护理评估

(一)健康史

　　1. 询问患者有无遗传病史,即高血压家族史。

　　2. 询问患者有无摄盐过多、摄钙和摄钾过低、摄入高蛋白质饮食和摄饱和脂肪酸过多的习惯。

　　3. 询问患者有无从事精神紧张度高的职业和长期在噪声环境中工作。

　　4. 询问患者有无肥胖、服用避孕药、烟酒嗜好。

　　5. 了解患者个性特征、职业、人际关系,是否从事脑力劳动,或有无肥胖、心脏病、肾脏疾病、糖尿病、高脂血症及痛风等病史;患者用药情况。

(二)身体状况

　　头痛、头晕、晕厥、视物模糊、一过性失语、肢体麻木瘫痪、心前区憋闷、疼痛等症状。重点评估患者血压变化。

　　1. 评估患者有无一般临床表现　血压升高、头痛、头晕、眼花、耳鸣、失眠、乏力、主动脉瓣第二心音亢进、心尖部第四心音。

　　2. 评估患者有无并发症　①心脏:左心室肥厚(高血压性心脏病)、左心衰、合并冠状动脉粥样硬化心脏病的患者可有心绞痛,甚至心肌梗死。②脑:头痛、头晕、头胀、短暂性脑缺血(头痛、失语、肢瘫)、脑出血。③肾:多尿、夜尿、蛋白尿、氮质血症、尿毒症。④眼底:按照 Keith-Wagener 眼底分级法。Ⅰ级:动脉痉挛,变细。Ⅱ级:动、静脉比例降低,反光增强以及交叉压迫。Ⅲ级:眼底出血或絮状渗出。Ⅳ级:视神经乳头水肿。

　　3. 评估患者有无高血压急症　①恶性高血压:患者血压明显升高,舒张压持续在130 mm Hg 以上,眼底出血、渗出或视乳头水肿,出现头痛、乏力、视力迅速减退、肾衰竭,也可有心、脑功能障碍。死亡原因多为肾衰竭、脑卒中或心力衰竭。②高血压危象:血压在短时间内升高,收缩压大于 260 mmHg,舒张压 120 mmHg 以上,患者出现头痛、烦躁、多汗、恶心、呕吐、面色苍白或潮红、视物模糊等征象。③高血压脑病:指血压急剧升高的同时伴有中枢神经功能障碍如严重头痛、呕吐、神志改变,重者意识模糊、抽搐、癫痫样发作甚至昏迷。

4.评估患者高血压分级与心血管危险分层

(1)高血压分级见表 1-2。当收缩压和舒张压属于不同分级时,以较高级别作为标准。

表 1-2　高血压分级

分　级	收缩压/mmHg		舒张压/mmHg
1 级(轻度)	140～159	或	90～99
2 级(中度)	160～179	或	100～109
3 级(重度)	≥180	或	≥110
单纯收缩期高血压	≥140	和	<90

(2)高血压患者的心血管危险分层　治疗目标及判断预后的基础(表 1-3)。依据为血压水平＋心血管疾病危险因素＋靶器官损害。危险因素有吸烟、高脂血症(血胆固醇>5.72 mmol/L)、糖尿病、年龄 60 岁以上、男性或绝经后女性、心血管病的家族史(女性小于 65 岁,男性小于 55 岁)。靶器官损害有心、脑、肾损害的表现,周围动脉病变,眼底Ⅲ级。

表 1-3　高血压患者心血管危险分层标准

其他危险因素和病史	血 压 水 平		
	1 级高血压	2 级高血压	3 级高血压
无其他危险因素	低危	中危	高危
1～2 个危险因素	中危	中危	极高危
3 个以上危险因素或糖尿病,或靶器官损害	高危	高危	极高危
有并发症	极高危	极高危	极高危

(三)实验室及其他检查

1.心电图　可有左心室肥厚、劳损。

2.X 线检查　胸片可见左心室扩大。

3.超声心电图　提示左心室和室间隔肥厚,左心房和左心室腔增大。

4.动态血压监测　用小型携带式血压记录仪测定 24 小时血压动态变化,对诊断有较高价值。

5.眼底镜检查　有眼底血管的病变。

6.常规实验室检查　血、尿素氮和肌酐等。

(四)心理社会评估

高血压可带来躯体不适,影响正常生活和工作,患者出现心情烦躁、焦虑不安等,因此应正确评估不良情绪反应及程度。

二、护理诊断

1. 疼痛:头痛　与血压升高有关。
2. 有受伤的危险　与头晕、急性低血压反应、视物模糊或意识改变有关。
3. 焦虑　与血压控制不满意,已发生并发症有关。
4. 知识缺乏　缺乏原发性高血压饮食、药物治疗相关知识。
5. 潜在并发症　高血压急症、脑血管疾病、心力衰竭和肾功能衰竭。

三、护理目标

1. 患者血压控制在合适的范围,头痛减轻。
2. 无意外发生。
3. 能自我调整情绪。
4. 能增强保健知识,坚持合理用药。
5. 无并发症出现。

四、护理措施

(一)建立合理的生活制度

1. 适当休息,保证充足的睡眠,选择合适的运动,如慢跑或步行、打太极拳、气功等,重症的患者应增加卧床休息,协助生活料理。保持病室安静,减少声光刺激,限制探视;必要时遵医嘱应用镇静剂。指导患者采取放松技术,卧床休息,遵医嘱服用降压药,用药期间应指导患者起床不宜太快、动作不宜过猛,防止头晕加重。避免迅速改变体位等。

2. 减少钠盐摄入,每人每日食盐量不超过 6 g;补充钙和钾盐,多吃新鲜蔬菜、多饮牛奶;减少脂肪摄入,控制在总热量的 25% 以下;限制饮酒,每日不可超过相当于 50 g 酒精。

(二)病情观察

密切观察患者头痛、头晕程度、持续时间,眼花、耳鸣、呕吐等情况。密切观察患者血压变化,每天测血压 2 次,必要时进行动态血压监测;血压急剧升高、剧烈头痛、呕吐、烦躁不安、视物模糊、意识障碍及肢体运动障碍,可能出现并发症,应立即报告医师并协助处理。

(三)用药护理

1. 遵医嘱给药　注意观察药物的疗效与不良反应(表 1-4)。

表 1-4　常用降压药物名称及不良反应

类　别	药　物	不 良 反 应
利尿剂	氢氯噻嗪	乏力、血钾、血钠降低、血尿酸增高
	螺内酯	血钾增高、加重氮质血症,不宜与血管紧张素转换酶抑制剂合用

续表

类　别	药　物	不良反应
β受体阻滞剂	普萘洛尔	负性肌力作用、心动过缓,急性心力衰竭、支气管哮喘
钙通道阻滞剂	硝苯地平	头痛、面部潮红、心率增快、下肢水肿
血管紧张素转换酶抑制剂	卡托普利	刺激性干咳、血管神经性水肿
血管紧张素Ⅱ受体阻滞剂	氯沙坦	轻微而短暂的头晕、皮疹、腹泻等

2. 用药注意事项　降压药物使用从小剂量开始,遵医嘱调节剂量,不可自行增减药量或突然撤换药物,多数患者需长期服用维持量。注意降压速度不宜过快过低,服药后如有晕厥、恶心、乏力应立即平卧,并取头低脚高位以增加脑部血流量。老年患者服药后不宜站立过久,用药期间指导患者起床不宜太快,动作不宜过猛;外出活动应有人陪伴,以防晕倒引起外伤。

（四）高血压急症护理

绝对卧床休息,安定情绪,必要时按医嘱用镇静药。意识不清者应加床栏,抽搐时把牙垫放在上下牙之间;吸氧4～5升/分,保持呼吸道通畅;立即建立静脉通路,迅速按医嘱用降压药,首选硝普钠(避光,现配现用)严密观察血压变化,根据血压调整给药速度。必要时制止抽搐按医嘱用地西泮肌注或静注,降低颅内压、减轻脑水肿时用呋塞米或甘露醇快速静滴;密切监测病情变化,严密观察血压、脉搏、呼吸、心率、神志、瞳孔、尿量。如发现异常变化,随时与医生联系。

（五）心理护理

指导患者学会自我调节,使用放松技术,如心理训练、音乐治疗和缓慢呼吸等,减轻精神压力,保持健康的心理状态。对易激动的患者应做好家属工作,给患者以理解、宽容与支持,保证患者有安静舒适的休养环境。

（六）健康指导

向患者介绍高血压的有关知识和危害性,让患者了解控制血压的重要性和终生治疗的必要性。教会患者和家属测量血压的方法。戒烟酒、控制体重、合理膳食、适度活动、减轻精神压力、控制血压。详细告知患者降压药物的名称、作用、用法、剂量、疗效与不良反应的观察及应对方法,嘱患者遵医嘱服药,不可随意增减药量,或漏服、补服药物,或突然停药。根据危险度分层决定复诊时间。低中危患者,每1～3个月随诊一次;高危者,至少每个月随诊一次。血压升高或病情异常时及时就诊。

五、护理评价

患者血压控制在正常范围,头痛减轻;无意外发生;懂得自我调节情绪,减轻焦虑;患者能描述高血压预防、保健方面的知识,能坚持遵医嘱用药;减少并发症发生,无高血压急症发生。

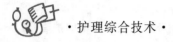

六、实训技能

轮椅、平车运送技术

项　　目	实训内容	评分标准
【目的】	1. 轮椅运送技术:护送不能行走但能坐起的患者入院、做某些检查、治疗或室外活动;帮助患者下床活动,促进血液循环和体力恢复。 2. 平车运送技术:护送不能起床的患者入院、做特殊检查、治疗或手术。	5
【准备】	1. 护士准备:护士着装规范,洗手、戴口罩。 2. 物品准备:平车、轮椅、棉被或毛毯、枕头、垫子、别针。 3. 环境准备:病室清洁、通风。	20
【操作步骤】	▲轮椅运送技术 1. 检查轮椅性能,推至病房,核对、解释。 2. 将椅背与床尾平齐,面向床头,翻起脚踏板,将闸制动。 3. 天冷用毛毯保暖时,将毛毯平铺在轮椅上,使毛毯上端高过患者颈部约 15 cm。 4. 协助患者坐于床沿,嘱其以手掌撑在床面,协助其穿上外衣及鞋袜。 5. 协助患者坐入轮椅。护士面对患者双脚分开站立,请患者双手置于护士肩上,护士双手抱患者腰部,协助患者下床,告知患者用近轮椅侧之手,抓住轮椅外侧之把手,转身坐于轮椅中。翻下脚踏板患者双脚置于脚踏板上。 6. 将毛毯上端的边缘向外翻折约 10 cm 围在患者颈部,用毛毯围裹两臂做成两个袖筒,再用毛毯围好上身,并将双下肢两脚包裹。 7. 整理床单位,铺成暂空床。 8. 患者下轮椅时,护士推轮椅至床尾制动,翻起脚踏板。护士面对患者双脚前后分开站立,屈膝屈髋,双手置于患者腰部,请患者双手置于护士肩上,协助患者站立,坐于床沿,脱去鞋子和保暖外衣。 9. 协助患者取舒适卧位,盖好盖被。整理床单位,观察患者,将轮椅推回原处。 ▲平车运送技术 1. 将平车推至床旁,核对、解释。 2. 妥善固定好患者身上的管道。 3. 搬运患者。根据病情选用不同的搬运方法。 ①挪动法:适用于病情允许且能配合者。 ②一人搬运法:适用于病情允许体重较轻者。 ③二人搬运法:适用于病情较轻但自己不能活动者。 ④三人搬运法:适用于病情较轻,但自己不能活动而体重又较重者。 ⑤四人搬运法:适用于颈椎、腰椎骨折患者或病情较重的患者。 4. 协助患者卧于平车中央,用盖被包裹患者。 5. 整理床单位。 6. 打开车闸,推患者到指定地点。	60

续表

项　目	实 训 内 容	评分标准
【效果评价】	1. 护患沟通良好,搬运时动作轻稳,协调一致,患者无不适感。 2. 操作中遵循节力原则。 3. 操作过程规范、准确、安全。	15
【注意事项】	1. 轮椅运送技术: (1) 经常检查轮椅性能,保持完好。 (2) 寒冷季节注意患者保暖。 (3) 运送患者时,速度要慢,随时观察患者病情变化。 (4) 推轮椅下坡时应减速,嘱患者抓紧扶手;过门槛时,翘起前轮,避免过度震动,保证患者安全。 2. 平车运送技术: (1) 患者头部应卧于平车的大轮端。 (2) 车速适宜。 (3) 护士站于患者头侧,便于观察患者病情。 (4) 平车上下坡时,患者头部应位于高处。 (5) 冬季注意保暖,避免受凉。 (6) 有输液和引流管时,注意固定妥当并保持通畅。 (7) 进出门时应先将门打开,不可用车撞门,避免患者不适或损坏建筑物。

 案例讨论1-4

1. 在教师的引导下,学生对案例导入1-4进行分组讨论。
2. 学生以组为单位写出案例讨论报告交教师批阅。
3. 教师点评、归纳总结。

任务五　急性心肌梗死患者护理

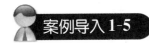 案例导入1-5

患者,男,75岁。2小时前无明显诱因出现心前区疼痛,伴大汗淋漓,自服速效救心丸无效,伴恶心、呕吐,来院急诊。做心电图示:$V_1 \sim V_5$导联出现Q波,ST段弓背向上抬高。既往高血压病10年。查体:血压150/90 mmHg,神清,急性病容,心率85次/分,律齐。

问题:

1. 患者可能出现了什么问题?

2. 对此病诊断特异性最高的检查是什么?

3. 入院后,医嘱即刻给予尿激酶溶栓,观察溶栓的有效指标有哪些?

4. 经治疗疼痛缓解,但患者血压 80/60 mmHg,脉搏 126 次/分,尿量 18 mL/h,可能存在的医护合作性问题是什么?

5. 若患者住院后出现心悸、乏力,患者可能发生了什么情况?针对此情况应如何护理?

心肌梗死是在冠状动脉病变的基础上,发生冠状动脉血供急剧减少或中断,使相应的心肌严重而持久地急性缺血而导致的心肌坏死。临床表现为持久的胸骨后剧烈疼痛、心肌酶增高及心电图进行性改变,甚至发生心律失常、休克及心力衰竭等,是冠心病的严重类型。

一、护理评估

(一)健康史

询问患者有无高血压、高脂血症、吸烟、糖尿病、肥胖及家族史等危险因素。了解起始情况和时间、诱因、主要症状和特点等。是否与劳累、情绪激动、饱食、寒冷、吸烟、阴雨天气、心动过速、休克等有关。了解患者的年龄、生活方式、工作性质和发病前的情绪状态。了解发病原因(心肌梗死多发生在饱餐特别是进食脂肪后,或用力排便时)。评估患者此次疼痛发作的特征,和以往心绞痛发作进行比较,是否伴有心律失常、休克和心衰。冠状动脉粥样硬化、冠状动脉痉挛、冠状动脉栓塞、炎症、冠状动脉先天畸形等。促发因素为高脂餐后,用力排便等。

(二)身体状况

1. 评估患者有无先兆表现　发病前数日有乏力,胸部不适,活动时心悸、气急、烦躁、心绞痛等前驱症状。心绞痛发作时伴恶心、呕吐、大汗、心动过缓、急性心功能不全、严重心律失常或血压有较大波动等。

2. 评估患者有无疼痛、发热、心动过速、白细胞增高及血沉增快等,有无胃肠道症状、心律失常、低血压和休克、心力衰竭。

3. 评估患者有无体征　心界轻至中度增大、心率增快;第一心音减弱;出现第四心音奔马律;心包摩擦音;收缩期杂音或喀喇音。血压降低,与心律失常、休克或心力衰竭有关的其他体征。

4. 评估患者有无并发症　乳头肌功能失调或断裂、心脏破裂、栓塞、心室壁瘤、心肌梗死后综合征。

(三)实验室及其他检查

1. 心电图检查　特征性改变为:①病理性 Q 波反映心肌坏死;②ST 段抬高,呈弓背向上型反映心肌损伤;③T 波倒置反映心肌缺血。

2. 实验室检查

(1)血液检查　白细胞及中性粒细胞均增多,嗜酸性粒细胞减少或消失;血沉加快;C 反应蛋白持续增高 1～3 周。

(2)血清心肌酶　①CK(肌酸激酶)6 小时内升高,24 小时达高峰,3～4 日恢复正常;CK-MB 增高程度反映心肌梗死范围,高峰出现时间是否提前有助于判断溶栓治疗是否成功;②AST(天冬氨酸氨基转移酶)6～12 小时内升高,24～48 小时达高峰,3～6 日后恢复正常;③LDH(乳酸脱氢酶):8～10 小时后升高,2～3 天达高峰,1～2 周后恢复正常。

(3) 肌红蛋白 起病 2 小时内升高,12 小时达高峰,24～48 小时恢复正常。

(4) 血清肌钙蛋白 I/T(TnI/TnT) 肌钙蛋白含量增高是反映心肌梗死的敏感指标;CK-MB、TnI/TnT 是反映血清心肌坏死标记物。

3. 放射性核素检查 利用放射性铊或锝显像所示心肌梗死的部位和范围。

4. 超声心动图 二维超声心动图可探测到缺血区心室壁的运动,并确定梗死部位、范围及心室功能降低的程度,为治疗和判断预后提供帮助,诊断室壁瘤或乳头肌功能不全。

(四)心理社会评估

心肌梗死发作时的疼痛感,会使患者产生恐惧或濒死感。发作后又容易产生焦虑或夜间噩梦现象,患者因担心病情会突然加重而出现意外,常出现紧张、焦虑不安情绪反应,因此应正确评估家属、亲友对疾病的认识程度及对患者的态度,这些将直接影响患者的情绪和预后。

二、护理诊断

1. 疼痛 与心肌缺血、缺氧、坏死有关。
2. 活动无耐力 与心肌氧的供需失调有关。
3. 恐惧 与剧烈胸痛伴濒死感有关。
4. 有便秘的危险 与进食少、活动少、不习惯床上排便有关。
5. 潜在并发症 心律失常、心力衰竭、心源性休克。

三、护理目标

1. 疼痛减轻或消失。
2. 活动耐力增加。
3. 恐惧感减轻或消失,情绪平稳。
4. 排便通畅,无便秘发生。
5. 无并发症发生。

四、护理措施

(一)建立合理的生活制度

1. 心肌梗死急性期需绝对卧床休息 1 周,限制探视,协助翻身、进食、洗漱、擦身、排便等;缓解期应鼓励患者参加适当的体力劳动和体育锻炼,以活动时无不适为原则;若活动时出现呼吸困难、胸痛、脉搏过快,应立即停止活动,安静休息,并予积极的处理,如含服硝酸甘油、吸氧等;避免重体力劳动、竞争性运动和屏气用力动作,如推、拉、抬、举、用力排便等。发作时立即停止活动,卧床休息,取舒适的半卧位或静坐,解开衣领;安慰患者,解除紧张不安情绪,以减少心肌耗氧量;必要时吸氧 2～4 升/分;指导患者使用放松技术,如缓慢性深呼吸、全身肌肉放松等。

2. 控制总能量摄入,保持理想体重;限制脂肪和胆固醇摄入,多食鱼类,避免肥肉、猪脑和动物内脏等;提高植物性蛋白质的摄入,少吃甜食和含糖饮料;保证充足的膳食纤维素摄入;多食新鲜蔬菜和瓜果,多选用含有钙、镁的食品,适当增加钾的摄入;饮食清淡,每日盐的摄入控制在 5 g 以下;适当多吃保护性食品,如洋葱和香菇,富含植物化学物质,具有促进心血管健康的作用;避免刺激性食物,不饮浓茶和咖啡,严禁暴饮暴食。

（二）病情观察

连续监测心电图、血压、呼吸 5～7 日,密切观察心律、心率和心功能的变化,每1～2 小时测量并记录血压、脉搏和呼吸;每 4 小时测量体温一次;发现严重心律失常时立即告知医生;观察患者有无休克表现;观察患者有无心力衰竭症状出现;随时监测血清酶及生化检查,了解患者血电解质、血气分析、心肌酶学改变。

（三）用药护理

使用吗啡或哌替啶时注意有无呼吸抑制、脉搏加快、血压下降等不良反应;硝酸酯类药物随时监测血压变化,严格控制静脉输液量和滴速;溶栓药物注意询问患者有无活动性出血、脑血管病等溶栓禁忌证,检查血常规、出凝血时间和血型;溶栓过程中应观察有无过敏反应如寒战、发热、皮疹,低血压和出血等,严重时应立即终止治疗;用药后监测心电图、心肌酶及出凝血时间。

（四）保持大便通畅

了解患者日常的排便习惯、排便次数及形态,指导患者养成每日定时排便的习惯,多食蔬菜和水果等粗纤维食物,无糖尿病者可服用蜂蜜水;每日行腹部环形按摩以促进肠蠕动;遵医嘱给予缓泻剂,必要时给予甘油灌肠;嘱患者排便时避免用力,以防诱发心力衰竭、肺梗死甚至心脏骤停。

（五）溶栓治疗护理配合

1. 协助医生询问病史,了解病情,有无溶栓禁忌证,取得患者合作;建立两条静脉通路,一条给药,另一条采血;尽量避免肌肉或皮下注射;急查血常规、血小板、出凝血时间、凝血酶原时间、血型等;备好除颤器和抢救物品,备好抗心律失常药;建立护理记录。用溶栓剂前测量血压,监测心率、心律,描记全套心电图,观察一般情况,特别注意胸痛、神志、尿量等的变化并详细记录。用药前血压偏高时切勿急于用药,严防脑血管意外并发症。

2. 用溶栓剂过程中严密监测血压、心率、心律、ST-T 改变,每 15～30 分钟记录血压、心率及一般状态变化,每 30 分钟描记心电图一次;如发现心律失常或过敏反应及时报告医生,并配合抢救用药。严密观察有无出血征象,如牙龈出血、呕吐咖啡色液体、皮下血肿等。及时送检尿常规、便常规及潜血;患者出现腰痛、腹痛时要严密观察疼痛性质,同时监测血压,监测血红蛋白有无进行性下降,有无失血征象,警惕腹膜后出血。严密观察神志变化,有无头痛、嗜睡,有异常时及时报告医生处理,警惕脑血管意外的发生。

3. 溶栓完毕后,仍应严密观察病情变化,按要求采取血标本至发病后 20 小时;备好常用止血药,慎用拮抗剂如鱼精蛋白,必要时备血输血。轻度出血宜对症治疗,必要时停用或减用溶栓剂。

（六）心理护理

针对患者的性格特点,仔细观察目前的情绪状态。与患者讨论可能与心肌梗死有关的危险因素,总结预防发作的方法。如避免过度劳累、情绪过分激动或悲伤、饱餐、寒风刺激;保持心境平和;帮助患者建立良好的生活方式。

（七）健康指导

根据患者病情、年龄、性别、身体状况等选择一个或多个项目进行运动,根据运动中的反应,掌握运动强度,避免剧烈运动,防止疲劳;合理膳食,均衡营养,防止过饱。戒烟限酒,保持理想体重。根据天气变化适当增减衣服,防止受凉感冒;积极治疗梗死后心绞痛、高血压、糖尿病、高脂血症,控制危险因素。坚持按医嘱服药,注意药物副作用,定期复查;懂得一些自救措施,如不宜勉强步行,舌下含服硝酸酯制剂、速效救心丸、丹参滴丸等。

五、护理评价

患者胸痛是否减轻或消失;患者活动耐力是否增强;患者情绪是否稳定;大便是否通畅;是否出现并发症。

六、实训技能

静脉注射技术

静脉注射
(1-5)

项 目	实 训 内 容	评分标准
【目的】	1. 适用于不宜口服、皮下或肌内注射的药物或需迅速发生药效者。 2. 做诊断性检查,如肾功能试验、胆囊 X 线摄片检查等。 3. 输液或输血。 4. 静脉营养疗法。	5
【准备】	1. 护士准备:护士着装规范,洗手、戴口罩。 2. 物品准备:注射盘内另加无菌注射器(根据药液量准备)、针头为6～7号或头皮针、止血带、软枕、药物、注射卡、胶布。 3. 环境准备:病室清洁、通风。	20

续表

项　　目	实训内容	评分标准
【操作步骤】	1. 护士洗手,戴口罩,备齐用物后携至床旁,核对患者并解释,以取得合作。 2. 选择合适的静脉,用手指触摸静脉以探明静脉的走向及深浅。 部位:常用的有四肢浅静脉,如上肢肘部的贵要静脉、正中静脉以及腕部和手背静脉、下肢的大隐静脉、小隐静脉、足背静脉等。 3. 在穿刺部位的肢体下垫小枕,穿刺部位上方约 6 cm 处扎紧止血带,使止血带的尾端向上。用 2% 碘酊和 70% 酒精或 0.5% 碘伏消毒皮肤,待干,嘱患者握拳,使静脉充盈。 4. 再次核对,排尽注射器内空气。 5. 穿刺时,左手拇指绷紧静脉下端皮肤,使其固定,右手持注射器,示指固定针栓,针头斜面向上,与皮肤成 15°～30°角,从静脉上方或侧方刺入皮下,再沿静脉走向潜行刺入。见回血后,表明针头已进入静脉,可顺静脉再推进少许。 6. 松止血带,同时嘱患者松拳,右手固定针头(如为头皮针,可先用胶布固定针柄),左手缓慢推药。 7. 注射过程中要试抽回血。如局部疼痛、肿胀,无回血,提示针头滑出静脉,应拔针更换部位重新穿刺。 8. 注射毕,用干棉签放于穿刺点并迅速拔针,继续按压穿刺点 3～5 分钟以防止局部渗血。	60
【效果评价】	1. 护患沟通良好,患者做好准备。 2. 注射过程中患者无不良反应。 3. 操作过程规范、准确、安全。	15
【注意事项】	1. 宜选择粗直、弹性好、易于固定的静脉,避开关节和静脉瓣。 2. 长期静脉注射者,为保护血管,应有计划地由小到大,由远端至近端选择静脉。 3. 根据患者的年龄、病情和药物性质,掌握合适的推注速度,并随时听取患者主诉,观察注射局部的情况及病情变化。 4. 注射对组织有强烈刺激性的药物,应用盛有无菌生理盐水的注射器和针头进行穿刺。穿刺成功后,先注入少量生理盐水以确认针头在静脉内,然后取下注射器(针头不动),换上抽有药物的注射器进行注射,并随时抽回血,观察针头斜面是否在血管内,以防药物外溢导致组织坏死。	

案例讨论1-5

1. 在教师的引导下,学生对案例导入 1-5 进行分组讨论。

2. 学生以组为单位写出案例讨论报告交教师批阅。

3. 教师点评、归纳总结。

┃任务六　心脏瓣膜病患者的护理┃

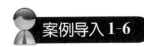

案例导入1-6

　　患者,女,40岁。因呼吸困难、咳嗽就医。查体:心尖部闻及舒张期隆隆样杂音。诊断为风心病二尖瓣狭窄。

　　问题:

　　1. 此病心脏检查有哪些异常发现?

　　2. 此病最常见的心律失常是什么?

　　3. 入院后,医生要求护士观察心律变化,无明显原因患者突然意识障碍,其原因可能是什么?

　　4. 若患者发生心力衰竭,进行强心、利尿、扩血管治疗,使用前需测心率的药物是什么?

　　心脏瓣膜病是由于炎症、退行性改变、黏液变性、先天性畸形、缺血性坏死、创伤等原因引起的单个或多个瓣膜(瓣叶、瓣环、腱索、乳头肌)的结构异常(粘连、增生、挛缩、变硬)导致瓣口狭窄或(及)关闭不全。

一、护理评估

(一)健康史

　　询问患者有无风湿活动病史、呼吸道感染、妊娠、分娩等诱因。了解患者起病情况、时间、以前有无发病及发病的次数等。最常见的病因为风湿性炎症,其次为动脉硬化及老年退行性改变所致瓣膜钙化增厚,黏液样变性、钙化、缺血坏死、创伤等。

(二)身体状况

　　1. 患者是否出现呼吸困难、咯血、咳嗽、胸痛、乏力、头晕等症状,是否出现心脏杂音、声音嘶哑、吞咽困难,右心衰竭的症状。

　　2. 患者是否出现二尖瓣面容,心尖部舒张期震颤,心尖部第一心音亢进、开瓣音,心尖部舒张期隆隆样杂音。

　　3. 患者是否出现心房颤动、急性肺水肿、血栓栓塞、腹水等并发症。

(三)实验室及其他检查

　　1. X线检查　轻度者X线检查可正常。中、重度狭窄时,左心房增大,肺动脉段突出心影呈梨形(二尖瓣型)。

　　2. 心电图　重度者可有"二尖瓣型P波",P波宽度大于0.12秒,伴切迹。QRS波群显示电轴右偏和右心室肥厚。

　　3. 超声心动图　为明确和量化诊断二尖瓣狭窄的可靠方法。M型示二尖瓣城墙样改变,二维超声心动图显示狭窄瓣膜的形态和活动度,测量二尖瓣口的面积。

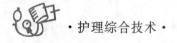

（四）心理社会评估

风湿性心脏病的反复发作会使患者产生抑郁。因并发症患者感到病情严重,因担心病情常出现紧张、焦虑不安情绪反应,因此应正确评估家属、亲友对疾病的认识程度及对患者的态度,这些将直接影响患者的情绪和预后。

二、护理诊断

1. 体温过高　与风湿活动或并发感染有关。
2. 有感染的危险　与机体抵抗力下降有关。
3. 焦虑　与担心疾病预后有关。
4. 潜在并发症　充血性心力衰竭、心律失常、栓塞等。

三、护理目标

1. 患者体温恢复正常。
2. 自我保护意识增强,无感染发生。
3. 患者理解疾病的特点,焦虑减轻。
4. 无并发症发生。

四、护理措施

（一）建立合理的生活制度

1. 风湿活动时卧床休息,左房内有巨大附壁血栓者应绝对卧床休息。心功能代偿期一般体力活动不限制,失代偿期卧床休息,限制活动量,协助生活护理。

2. 高蛋白质、高热量、高维生素、易消化饮食,有心衰者限制钠盐,保持大便通畅。

（二）病情观察

观察患者生命体征及意识变化;观察患者有无风湿活动、心力衰竭的表现;观察患者有无栓塞征象。

（三）避免诱因

避免心力衰竭诱因,如防止呼吸道感染和身心过劳;保持有规律的生活,根据病情适当进行活动,提高机体抵抗力。已发生心力衰竭者应监测生命体征,尿量、体重变化和水肿的消退情况。

（四）口腔与皮肤护理、吸氧

做好口腔护理,保持皮肤清洁,出汗及时更换衣物、被褥,防受凉。根据缺氧情况适当吸氧。

（五）用药护理

遵医嘱给予抗生素及抗风湿药物,抗心律失常及血小板聚集等药物,观察疗效及副作用。

（六）并发症护理

1. 心力衰竭护理　积极预防和控制感染,纠正心律失常,避免劳累、情绪激动。

监测生命体征,有无呼吸困难、乏力、食欲减退、少尿等,检查有无肺部湿啰音、肝大、下肢水肿等体征。

2. 栓塞护理 评估栓塞的危险因素,如心房、心室扩大及附壁血栓;心房颤动;长期卧床等。遵医嘱使用抗心律失常、抗血小板聚集药物,观察疗效与不良反应;左房内巨大附壁血栓者绝对卧床休息,以防脱落造成栓塞。病情允许时鼓励并协助患者翻身、活动下肢、按摩或下床活动,防止下肢深静脉血栓形成;栓塞一旦发生,立即报告医生并协助处理。

（七）心理护理

耐心沟通、解释病情,消除患者的紧张焦虑情绪,使其配合治疗及护理;详细介绍治疗的方法和目的,缓解压力。帮助患者树立战胜疾病的信心。

（八）健康指导

告知患者本病的病因、诱因及病程进展等情况,树立治疗信心。室内环境舒适,防止风湿活动;根据心功能情况适当锻炼,加强营养,提高抵抗力。防治链球菌感染,一旦感染,应立即用药治疗。扁桃体反复发炎者在风湿活动控制后 2～4 个月可行手术摘除扁桃体。行拔牙、内镜检查、导尿术、分娩、人工流产等手术操作要预防性使用抗生素。风湿活动期禁止拔牙、导尿等侵入性操作。坚持遵医嘱用药,定期门诊复查。育龄女性根据心功能情况在医生指导下进行妊娠与分娩。病情较重不能妊娠和分娩者,做好患者及家属的思想工作。

五、护理评价

患者体温是否达到正常;自我保护意识增强,是否避免感染发生;患者理解疾病的特点,能否减轻焦虑;是否无并发症发生。

六、实训技能

口服给药技术

项 目	实 训 内 容	评分标准
【目的】	协助患者依照医嘱安全、正确的服下药物,以减轻症状、治疗疾病、维持正常生理功能、协助诊断、预防疾病。	5
【准备】	1. 护士准备:护士着装规范,洗手、戴口罩。 2. 物品准备:发药车、药物、药盘、药杯、药匙、量杯、滴管、研钵、湿纱布、膏药纸、饮水管、服药本、小药卡、治疗巾、水壶(内盛温开水)。 3. 环境准备:病室清洁、通风。	20

项　　目	实 训 内 容	评分标准
【操作步骤】	▲备药 1. 核对药卡与服药本,按床号将小药卡插入药盘内,放好药杯。 2. 对照服药本的床号、姓名、药名、浓度、剂量、时间进行配药。 3. 根据药物及剂型不同采用不同的取药方法。 (1) 固体药:一手取药瓶,瓶签朝向自己,另一手用药匙取出所需药量,放入药杯。 (2) 液体药: ①摇匀药液。 ②打开瓶盖,使其内面朝上放置。 ③一手持量杯,拇指置于所需刻度处,并使刻度与视线平行;另一手将药瓶有瓶签的一面朝上,倒药液至所需刻度处。 ④将药液倒入药杯。 ⑤用湿纱布擦净瓶口,放回原处。 ⑥更换药液时,洗净量杯。 ⑦油剂按滴计算的药液或药量不足 1 mL 时,于药杯内倒入少许温开水,用滴管吸取药液。 ⑧摆药完毕,将物品归还远原处,重新核对,盖上治疗巾。 ▲发药 1. 洗手,携带服药本,备温开水,送至患者床前。 2. 核对床号、姓名、药名、浓度、剂量、时间、方法。 3. 向患者解释用药目的、注意事项。 4. 协助患者服药,确认服下后方可离开。 5. 服药后,收回药杯,清洁、消毒处理。 6. 清洁药盘。 7. 随时观察患者服药后的反应,若有异常,及时与医生联系,酌情处理。	60
【效果评价】	1. 护患沟通良好,患者做好准备。 2. 发药过程中,患者无不良反应。 3. 操作过程规范、准确、安全。	15
【注意事项】	1. 发药时,如遇患者不在,特殊检查或手术需禁食,暂不发药,将药带回保管,适时再发或交班;如患者病情有变化,应暂不发药,及时报告。 2. 如患者提出疑问,应重新核对,确认无误后,耐心解释再给患者服药。 3. 密切观察药物的疗效及不良反应。 4. 加强健康教育,尤其慢性患者和出院后需继续服药者。	

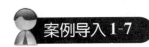

案例讨论1-6

1. 在教师的引导下,学生对案例导入1-6进行分组讨论。
2. 学生以组为单位写出案例讨论报告交教师批阅。
3. 教师点评、归纳总结。

任务七　下肢深静脉血栓形成患者的护理

案例导入1-7

患者,男,46岁。脑肿瘤切除术后1周,左下肢出现疼痛,伴逐渐加重的肿胀、发绀,有压痛。术后曾左下肢置管静脉输液。查体T 38.3 ℃,P 102次/分,左侧足背动脉搏动减弱。临床拟诊"下肢深静脉血栓形成"。

问题:

1. 还需要进一步做哪些检查以帮助确诊?
2. 此患者发生深静脉血栓的原因是什么?
3. 存在哪些护理诊断?
4. 如何预防下肢静脉血栓形成?

深静脉血栓形成是指血液在深静脉腔内不正常凝结阻塞静脉腔,导致静脉回流受阻。下肢深静脉血栓形成最为常见,也可以发生在上肢静脉和上下腔静脉。

一、护理评估

(一)健康史

评估患者是否高龄、活动少或卧床过久的深静脉血栓形成高危人群;是否有肥胖、妊娠、肿瘤等血液高凝状态;是否有外伤、手术、血管反复穿刺置管或输入刺激性较强药物造成血管内膜损伤情况。静脉损伤、血流缓慢和血液高凝是造成深静脉血栓的三大原因。肢体血栓性浅静脉炎是引发下肢深静脉血栓形成不可忽视的发病因素。

(二)身体评估

评估患者有无下肢疼痛、水肿、浅静脉扩张、腓肠肌压痛、足背动脉搏动减弱、温度升高,特别是左侧下肢在术后48小时内。评估有无血栓脱落引起肺栓塞,表现为突然出现呼吸困难、胸痛、咯血、休克甚至死亡。

(三)实验室及其他检查

静脉造影为最准确的检查方法。其他常用检查方法有血管超声彩色多普勒检查和放射性同位素检查。

(四)心理社会评估

评估患者及家属对疾病预后、拟采取的治疗护理措施是否了解;患者有无恐惧、焦

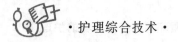

虑;家属对患者的关心支持情况;家庭经济状况及患者所在社区的医疗保健服务情况。

二、护理诊断

1. 焦虑与恐惧　与担心引起肺栓塞有关。
2. 舒适性改变　与下肢疼痛、肿胀有关。
3. 知识缺乏　缺乏预防和治疗疾病的相关知识。
4. 潜在并发症　肺栓塞。

三、护理目标

1. 患者的焦虑恐惧情绪减轻或消失。
2. 患者下肢疼痛、肿胀减轻或消失。
3. 患者和家属对疾病有充分认知,遵医嘱长期用药。
4. 肺栓塞得到很好预防,或得到及时处理。

四、护理措施

(一)下肢深静脉血栓预防

为预防术后深静脉血栓形成,患者卧床期间需要做双下肢的被动运动和主动运动,如屈伸活动。鼓励患者术后早期离床活动,活动时遵医嘱穿医用弹力袜或用弹力绷带。血液处于高凝状态时,可口服阿司匹林、复方丹参片,或遵医嘱注射小剂量肝素。长期卧床时可局部理疗以促进下肢静脉回流,比如按摩、腓肠肌电刺激、下肢气压治疗等。

(二)心理护理

向患者讲解疾病发生原因、治疗方法、预防方法和使用药物的注意事项,消除患者心理上的焦虑和恐惧。争取家属的理解和支持,增强战胜疾病的信心。

(三)疼痛护理

应立即停止患肢静脉输液,抬高患肢并制动,局部用50%硫酸镁湿敷。戒烟。低脂、低盐、高维生素、富纤维素膳食,多喝水,保持大便通畅。

(四)溶栓护理

48～72小时内用尿激酶溶栓治疗,超过72小时用肝素和双香豆素类药物抗凝治疗,以防止血栓蔓延。低分子右旋糖酐、阿司匹林等抗凝药物,可作为辅助治疗。溶栓治疗过程中要监测出血时间和凝血时间。嘱患者避免碰撞跌倒,用软毛刷刷牙。对48小时内血栓,还可以进行静脉导管取栓术。

(五)并发症护理

局部严禁按摩、热敷,避免活动幅度过大,避免用力排便,以防止血栓脱落。微创手术将带滤网的金属支架置入下腔静脉可以预防脱落栓子引起肺栓塞。

五、护理评价

患者的焦虑恐惧情绪是否减轻或消失;患者下肢疼痛、肿胀症状是否消失;患者和家属能否对疾病有充分认知,能否遵医嘱长期用药,在使用溶栓药物和抗凝药物过程中,有无出血倾向;肺栓塞是否得到很好的预防,或得到及时处理。

六、实训技能

床上主动/被动运动训练技术

项　　目	实 训 内 容	评分标准
【目的】	1. 维持或增加关节活动范围,以利于患者完成功能性活动。 2. 防止痉挛,减缓肌肉萎缩。 3. 降低制动导致的关节周围软组织粘连或关节挛缩,维持肌肉弹性,促进血液循环,缓解或抑制疼痛,促进损伤或术后愈合过程。 4. 预防静脉血栓。	5
【准备】	1. 护士准备:护士着装规范,洗手、戴口罩。 2. 环境准备:病室清洁、保暖、光线良好。	20
【操作步骤】	1. 被动运动训练 (1)肩关节运动:一手托住患者上肢肘部,另一手将患者上臂外展,复原,再向前做上举动作,再复原。 (2)肘关节运动:一手托住患者前臂,使其掌心向上,另一手托住肘关节,抬起前臂向上臂靠拢,做屈曲、伸展动作。 (3)腕关节运动:一手握住患者手掌,另一手握在前臂远端固定,帮助患者做手腕屈伸运动。 (4)踝关节运动:一手将小腿固定于床面,保持膝关节伸直位,另一手握住患者脚跟、前臂紧靠脚掌,前臂用力稳住身子稍微倾斜使踝做背伸、趾屈运动。 (5)髋膝关节运动:一手托住小腿,另一手扶住膝外部,向心性用力做髋、膝关节的屈曲运动,然后离心性用力做髋、膝关节伸展运动。 (6)髋关节外展运动:一手握住小腿,另一手从内侧托住膝关节,均匀向外用力做髋关节外展30°~45°,然后返回。 2. 主动训练方法 (1)根据患者情况选择进行单关节或多关节、单方向或多方向的运动。 (2)在护理人员指导下由患者自行完成所需的关节活动。 (3)动作宜平稳缓慢,尽可能达到较大幅度。	60
【效果评价】	1. 护患沟通良好,患者做好准备。 2. 患者顺利完成功能性活动,活动过程中患者无不良反应。 3. 操作过程规范、准确、安全。	15

续表

项 目	实 训 内 容	评 分 标 准
【注意事项】	1. 行主动或被动运动前,医生评估患者有无禁忌证,开具医嘱,以上运动可根据患者身体状况确定动作重复次数。 2. 不论是借助何种外力施行主动或被动运动时,都应注意以下几点。 (1) 被动运动的肢体应充分放松,置于舒适的位置,被动运动的关节被予以充分支持。 (2) 被动运动应缓慢而柔和,要有节律性,避免做冲击性动作。 (3) 行主动或被动运动时以无关节及肌肉疼痛为宜。当关节出现粘连的可能时,护理人员不得继续进行主动或被动运动。 (4) 肩关节瘫痪初期,由于关节周围肌肉松弛,为了避免被动运动造成关节损伤或脱位,因此动作要轻,不得拉拽;前屈、外展范围不超过 90°为宜。	

 案例讨论1-7

1. 每4～6人一组,在教师的引导下,学生对案例导入 1-7 进行分组讨论。

2. 每组学生写出案例讨论报告交教师批阅。

3. 教师点评,归纳总结。

项目二　呼吸系统疾病患者的护理

学习目标
- 知识
  - 说出急性上呼吸道感染、支气管哮喘、慢性阻塞性肺疾病、慢性肺源性心脏病、肺炎、呼吸衰竭血气胸相关疾病知识及护理知识
  - 说明物理降温技术、超声波雾化吸入技术、氧气吸入技术、吸痰技术、胸腔闭式引流护理技术的评估、计划、实施、注意事项、效果评价
- 技能
  - 制定急性上呼吸道感染、支气管哮喘、慢性阻塞性肺疾病、慢性肺源性心脏病、肺炎、呼吸衰竭血气胸相关疾病的护理计划
  - 制定物理降温技术、超声波雾化吸入技术、氧气吸入技术、吸痰技术、胸腔闭式引流护理技术的护理计划
- 素质
  - 规范操作意识，在操作过程中能耐心地与患者进行有效沟通
  - 培养学生的责任心、耐心、爱心、同理心

任务一　急性上呼吸道感染患者的护理

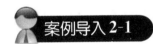

患者，男，14岁。以畏寒、发热、咽痛1天入院。查体：体温39.4 ℃，咽部明显充血，扁桃体充血肿大，有黄色分泌物。

问题：

1. 患者可能出现的问题有哪些？

2. 最常见的病原体是什么？

3. 请列出该患者主要的护理诊断及相应的护理措施。

急性上呼吸道感染简称"上感"，俗称"感冒"，是鼻腔、咽或喉部急性炎症的总称。若上呼吸道的某一局部炎症特别突出，即按该炎症处命名，如急性鼻炎、急性咽炎、急性扁桃体炎等。本病全年皆可发病，以冬春季节多发，具有一定的传染性，多为散发，但可在气候突变时流行。

一、护理评估

（一）健康史

评估患者有无与呼吸道感染患者密切接触史，是否有受凉、淋雨及过度疲劳等诱因，是否有呼吸道慢性炎症以及免疫功能是否良好。有无病毒，如呼吸道合胞病毒、流感病毒、副流感病毒、腺病毒、鼻病毒、柯萨奇病毒等感染史；有无在病毒感染的基础上

继发细菌感染,如感染溶血性链球菌,肺炎球菌、流感嗜血杆菌等。

（二）身体状况

1. 评估一般症状　评估成年患者有无鼻咽部卡他症状,如:咽痒、咽痛、鼻塞、喷嚏、流鼻涕;听力减退;声音嘶哑、说话困难,咳嗽时疼痛。评估婴幼儿有无发热、畏寒、头痛、烦躁不安、拒奶、乏力,常伴有呕吐、腹泻甚至高热惊厥。部分婴幼儿由柯萨奇 A 组病毒引起的疱疹性咽峡炎、急起高热、咽痛、流涎、拒食等。检查可见咽充血,咽腭弓、悬雍垂、软腭等处黏膜上有 2～3 mm 大小灰白色疱疹,周围有红晕,疱疹破溃后形成小溃疡。由腺病毒引起的咽结合膜热,以发热、咽炎、结合膜炎为特征,主要表现为高热、咽痛、眼部刺痛、畏光、流泪等。体检可见咽充血,一侧或双侧眼结合膜炎及颈部或耳后淋巴结肿大。

2. 评估并发症　本病如治疗不及时,可并发鼻窦炎、中耳炎、气管-支气管炎,部分患者可继发病毒性心肌炎、肾小球肾炎、风湿热等。

（三）实验室及其他检查

1. 血常规　病毒感染患者,白细胞计数正常或偏低,淋巴细胞比例升高。细菌感染患者,可见白细胞计数和中性粒细胞升高。

2. 病原学检查　病毒分离、病毒抗原的血清学检查以判断病毒类型。细菌培养可判断细菌感染类型,可做药物敏感试验。

（四）心理社会评估

评估患者有无焦虑、抑郁等不良情绪反应,是否对日常生活和睡眠造成很大影响。

二、护理诊断

1. 体温过高　与病毒和(或)细菌的感染有关。
2. 舒适的改变　鼻塞、咽痛、头痛与病毒和(或)细菌的感染有关。
3. 知识缺乏　缺乏疾病预防和保健知识。
4. 潜在并发症　鼻窦炎、气管-支气管炎、风湿热、肾小球肾炎等。

三、护理目标

1. 经过治疗护理,患者的病情好转。
2. 体温恢复正常。
3. 呼吸道症状消失。
4. 恢复正常生活工作。

四、护理措施

（一）建立合理的生活制度

1. 保持病室安静,保持室内空气新鲜、流通,调节适宜的温度、湿度。注意休息。
2. 给予高蛋白质、高维生素、充足热量、易消化的清淡饮食,避免刺激性食物。鼓励患者多饮水。

（二）对症护理

密切监测体温,高热伴头痛者,先行物理降温,必要时遵医嘱使用药物降温。退热时患者出汗较多,及时更换衣裤,做好皮肤护理。同时注意血压和脉搏的变化,防止虚脱。加强口腔护理。

（三）病情观察

密切观察病情,防止中耳炎、肺炎、心肌炎等严重并发症的发生。

（四）用药护理

遵医嘱用药,让患者了解所用药物的名称、作用、剂量、用法、可能发生的不良反应及注意事项,按时按要求用药。注意观察药物疗效及不良反应。

（五）健康指导

指导患者和家属了解引起本病的病因、诱因和防治原则等。对于经常、反复发生上呼吸道感染的患者,可酌情应用增强机体抵抗力的药物,必要时可肌注免疫球蛋白等。平时应加强锻炼,增强体质,提高机体免疫力。生活要有规律,避免过度劳累。保持室内空气新鲜流通,阳光充足。少去人群密集的公共场所。戒烟、限酒。

五、护理评价

经过治疗护理,患者的病情好转,体温恢复正常,呼吸道症状消失,恢复正常生活工作。

六、实训技能

物理降温技术

酒精擦拭
（2-1）

项　　目	实　训　内　容	评分标准
【目的】	降低体温,局部消肿、止血,阻止发炎化脓,减轻疼痛。	5
【准备】	1. 护士准备:护士着装规范,洗手、戴口罩。 2. 物品准备:冰袋及布套、帆布袋、冰、木槌、盆及冷水、毛巾、勺。治疗盘内放大毛巾,小毛巾 2 块、热水袋及套、冰袋及套、衣裤、水温计、浴皂、脸盆 2 只,水桶 2 只,47～50 ℃热水(酒精擦浴,备 25％～35％酒精 200～300 mL)、屏风、便器。 3. 环境准备:病室清洁、通风。	20
【操作步骤】	▲冰袋降温 1. 准备冰袋: (1) 洗手,将用物准备齐全。 (2) 将冰块放入帆布袋(或木箱)内,用木槌敲成核桃大小。放入盆中用冷水冲去棱角。 (3) 用勺将冰装入冰袋至 1/2 满,排气后夹紧,擦干冰袋外壁水迹。 (4) 倒提冰袋,检查无漏水后装入布套内备用。	60

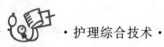

续表

项　目	实训内容	评分标准
【操作步骤】	2. 携冰袋至患者床旁,再次核对患者,向患者和家属解释冷疗的目的和方法。 3. 将冰袋放至所需部位。 4. 用 30 分钟后,撤掉冰袋,协助患者躺卧舒适,整理患者床单位。 5. 倒空冰袋内的水,倒挂,于通风阴凉处晾干;整理用物,清洁后放在原处备用。 6. 洗手,记录。 ▲温水擦浴或酒精擦浴 1. 洗手,准备用物。 2. 携用物至患者床旁,核对床号、姓名并向患者解释以取得合作。 3. 用屏风遮挡患者,关闭门窗,协助患者排空大小便。 4. 冰袋置于头部,热水袋置于足底,脱去上衣,将大毛巾垫于擦拭部位的下面。 5. 按顺序进行全身擦拭。 (1) 将小毛巾浸入酒精或温水中,拧至半干,缠在手上成手套状,以离心方向拍拭,从近侧颈部开始沿上臂外侧擦至手背,再从侧胸经腋窝沿上臂内侧擦至掌心。擦至腋窝、肘窝、掌心等大血管经过的浅表处或毛细血管丰富处,应多擦拭片刻,以促进散热,每侧肢体用 3 分钟。擦拭毕,用大毛巾擦干皮肤,更换小毛巾,同法擦拭对侧。 (2) 协助患者侧卧,露出背部,身下垫大毛巾。以同样手法从颈部向下擦拭全背,共用 3 分钟。擦拭毕,用大毛巾擦干皮肤,更换上衣。 (3) 协助患者脱去近侧裤腿,露出下肢,下垫大毛巾,更换小毛巾。同法擦拭近侧下肢,从髂部沿大腿外侧擦至足背,从腹股沟沿大腿内侧擦至内踝,从股下经腘窝擦至足跟。腹股沟、腘窝等处多擦拭片刻。以促进散热,每侧肢体用 3 分钟。擦拭毕,用大毛巾擦干皮肤,更换小毛巾,同法擦拭对侧。全部擦拭完毕,更换裤子。 6. 擦浴全过程不超过 20 分钟,以防继发效应产生。擦拭过程中注意观察病情况变化。 7. 协助患者给予舒适卧位,整理床单位。取出热水袋,清理用物、记录擦浴时间及患者的反应,30 分钟后测量体温,体温绘制于体温单上。若体温降至 39 ℃ 以下,则可取下头部冰袋。	60
【效果评价】	1. 护患沟通良好,患者做好准备。 2. 擦浴过程中患者无不良反应。 3. 操作过程规范、准确、安全。	15

续表

项 目	实 训 内 容	评 分 标 准
【注意事项】	▲冰袋 1. 用冷的时间正确,最长不得超过 30 分钟,休息 60 分钟后再使用,给予局部组织复原时间。 2. 注意观察局部皮肤变化,每 10 分钟查看一次局部皮肤颜色,确保患者局部皮肤无发紫、麻木及冻伤发生。 3. 使用过程中,检查冰块融化情况,及时更换与添加。 4. 如物理降温,应在用冷 30 分钟后测量体温并记录。 ▲温水擦浴或酒精擦浴 1. 擦浴全身时,注意遮挡患者暴露部位,维护患者自尊。 2. 擦拭体表大血管经过处时,应多停留片刻,以促进散热。 3. 操作过程中注意观察患者面色,如出现寒战、面色苍白、脉搏和呼吸异常等情况,应立即停止擦浴,与医生配合处理。 4. 胸前区、腹部、后项及足底,为擦拭禁忌部位。	

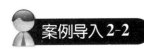

1. 在教师引导下,学生对案例导入 2-1 进行分组讨论。
2. 学生以组为单位写出案例讨论报告交教师批阅。
3. 教师点评、归纳总结。

任务二 支气管哮喘患者的护理

案例导入2-2

患者,女,23 岁。因家中养狗出现呼吸困难。查体:喘息貌,口唇发绀,双肺广泛闻及哮鸣音。诊断为支气管哮喘。

问题:

1. 患者最可能的发病诱因是什么?

2. 控制哮喘急性发作首选的药物是什么? 如何遵医嘱给药?

3. 若患者经治疗后病情缓解,为了预防复发,护士指导该患者服用哪类药物效果最好?

支气管哮喘是由嗜酸性粒细胞、肥大细胞和 T 淋巴细胞等多种炎症细胞参与的气道慢性炎症。这种炎症使易感者对各种激发因子具有气道高反应性,并导致不同程度的广泛可逆性气道阻塞症状。

一、护理评估

（一）健康史

1. 评估患者是否有遗传因素，如哮喘家族聚集现象。

2. 评估患者是否接触变应原。

（1）吸入物　如尘螨、花粉、真菌、动物毛屑、二氧化硫、氨气等各种特异和非特异性吸入物。

（2）感染　如细菌、病毒、原虫、寄生虫等。

（3）食物　如鱼、虾、蟹、蛋类、牛奶等。

（4）药物　如普萘洛尔（心得安）、阿司匹林等。

3. 评估患者是否有如下诱发哮喘的因素：气候改变；运动、精神及心理变化；妊娠。

4. 既往治疗经过，是否长期规律治疗，是否掌握药物吸入技术等。

5. 询问患者是否出现喘息、呼吸困难、胸闷，咳嗽的程度、能力、持续时间、诱发或缓解因素。

（二）身体状况

1. 评估患者哮喘发病前有无干咳、打喷嚏、流眼泪、流鼻涕、胸闷等先兆表现；评估患者有无呼气性呼吸困难或发作性胸闷和咳嗽，端坐呼吸，发绀等。

2. 评估患者有无端坐位，胸廓饱满，辅助呼吸肌显著突出；脉搏加快和奇脉；胸部呈过清音；双肺闻及呼气性哮鸣音。

3. 观察患者的生命体征、意识状态，有无发绀、大汗淋漓。观察有无辅助呼吸肌参与呼吸，听诊肺部呼吸音，有无哮鸣音。

4. 评估患者有无并发症：慢性支气管炎、阻塞性肺气肿、肺源性心脏病；发作时可并发自发性气胸等。

（三）实验室及其他检查

1. **血常规检查**　过敏性哮喘发作时血嗜酸性粒细胞升高，感染时白细胞、嗜中性粒细胞可增高。

2. **X 线检查**　发作时可见两肺透亮度增加，呈过度充气状态，缓解期无明显异常，合并感染时，可见肺纹理增粗及炎症的浸润阴影。

3. **血气分析**　血气分析能判断患者是否存在呼吸衰竭及其严重程度。发作时可缺氧、PaO_2 下降，如伴 $PaCO_2$ 上升，则提示气道阻塞严重，病情危重，重症哮喘可出现呼酸或合并代酸。

4. **肺功能测定**　在哮喘发作时，有关呼气流速的全部指标均显著降低，如 FEV_1/FVC（第一秒用力呼气量占用力肺活量的比值）下降、呼气峰流速值（PEFR）降低、在发作时用力肺活量减少。残气量（RV）增加，RV 占肺总量的 $25\%\sim35\%$，若大于 40%，提示 RV 增高，肺泡膨胀过度。缓解期可逐渐恢复，有效的支扩药可使上述指标好转。

5. **过敏原检测**　哮喘患者大多数对变应原和刺激物敏感，测定变应原指标结合病史有助于对病因的诊断和避免或减少对致敏因素的接触。

（四）心理社会评估

评估患者的心理状态,有无焦虑、恐惧情绪,有无家庭角色或地位的改变,评估家属对疾病的认知程度及对患者的支持程度,包括经济状况。

二、护理诊断

1. 气体交换受损　与支气管痉挛、气道炎症、气道阻力增加有关。
2. 清理呼吸道无效　与支气管痉挛、痰液黏稠、排痰不畅、无效呼吸有关。
3. 知识缺乏　缺乏正确使用缓解支气管痉挛气雾剂的有关知识。
4. 恐惧　与呼吸困难、哮喘发作伴濒死感有关。

三、护理目标

1. 患者呼吸困难缓解,能有效呼吸。
2. 痰液能排出。
3. 能正确使用雾化吸入器。
4. 患者情绪稳定。

四、护理措施

（一）建立合理的生活制度

避免再次接触变应原,病室空气流通、新鲜,温度、湿度适宜;卧床休息,取半坐卧位;给高热量、高维生素、清淡易消化流质或半流质饮食,鼓励多饮水,必要时通过静脉补充营养。

（二）病情观察

根据病情监测动脉血气分析,随时调整给氧浓度,使 PaO_2 提高到 60 mmHg 以上。密切观察有无哮喘持续状态,气胸、肺不张、水电解质失衡、呼吸衰竭等并发症发生,一旦发生,应立即通知医师,并做好抢救配合。

（三）氧疗

以 2~4 升/分为宜,如呼吸困难严重,有胸闷、气急、发绀等可考虑口、鼻插管进行机械通气。

（四）用药护理

遵医嘱使用药物,使用 β_2 受体激动剂,应向患者解释不良反应,注意监测心律变化,静脉滴注时注意控制滴速。茶碱类药物主要是胃肠道、心脏的毒性反应,应缓慢静脉给药,严密监测循环、消化系统情况。长期吸入激素的副作用为口咽部真菌感染,因此在吸入激素后应立即漱口、洗脸;静脉滴注或口服激素时,应密切观察患者是否有皮质醇增多现象;宜在饭后服用激素,按医嘱严格控制激素用量。

（五）心理护理

哮喘患者可伴有抑郁、焦虑、恐惧、性格改变、社会工作能力下降,护理人员应体谅

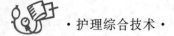

和同情患者的痛苦,给予心理疏导和教育,减轻患者焦虑,多用鼓励性语言,提高患者治疗的信念和依从性。

(六)健康指导

避免摄入易过敏食物;室内避免铺地毯、种花草、养宠物;勤打扫房间,换洗床上用品;避免强烈的精神刺激和剧烈运动;避免过度换气动作;缓解期应加强锻炼,增强体质。指导患者药物吸入技术。坚持定期随访,指导正确用药,减少不良反应。识别哮喘加重的早期信号,学会哮喘发作时进行简单的紧急自我处理方法,做好哮喘日记,为疾病的防治提供参考资料。让患者知道哮喘虽不能治愈,但只要坚持充分的正规治疗,完全可以有效控制。

五、护理评价

患者是否呼吸困难已缓解,能否有效呼吸;痰液能否排出;能否正确使用雾化吸入器;患者是否情绪稳定。

六、实训技能

超声波雾化吸入技术

项 目	实 训 内 容	评分标准
【目的】	1. 治疗呼吸道感染:消除炎症,减轻咳嗽,稀释痰液,帮助祛痰。 2. 改善通气功能:解除支气管痉挛,保护呼吸道通畅。 3. 预防呼吸道感染:常用于胸部手术前后。 4. 湿化呼吸道:配合人工呼吸器使呼吸道湿化。 5. 治疗肺癌:应用抗癌药物治疗肺癌。	5
【准备】	1. 护士准备:护士着装规范,洗手、戴口罩。 2. 物品准备:超声波雾化器1套、药液、冷蒸馏水、弯盘、水温计、治疗巾1块、纸巾,按需要备电源插座。 3. 环境准备:病室清洁、通风。	20
【操作步骤】	1. 按医嘱抽取药液,用蒸馏水稀释至30～50 mL后注入雾化罐内。 2. 核对并向患者解释,对初次采用此法给药者应教会患者使用雾化器的方法,以取得合作。 3. 协助患者取坐位或半坐卧位,漱口以清洁口腔。 4. 接通电源,开启定时旋钮,电源、水位指示灯亮,预热3～5分钟,设定雾化时间,连接口含嘴或面罩。 5. 根据病情需要开启雾量旋钮。 6. 一般每次雾化15～20分钟。 7. 雾化过程中,水槽内水温超过50 ℃,应关机换冷蒸馏水。 8. 雾化毕,关雾量调节旋钮,取下口含嘴或面罩和螺纹管,放入消毒液中浸泡。关闭电源,拔下插头。 9. 协助患者取舒适卧位,整理用物。	60

续表

项　　目	实 训 内 容	评 分 标 准
【效果评价】	1. 护患沟通良好,患者做好准备。 2. 患者的痰液得到稀释,排痰顺畅,雾化过程中无不良反应。 3. 操作过程规范、准确、安全。	15
【注意事项】	1. 在使用过程中,水槽内要有足够量的蒸馏水,水温不宜超过 50 ℃。 2. 在操作过程中注意保护水槽底部的晶体换能器。 3. 超声波雾化器连续使用时,中间间隔 30 分钟。	

案例讨论2-2

1. 在教师的引导下,学生对案例导入 2-2 进行分组讨论。

2. 学生以组为单位写出案例讨论报告交教师批阅。

3. 教师点评、归纳总结。

任务三　慢性阻塞性肺疾病患者的护理

案例导入2-3

患者,男,79 岁。慢性咳嗽、咳痰 15 年,2 周前受凉后咳嗽、咳痰加重,伴有呼吸困难。查体:神清,口唇发绀,桶状胸,双肺叩诊过清音。

问题:

1. 患者存在哪些护理问题?

2. 入院后,患者痰液增多,逐渐出现意识不清,如何保持呼吸道通畅?

3. 氧疗时的护理措施有哪些?

4. 该患者适宜采取的体位? 最常见的并发症? 做什么检查可以发现此并发症?

5. 经治疗,患者进入缓解期,为改善呼吸功能,应采取哪些措施进行呼吸肌功能锻炼? 如何操作?

慢性阻塞性肺疾病简称慢阻肺(COPD),是一种以气道不完全可逆性气流受限为特征的疾病。COPD 与慢性支气管炎(简称慢支)、阻塞性肺气肿关系密切。当慢支、肺气肿患者肺功能检查出现气流受限、不完全可逆时,才可以诊断为 COPD。

一、护理评估

(一)健康史

1. 询问患者有无外因　吸烟、感染;接触大气污染中的有害气体,如二氧化硫、二氧化氮、氯气等慢性刺激气道;过敏;蛋白酶-抗蛋白酶失衡。

2. 询问患者有无内因　呼吸道局部防御功能及免疫功能降低(体质因素),全身或局部防御、免疫功能减弱；自主神经功能失调。

3. 询问患者起病时间、病因与诱因、伴随症状、诊治经过及患病以来一般情况等。询问有无哮喘、支扩等病史，工作、生活环境，吸烟及家族遗传史。评估主要症状及特点、注意咳嗽、咳痰、呼吸困难的性质、特征、影响因素等。

（二）身体状况

生命体征、精神意识的状况、营养状况、皮肤黏膜有无发绀等缺氧征、胸部体检有无阳性发现等。

1. 评估患者有无慢性咳嗽、咳痰、气短或呼吸困难、喘息或胸闷、体重下降、食欲减退等症状。

2. 评估患者有无两肺下部和背部散在干啰音、湿啰音、哮鸣音和呼气延长；桶状胸、呼吸运动度减弱；语颤减弱或消失；叩诊呈过清音，心浊音界缩小或叩不出，肺下界和肝浊音界下移；听诊闻及呼吸音减弱，呼气相延长等体征。

3. 评估患者有无自发性气胸、肺部急性感染、慢性肺源性心脏病等并发症。

（三）实验室及其他检查

1. 胸部 X 线检查　胸廓扩张，肋间隙增宽，膈降低且变平，两肺透亮度增加，心影缩小等。

2. 肺功能检查　判断气流受阻的客观指标，对 COPD 的诊断、严重度判断、评价疾病进展、预后及治疗反应均有重要意义。第一秒用力呼气量占用力肺活量比值是评价气流受限的敏感指标，FEV_1/FVC 小于 60%；最大通气量（MBC）低于预计值的80%；肺残气量（RV）增加，RV 占肺总量的百分比，如超过 40%说明肺过度充气，对诊断阻塞性肺气肿有重要意义。

3. 动脉血气分析　早期无异常，随着病情进展可出现 PaO_2 下降，$PaCO_2$ 正常或升高。

（四）心理社会评估

由于病程长、疗效差、长期治疗增加家庭的经济负担，患者和家属极易出现焦虑和抑郁的心理状态；家属对患者的关心和支持不足，以及医疗费用保障不足，会使患者产生悲观、绝望等心理。

二、护理诊断

1. 清理呼吸道无效　与肺部感染、痰液黏稠有关。
2. 气体交换受损　与肺部感染、通气与换气功能障碍有关。
3. 活动无耐力　与低氧血症、营养不良有关。
4. 焦虑　与病程长、疗效差、家庭经济负担重有关。
5. 潜在并发症　肺性脑病、自发性气胸、呼吸衰竭等。

三、护理目标

1. 能进行有效咳嗽、排痰，呼吸道通畅。
2. 患者能有效进行呼吸肌功能锻炼，呼吸功能逐渐改善。
3. 能够得到充足的休息，体力恢复。

4. 患者情绪稳定。

5. 无并发症发生。

四、护理措施

（一）建立合理的生活制度

1. 早期活动应量力而行，以不引起疲劳、不加重症状为度。病情严重时应绝对卧床休息，取半卧位或坐位。冬季注意保暖。

2. 高热量、高蛋白质、高维生素、低盐、清淡易消化饮食。注意少食多餐、多饮水。避免进食产气的食物，如汽水、啤酒、豆类、马铃薯和胡萝卜等；避免引起便秘的食物，如油煎食物、干果、坚果等。

（二）病情观察

观察患者咳嗽、咳痰情况，痰液的质、色、量；监测患者生命体征的变化，尤其是呼吸频率、节律、幅度变化；定期监测动脉血气分析，水、电解质、酸碱平衡变化；密切观察患者有无头痛、烦躁、昼睡夜醒、意识状态改变等肺性脑病表现。

（三）保持呼吸道通畅

协助患者翻身拍背，指导患者有效咳嗽，必要时酌情采用胸部物理治疗，以保持气道通畅，必要时给超声波雾化疗法，稀释痰液，帮助祛痰及气管插管或使用呼吸机辅助呼吸。

（四）氧疗护理

遵医嘱给予氧疗，对COPD患者提倡长期家庭氧疗。呼吸衰竭者，应持续低流量（1～2升/分）、低浓度（25%～29%）吸氧。氧疗有效的指标为呼吸困难减轻，频率减慢，发绀减轻，心率减慢，活动耐力增加。

（五）用药护理

遵医嘱给药，注意观察药物的疗效与不良反应。重症呼吸衰竭患者应避免使用镇静麻醉剂，以免呼吸抑制和咳嗽反射；使用呼吸兴奋剂，注意观察有无恶心、呕吐、烦躁、面红、肌肉震颤等不良反应；使用抗生素时注意观察感染控制的效果及不良反应。

（六）呼吸功能锻炼

进行腹式呼吸，每分钟7～8次，每次10～20分钟，每日2次，反复训练。指导患者缩唇呼吸，吸与呼时间之比为1∶2或1∶3。

（七）并发症护理

1. 肺性脑病护理　绝对卧床休息，呼吸困难严重者取半卧位，有意识障碍者，使用床栏和约束带，必要时专人护理。密切观察病情变化，定期监测动脉血气分析，遵医嘱持续低流量、低浓度吸氧并应用呼吸兴奋剂。

2. 自发性气胸护理　若患者突然出现胸痛、咳嗽、呼吸困难加重，提示自发性气胸，应立即报告医师并协助处理。根据病情准备胸腔穿刺术、胸腔闭式引流术的物品及药物，并及时配合医生进行有关处理。观察患者呼吸、脉搏、血压及面色变化。胸腔

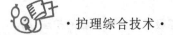

闭式引流术后应观察创口有无出血、漏气、皮下气肿及胸痛情况。

（八）心理护理

护士要多与患者沟通，安慰患者，帮助患者了解疾病的过程，提高应对能力，增强自信心。培养患者的生活情趣，分散其注意力，以消除焦虑，缓解压力。积极协助患者取得家庭和社会的支持，增强其战胜疾病的信心，缓解其焦虑、急躁情绪。

（九）健康指导

向患者及家属解释本病的发生、发展过程及导致疾病加重的因素。告知患者戒烟是防治本病的重要措施；嘱患者注意防寒、保暖，防治呼吸道感染；改善环境卫生，加强劳动保护，避免烟雾、粉尘和刺激性气体对呼吸道的影响；在呼吸道传染病流行期间，尽量少去公共场所。根据患者心肺功能和体力情况，为其制定康复锻炼计划，提高机体抵抗力。每天进行缩唇呼吸和腹式呼吸锻炼，以改善通气和增加有效呼吸。教会患者及家属判断呼吸困难的程度，合理安排工作和生活。让患者及家属了解吸氧的目的及必要性，告知其吸氧时注意安全，严禁烟火，防止爆炸。氧疗装置要定期更换、清洁和消毒。

五、护理评价

患者能否进行有效咳嗽、排痰，呼吸道是否已通畅；患者能否有效进行呼吸肌功能锻炼，呼吸功能是否逐渐获得改善；患者是否得到充足的休息，体力是否已恢复；患者有无不良情绪，是否无并发症发生。

六、实训技能

氧气吸入技术

项　　目	实　训　内　容	评分标准
【目的】	供给患者氧气，改善机体因缺氧引起的各种症状。	5
【准备】	1. 护士准备：护士着装规范，洗手、戴口罩。 2. 物品准备： ①鼻导管给氧：氧气装置1套、鼻导管、小药杯（盛冷开水）、纱布、扳手、弯盘、橡胶管、棉签、胶布、玻璃接管、输氧记录单、安全别针。 ②中心供氧装置给氧：一次性吸氧导管、鼻导管（鼻塞）、橡胶管、玻璃接管、胶布、小药杯（盛冷开水）、纱布、弯盘、棉签、输氧记录单、流量表、湿化瓶（内盛1/3～1/2满的蒸馏水或冷开水，对肺水肿患者用20％～30％的酒精湿化）、通气管、安全别针。 3. 环境准备：病室清洁、通风。	20
【操作步骤】	▲鼻导管给氧技术 1. 装表：先打开氧气筒上的总开关放出少量氧气冲走气门上的灰尘，接氧气表并旋紧，接通气管、湿化瓶，橡胶管连接氧气表，开总开关，开小开关，检查氧气流出是否通畅及全套装置是否适用，关小开关待用。	60

续表

项 目	实 训 内 容	评分标准
【操作步骤】	2. 输氧: ①用物携至患者床旁,核对床号、姓名,并解释。 ②准备2条胶布,用湿棉签检查、清洁鼻孔。 ③连接鼻导管,开小开关,调节氧流量,湿化及检查鼻导管是否通畅。 ④测量鼻导管插入的长度(鼻尖至耳垂2/3),轻轻插入。 ⑤如无呛咳即固定,记录用氧时间及流量。向患者及家属交代注意事项。 3. 观察:患者缺氧改善情况(面色、呼吸、神志)。 4. 停氧:拔出鼻导管,擦净鼻部,关总开关,放尽余氧后关小开关,记录停氧时间。 5. 整理床单位,料理用物,洗手。 ▲中心供氧装置给氧技术 1. 输氧: ①用物带至床前,核对床号、姓名,向患者解释用氧目的。 ②接流量表和湿化瓶于氧气装置上,连接管道,打开流量表开关,用水检查氧气是否通畅,全套装置是否合适,关流量表开关。 ③用湿棉签检查、清洁鼻孔,调节氧流量,湿化及检查导管是否通畅。 ④轻轻将鼻塞塞入鼻腔,固定,记录用氧时间及流量。 ⑤用氧过程中密切观察缺氧改善情况:呼吸、面色、神志。 2. 停氧:拔出鼻塞,擦净鼻部。关流量表开关,取下湿化瓶与流量表。记录停氧时间。 3. 整理床单位,料理用物,洗手。	60
【效果评价】	1. 护患沟通良好,患者无不适感。 2. 患者缺氧得到改善,动脉血氧分压和氧饱和度的水平升高。 3. 操作过程规范、准确、安全。	15
【注意事项】	1. 严格遵守操作规程,注意用氧安全,切实做好"四防",即防震、防火、防热、防油。氧气筒内压力很高,搬运时避免倾倒撞击,防止爆炸。氧气助燃,氧气筒应放于阴凉处,在氧气筒周围严禁烟火和易燃品,至少距炉5 m、暖气片1 m。氧气表及螺旋口上勿涂油,也不可用带油的手拧螺帽,避免引起爆炸的危险。 2. 用氧过程中,正确评估患者脉搏、血压、精神状态、皮肤颜色、温度与呼吸方式等有无改善,从而衡量氧疗效果。同时还可测定动脉血气分析判断疗效,选择适当的用氧浓度。 3. 鼻导管持续用氧者,每班更换导管1次,双侧鼻孔交替插管。及时清除鼻腔分泌物,防止导管阻塞而失去用氧作用。 4. 对未用或已用空的氧气筒,应分别悬挂"满"或"空"的标志,以便及时调换氧气筒,并避免急用时搬错而影响抢救速度。	

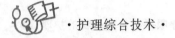
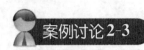

1. 在教师的引导下,学生对案例导入 2-3 进行分组讨论。

2. 学生以组为单位写出案例讨论报告交教师批阅。

3. 教师点评、归纳总结。

|任务四　慢性肺源性心脏病患者的护理|

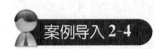

患者,男,79 岁。慢性咳嗽、咳痰 30 年,5 年前逐渐出现呼吸困难,1 周前受凉后,咳嗽、咳痰、呼吸困难加重,并出现下肢水肿。查体:发绀、颈静脉怒张、下肢水肿。

问题:

1. 患者存在的护理问题有哪些?

2. 该患者氧疗时,给氧的浓度和氧流量是多少?

3. 该患者最重要的处理原则是什么?

4. 若医生给予强心药,该患者使用强心药的原则是什么?

5. 若患者出现神志淡漠、肌肉抽搐、昏睡,可能出现了什么情况? 应严密观察哪些指征?

慢性肺源性心脏病简称慢性肺心病,是指肺组织、胸廓、肺动脉血管或胸廓的慢性病变引起肺组织结构和(或)功能异常,导致肺血管阻力增高,肺动脉高压形成,使右心肥厚、扩大,伴或不伴右心衰竭的心脏病。

一、护理评估

(一)健康史

1. 问患者有无慢性阻塞性肺疾病(COPD)、哮喘、肺结核、支气管扩张、尘肺等支气管、肺疾病。

2. 询问患者有无脊椎后凸、侧凸,脊椎结核,类风湿关节炎等引起的胸廓或脊柱畸形、神经肌肉疾病,胸膜增厚、粘连等胸廓病变。

3. 询问患者有无多发性肺小动脉栓塞及肺小动脉炎,原因不明的原发性肺动脉高压肺血管病变。

4. 询问患者有无原发性肺泡通气不足、睡眠呼吸暂停低通气综合征、先天性口咽畸形等疾病。

5. 询问患者有无吸烟史和慢性咳嗽、咳痰病史;发病是否与寒冷季节或气候变化有关。

6. 评估患者是否出现咳嗽、咳痰、呼吸困难、心悸、气急、腹胀、食欲下降等症状。

（二）身体状况

1. 评估患者有无肺、心功能代偿期的症状和体征，如心悸、乏力、呼吸困难等。

2. 评估患者有无肺、心功能失代偿期出现的呼吸衰竭、心力衰竭的症状和体征，如心悸、气急、腹胀、食欲下降，发绀、颈静脉怒张、肝大和压痛、肝颈静脉反流征阳性、下肢水肿等。

3. 评估患者有无肺性脑病、自发性气胸、酸碱失衡及电解质紊乱、心律失常及休克等并发症。

（三）实验室及其他检查

1. 血常规　红细胞和血红蛋白升高。感染时白细胞、嗜中性粒细胞增高。

2. X线检查　除有原发疾病的X线表现外，可见右下肺动脉干扩张，肺动脉段凸出，右心室扩大，心影呈垂直状。右下肺动脉干扩张，其横径达到15 mm；右下肺动脉干横径与气管横径之比值达到1.07；肺动脉段明显突出或其高度达到3 mm；右心室肥大征，右心缘突出，心尖上凸。

3. 心电图检查　右心室肥大表现，肺型P波；电轴右偏90°以上；重度者顺时针转位；Rv1＋Sv5≥1.05 mV，v1～v3呈QS波；右束支传导阻滞；低电压。

4. 动脉血气分析　低氧血症、高碳酸血症、酸碱平衡失调等。当$PaO_2 < 60$ mmHg伴或（不伴）$PaCO_2 > 50$ mmHg时，提示呼吸衰竭。

5. 超声心动图检查　右室流出道内径≥30 mm、右室内径≥20 mm、右肺动脉内径≥18 mm、肺动脉干内径≥20 mm，对诊断慢性肺心病有参考价值。

（四）心理社会评估

由于病程长、疗效差、长期治疗增加家庭的经济负担，患者和家属极易出现焦虑和抑郁的心理状态；家属对患者的关心和支持不足，以及医疗费用保障不足，会使患者产生悲观、绝望等心理。

二、护理诊断

1. 气体交换受损　与气道阻塞、分泌物过多、呼吸肌疲劳和肺泡呼吸面积减少有关。

2. 清理呼吸道无效　与痰多、黏稠及咳嗽无效有关。

3. 活动无耐力　与心肺功能减退有关。

4. 体液过多　与右心功能不全、体循环淤血有关。

5. 焦虑　与病程长、疗效差、家庭经济负担重有关。

6. 潜在并发症　肺性脑病、自发性气胸、酸碱失衡及电解质紊乱。

三、护理目标

1. 患者呼吸困难减轻或消失。

2. 能有效咳痰。

3. 活动耐力增加。

4. 尿量增加，水肿减轻或消失。

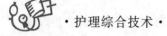

5. 情绪稳定。

6. 无并发症发生。

四、护理措施

(一)建立合理的生活制度

1. 肺、心功能失代偿期应卧床休息,保证患者充分睡眠,促进心肺功能的恢复。呼吸困难严重者,取半卧位或坐位。肺、心功能代偿期活动应量力而行,以不引起疲劳、不加重症状为度。

2. 高热量、高蛋白质、高维生素、低盐、清淡易消化饮食。水肿、少尿患者应限制水与钠的摄入。

(二)病情观察

观察患者咳嗽、咳痰情况,痰液的质、色、量;监测患者生命体征的变化,尤其是呼吸频率、节律、幅度变化;有无心悸、胸闷、水肿及少尿;定期监测动脉血气分析变化;密切观察患者有无头痛、烦躁、昼睡夜醒、意识状态改变等肺性脑病表现。

(三)氧疗护理

遵医嘱给予氧疗。Ⅱ型呼吸衰竭者,应持续低流量(1~2升/分)、低浓度(25%~29%)吸氧;气急发绀者,4~6升/分吸氧。

(四)用药护理

重症呼吸衰竭患者应避免使用镇静麻醉剂,以免抑制呼吸和咳嗽反射;呼吸兴奋剂应注意观察有无恶心呕吐、烦躁、面红、肌肉震颤等不良反应;使用排钾利尿剂应监测电解质变化,有无腹胀、四肢无力;使用洋地黄类药物持慎重态度,注意纠正缺氧,观察是否出现中毒反应;血管扩张药物一般应注意观察血压、心率变化;抗生素应注意观察感染控制的效果及不良反应。

(五)心理护理

护士要多与患者沟通,安慰患者,帮助患者了解疾病的过程,提高应对能力,增强自信心。培养患者的生活情趣,分散患者的注意力,以消除焦虑,缓解压力。积极协助患者取得家庭和社会的支持,增强患者战胜疾病的信心,缓解其焦虑、急躁情绪。

(六)健康指导

嘱患者注意防寒、保暖,防治各种呼吸道感染;教会患者呼吸功能训练疗法,并嘱其长期坚持合理饮食,增强营养,定期门诊随访。

五、护理评价

患者呼吸困难是否减轻;咳嗽是否减轻,能否有效咳痰;活动耐力是否增加;水肿是否减轻或消失,尿量是否正常;焦虑是否减轻或消失;是否无并发症发生。

六、实训技能

吸痰技术

项　　目	实训内容	评分标准
【目的】	清除呼吸道分泌物,保持呼吸道通畅。	5
【准备】	1. 护士准备:护士着装规范,洗手、戴口罩。 2. 物品准备:吸痰盘内盛有盖无菌罐2只(1只盛无菌生理盐水、1只盛无菌吸痰管),也可用一次性吸痰管,无菌止血钳,无菌纱布、弯盘、无菌手套、污物桶,床栏上系一盛有消毒液的试管,必要时备拉舌钳、压舌板、张口器、多用电插板。 3. 环境准备:病室清洁、通风。	20
【操作步骤】	1. 口鼻吸痰法: (1) 备齐用物,推至床边,向患者解释,以取得合作。 (2) 接上电源,打开开关,检查吸引器的性能,根据患者的情况及痰黏稠度调节负压(40.0～53.3 kPa),用生理盐水试吸,关上开关。 (3) 洗手,戴手套。 (4) 将患者的头转向操作者一侧,昏迷患者可用压舌板帮助张口,左手将末端折叠(连接玻璃接管处)。用无菌止血钳持吸痰导管头端插入口腔咽喉部,吸尽口腔咽喉部分泌物后,换无菌吸痰管,再经咽喉进入气管,然后吸引。每次插入吸痰时间不超过15秒,导管退出后应用生理盐水抽吸冲洗,以防导管被痰液堵塞。 (5) 如痰液黏稠,可叩拍背部,以振动痰液或交替使用超声波雾化吸入,使痰液稀释,便于吸出。 (6) 如从口腔吸痰有困难,可由鼻腔吸引;小儿吸痰时,吸痰管宜细,吸力要小(压力应小于40.0 kPa)。 (7) 吸痰毕,关上吸引器开关,分离吸痰管,将吸痰玻璃管的末端插入挂于床头旁盛有消毒液试管中,吸痰管丢弃或重新消毒。 (8) 在吸痰过程中随时擦净喷出的分泌物,同时注意痰液的性质、量、色等,做好记录。 (9) 整理床单位,清理用物。 (10) 脱手套,洗手。记录吸痰情况。 2. 气管切开吸痰法: (1) 评估患者是否需要气管内吸痰。指征包括呼吸音粗糙、咳嗽、呼吸频率加快。 (2) 备齐用物,推至床边,向患者(清醒者)或家属(昏迷患者)解释,以取得合作。 (3) 开动吸引器,将压力调至13.3～16 kPa,不可超过16 kPa。 (4) 将灭菌生理盐水倒入无菌罐内,打开吸痰管,暴露末端,戴上手套右手保持无菌,取出吸痰管。	60

续表

项　目	实 训 内 容	评分标准
【操作步骤】	(5) 右手持吸痰管与左手吸引管连接,并用左手拇指控制吸引阀门。用生理盐水浸湿吸痰管试吸。 (6) 将吸痰管经气管套管插入气管内,快速地开启吸引阀门做间歇性吸引,右手旋转吸痰管边吸边退,一次抽出痰液。切忌上下多次抽动,以避免缺氧,一般单次吸引时间 5～8 秒,不宜超过 15 秒。 (7) 吸氧或休息片刻可再次吸引,但最多不能超过 4 次。 (8) 如分泌物黏稠,可注入 2～5 mL 湿化液于气管内,然后加压呼吸 3～4 次,使滴入的液体到小支气管以稀释滞积的痰液。 (9) 吸痰毕,分离吸痰管,将吸引管的末端插入挂于床头旁盛有消毒液试管中,手套及吸痰管按一次性物品处理。 (10) 用听诊器听诊肺部以评估吸痰效果,整理床单位,清理用物。 (11) 脱手套,洗手。记录吸痰情况。	60
【效果评价】	1. 护患沟通良好,患者做好准备。 2. 患者的痰液顺利吸出,吸痰过程中无不良反应。 3. 操作过程规范、准确、安全。	15
【注意事项】	1. 严格执行无菌操作,治疗盘内吸痰用物应每天更换 1～2 次,吸痰导管每次更换,做好口腔护理。 2. 定时吸痰,当发现喉头有痰鸣音或排痰不畅时,应及时抽吸。 3. 缺氧患者吸痰前应预先供氧,如病情需要,可按照步骤重复吸引,但最多不超过 4 次,重复吸痰中间应充分给氧后再吸痰。 4. 操作时必须严格执行无菌操作,吸痰管、手套、吸痰溶液及容器必须每次更换,避免因操作不当而引起交叉感染。 5. 操作时动作轻、快,避免损伤气管黏膜。 6. 吸引器各管道连接要准确、无漏气,吸引瓶及时倾倒,液面不能超过瓶体的 2/3,每天要消毒。 7. 使用人工呼吸机患者,吸痰后与呼吸机连接,调节好参数,气管切开处的敷料及时更换,每次吸痰后检查敷带松紧度。	

案例讨论2-4

1. 在教师的引导下,学生对案例导入 2-4 进行分组讨论。

2. 学生以组为单位写出案例讨论报告交教师批阅。

3. 教师点评、归纳总结。

任务五 肺炎患者的护理

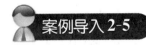 案例导入 2-5

患儿,男,2岁零6个月,因发热,咳嗽3天,加重1天入院。3天前患儿出现咳嗽,痰多,不易咳出,体温波动于38~39℃,在家自行服用治疗感冒的药,效果不佳。1天前出现咳嗽加剧,气喘,烦躁不安而来院就诊。查体:T 38.5℃,R 55次/分,P 150次/分,精神萎靡,口周发绀,鼻翼扇动,轻度三凹征,心率150次/分,双肺呼吸音粗,可闻及固定的中、细湿啰音,在两肺下方脊柱旁多见,腹软,肝肋下2 cm,质软,神经系统无异常。胸片示两肺中下叶小斑片状阴影。白细胞9.5×10⁹/L,中性粒细胞76%,淋巴细胞24%。诊断为小儿支气管肺炎。

问题:

1. 什么是三凹征?支气管炎与肺炎在肺部听诊上有何区别?

2. 作为责任护士,请你对该患儿进行护理评估,列出现存的主要护理诊断,并制定相应的护理措施。

3. 当该患儿出院时,请你就如何预防小儿呼吸道感染,对家长进行健康指导。

肺炎是由感染或其他因素(如吸入或过敏)所致的肺部炎症。临床上以发热、咳嗽、气促、呼吸困难和肺部固定细湿啰音为主要表现。肺炎是小儿时期需要重点防治的"四病"之一,也是发展中国家5岁以内儿童疾病死因之首。一年四季均可发病,以冬春季节发病率为高。

一、护理评估

(一)健康史

1. 评估患者有无病毒和细菌感染史,常见病毒为呼吸道合胞病毒、腺病毒、流感病毒等;细菌以肺炎链球菌(肺炎双球菌)多见,另外还有葡萄球菌、链球菌、革兰阴性杆菌;支原体感染、真菌感染等。

2. 评估患者有无其他理化因素,免疫损害。

(二)身体状况

1. 评估患者有无支气管肺炎的症状:发热、咳嗽和气促,听诊肺部有无固定的中、细湿啰音,甚至出现呼吸衰竭;严重者有无全身中毒症状和循环系统、神经系统、消化系统受累的症状;若诊断、治疗不及时,或病原体致病力强,还可有脓胸、脓气胸、肺大泡、败血症等并发症。

2. 评估患者有无生命体征异常,如呼吸频率加快和节律异常、血压下降、体温升高或下降等。

3. 判断患者意识是否清楚,有无烦躁、嗜睡、惊厥和表情淡漠等意识障碍。

4. 观察患者有无急性病容和鼻翼扇动等表现。

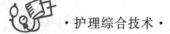

5. 评估患者有无面颊绯红、口唇发绀、皮肤黏膜出血、浅表淋巴结肿大;呼吸时有无三凹征;叩诊有无浊音;听诊可否闻及肺泡呼吸音减弱或消失、异常支气管呼吸音、胸膜摩擦音,以及干、湿啰音等。

（三）实验室及其他检查

1. 实验室检查 外周血白细胞计数在病毒感染时大多正常或降低,细菌感染时增高。

2. 病原学检查 鼻咽、气管分泌物或血清学检查有助于病原学诊断。

3. 胸部 X 线检查 支气管肺炎早期肺纹理增粗。以后出现大小不等的斑片状阴影,可融合成片。以双肺下野、中内侧带居多。

（四）心理社会评估

患者病情较重,住院时间较长,可因发热、缺氧等不适加上环境陌生而产生焦虑和恐惧,表现为易激惹或少动寡言、情绪抑郁。患者家属因住院时间较长、家庭正常生活被打乱,同时因不了解该病的有关知识而产生焦虑和不安,表现为急躁、不知所措。应评估患者及家属的心理状态,对疾病的病因和预防知识的了解程度,家庭环境及家庭经济情况。了解患者既往有无住院的经历。

二、护理诊断

1. 气体交换受损 与肺部炎症有关。
2. 清理呼吸道无效 与呼吸道分泌物过多、痰液黏稠、无力排痰有关。
3. 体温过高 与感染有关。
4. 潜在并发症 心力衰竭、中毒性脑病、中毒性肠麻痹、脓胸、脓气胸。
5. 焦虑或恐惧 与患者不舒适、环境改变、不良刺激有关。

三、护理目标

1. 患者呼吸道保持通畅,呼吸功能改善,呼吸平稳。
2. 患者体温逐渐恢复正常,舒适感增强。
3. 患者住院期间不发生并发症,或发生时能被及时发现,并能得到及时处理。
4. 发生休克时,护士能及时发现并有效处理,减轻危害。

四、护理措施

（一）建立合理的生活制度

1. 室内安静,空气新鲜。患者取半卧位或抬高床头,以利于呼吸,保持呼吸道通畅。

2. 摄入充足的水分,给予易消化、营养丰富的流质、半流质食物,少量多餐。

（二）改善呼吸功能

1. 各种护理操作应集中完成,减少刺激,以降低耗氧量。帮助患者翻身、拍背,鼓励患者进行有效咳嗽,以利于痰液排出。遵医嘱给予祛痰剂。遵医嘱给予超声波雾化吸入,必要时吸痰。

2. 凡有呼吸困难、喘憋、口周发绀应立即吸氧。根据缺氧程度决定给氧方式、氧流量及供氧时间。以低浓度、低流量、温湿化给氧为宜。纯氧吸入不应超过 6 小时,以防氧损伤。常用鼻前庭导管给氧和面罩给氧,必要时也可选择器械通气给氧。鼻导管给氧简单、安全,氧浓度 25%~30%(不超过 40%);面罩法,氧浓度 50%~60%,最好通过雾化器。

3. 遵医嘱给予抗生素、抗病毒药物,消除肺部炎症。绝大多数重症肺炎是由细菌感染引起的,或在病毒感染的基础上合并细菌感染,故需抗生素治疗,青霉素是首选药。病毒感染尚无特效药物,常用利巴韦林(病毒唑)、干扰素、阿昔洛韦、更昔洛韦等。

(三)维持体温正常

监测并记录生命体征,重点观察儿童、老年人、久病体弱者的病情变化。高热患者应卧床休息,以减少耗氧量,缓解头痛、肌肉酸痛等症状。病室温度、湿度适宜。补充能量,多饮水。可采用温水擦浴、冰袋等物理降温措施,逐渐降温。患者大汗时,协助擦拭和更换衣服,避免受凉。必要时遵医嘱使用退热药或静脉补液。心脏病患者和(或)老年人应注意补液速度。做好口腔护理,鼓励患者经常漱口,口唇疱疹者局部涂抗病毒软膏,防止继发感染。

(四)密切观察病情,及时发现并发症

密切检测并记录生命体征,重点观察生命体征是否平稳,评估缺氧状态是否改善。严格控制输液的总量和速度,$3\sim5$ mL/(kg·h)。如患者出现烦躁不安,面色苍白,呼吸困难加剧伴心率加速,肝脏短时间内迅速增大,应考虑并发心力衰竭;若患儿突然口吐粉红色泡沫痰,应考虑出现肺水肿。若患者出现烦躁、嗜睡、昏迷、呼吸不规则、肌张力增高等,应考虑出现颅内高压。若患者发热持续不退或退而复升,中毒症状加重,呼吸困难,频繁咳嗽,咳大量脓性痰多揭示可能并发了肺脓肿。若患者突然病情加重,出现剧烈咳嗽、呼吸困难、发绀、脉率加快、患侧呼吸运动受限等,应考虑并发脓胸或脓气胸的可能。若出现上述情况,立即配合医生抢救治疗,做好相应护理。

(五)健康教育

对患者及家属进行有关肺炎知识的教育,使其了解肺炎的病因和诱因,介绍患者的病情。患者应避免上呼吸道感染、淋雨、过劳、醉酒等诱因。教育患者不随地吐痰,尽量避免到人多的公共场所,天气变化时应注意随时增减衣服,防止上呼吸道感染。加强体育锻炼,增加营养。长期卧床者应注意经常改变体位、翻身、拍背,随时咳出气道内痰液。易感人群如年老体弱者、慢性病患者可接种流感疫苗、肺炎疫苗等。解释治疗用药的作用和疗程,遵医嘱按疗程用药,出院后定期随访。出现高热、心率增快、咳嗽、咳痰等症状及时就诊。

五、护理评价

经过治疗护理患者是否达到:呼吸道保持通畅,能进行有效咳嗽,痰容易咳出,呼吸功能改善,呼吸平稳;体温逐渐恢复正常;住院期间未发生并发症,或发生时能被及时发现,并得到及时处理;患者及家属情绪稳定,积极配合治疗、护理。

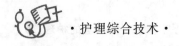

六、实训技能

密闭式静脉输液技术

密闭式
静脉输液
(2-5)

项　　目	实 训 内 容	评分标准
【目的】	1. 补充水和电解质,以调节或维持人体内水、电解质及酸碱的平衡。常用于各种原因的体液丢失,或因某些原因不能进食者,如腹泻、剧烈呕吐、大手术后。 2. 纠正血容量不足,维持血压和改善微循环的灌注量。常用于治疗烧伤、大出血、休克等患者。 3. 解毒、控制感染和治疗疾病。常用于中毒、各种感染以及各种需要经静脉输入药物的治疗等。 4. 供给营养物质,促进组织修复,维持人体正常生理活动。常用于大手术后、慢性消耗性疾病、不能进食及胃肠道吸收障碍的患者。 5. 脱水利尿。常用于颅内高压、脑疝及组织水肿的患者,通过输入脱水剂,提高血浆渗透压,以达到减轻脑及各种组织水肿的目的。	5
【准备】	1. 护士准备:护士着装规范,洗手、戴口罩。 2. 物品准备:密闭式输液器1套、合适型号的头皮针1枚、注射盘1套,另备无菌小纱布(或创可贴)、止血带、开瓶器、胶布(或一次性无菌输液胶带)、备瓶套(或吊篮)、输液标签、注射器、静脉输液记录卡及巡视记录卡(简称输液卡)、弯盘、止血钳或小夹板及绷带,据医嘱准备溶液和药物。 3. 环境准备:病室清洁、通风,患者沟通良好。	20
【操作步骤】	1. 操作前,操作者整理衣帽,洗手、戴口罩。 2. 根据医嘱核对药液(药名、浓度、剂量、用法、时间),检查瓶盖有无松动、药瓶有无裂缝,对光检查药液有无变色、浑浊、絮状物、可视微粒、沉淀等。 3. 需加入药物时,根据医嘱填写好输液标签,倒贴于输液瓶上,套上输液瓶套,开启液体瓶铝盖中心部分,常规消毒瓶塞。 4. 检查输液器的规格是否符合要求,有效、外包装是否严密,确认输液器合格后,关闭调节器,将输液管插入瓶塞。 5. 将用物携至患者床旁,核对床头卡及患者,再次核对输液所用药液,向患者做好解释工作,嘱患者排尿,准备胶布。 6. 取输液架放置于合适位置,将输液瓶倒挂于输液架上,排气,具体方法:将茂菲滴管倒置,使药液面达滴管1/2高度时,迅速倒转滴管,使液面缓缓下降,直至排尽导管内的空气,关闭调节器,妥善安置输液管及针头,注意保持针头无菌。	60

项 目	实 训 内 容	评分标准
【操作步骤】	7. 协助患者取合适卧位,选择静脉,常用部位:上肢常用肘正中静脉、头静脉、贵要静脉、手背静脉网;下肢常用大隐静脉、小隐静脉、足背静脉网。穿刺部位汗毛过多予以剃除,以便于贴、揭胶布,在穿刺点上方约 6 cm 处扎上止血带,常规消毒穿刺部位,直径不小于 5 cm,嘱患者握拳(穿刺手背静脉时应根据血管的情况指导患者用合适的握拳方法以提高穿刺成功率)。 8. 再次排气,确定输液管内无气泡,关闭调节器,穿刺前再次核对患者姓名,取下针头保护帽,按静脉注射法进行穿刺(注意进针角度和方法要根据患者实际情况而定),见回血后,酌情将针头再送入少许。 9. 一手固定针柄,另一手松开止血带,嘱患者松拳,放开调节器,经观察液体输入通畅,患者无不适,用胶布或无菌胶带固定针柄,穿刺处用无菌小纱布或输液贴保护,必要时用夹板固定肢体,以防针头脱落。 10. 根据患者年龄、病情、药物性质调节输液速度。一般成人每分钟 40～60 滴;小儿每分钟 20～40 滴;对患心、肺、肾疾病的患者,老年患者,婴幼儿以及输入高渗盐水、含钾或升压药的患者,速度宜慢,并注意向患者和家属交代不能随意调节滴速;对严重脱水、心肺功能良好者速度可适当加快;输入脱水剂时速度要快。 11. 填写输液卡,并挂于输液架上。 12. 协助患者取合适卧位,冬季注意患者保暖,整理床单位,对患者或其家属交代注意事项,将呼叫器放于患者易取之处。清理用物归还原处,操作者洗手。 13. 在输液过程中加强巡视,观察输液情况,患者有无输液反应,及时处理输液故障,并及时准确地填写输液卡。 14. 需换瓶继续输液时,按要求准备好药液,消毒瓶塞,拔出第一瓶内的针头,插入第二瓶内,必要时调节滴速,观察输液通畅后,填写输液卡,向患者交代注意事项后方可离去。 15. 输液过程中加药。在治疗室将药液抽吸到注射器内,将注射器放于无菌盘内,携至患者床边,如需在输液瓶中加药,取下输液瓶,瓶口朝上,消毒瓶口后,用注射器将所加药液注入,摇匀瓶内的液体后,将输液瓶重新挂到输液架上;若需从茂菲滴管内加药,消毒滴管调节孔上的橡胶塞,将注射器针头穿过塞子进入到调节孔内,注入药液,注毕拔出针头,必要时调节滴速。 16. 输液毕,关闭调节器,撤去胶布,将无菌小纱布或干棉签放于穿刺点上方快速拔出针头,按压至不出血。 17. 协助患者取舒适卧位,整理床单位,必要时记录,清理用物。	60
【效果评价】	1. 护患沟通良好,患者无不适感。 2. 液体通畅,滴速符合病情需要。 3. 操作过程规范、准确、安全。	15

续表

项 目	实训内容	评分标准
【注意事项】	1. 严格执行三查八对制度和无菌操作原则。 2. 注意药物的配伍禁忌。如氨基糖苷类和β-内酰类药物相互作用而降低疗效,维生素 C 所导致的酸性环境可抑制庆大霉素的抗菌活性。 3. 如有多瓶药液输入,应有计划科学地安排输液顺序,以达到最好的治疗效果。还应注意两瓶药液之间是否有相互作用,如环丙沙星和甘利欣在滴管中相遇时,会形成结晶,所以在安排输液顺序时,应注意隔开。 4. 长期输液者,注意保护和合理使用血管,一般从远端小静脉开始。 5. 输液前,输液管内空气要排尽,在输液过程中(尤其在加压输液时)要及时更换输液瓶,输液完毕及时拔针。 6. 当输入刺激性强或特殊药物(如去甲肾上腺素等)时,应确定针头已在静脉内再加药。 7. 输液过程中应加强巡视,严密观察输液情况及患者主诉,观察针头及输液管有无液体漏出,针头是否脱出、阻塞和移位,输液管是否扭曲受压,局部皮肤有无肿胀、疼痛等异常表现,并注意观察并能及时发现有无药液溢到周围组织内,有些药(如甘露醇等)可引起组织坏死。 8. 连续输液超过 24 小时者,每天要更换输液管。	

案例讨论 2-5

1. 每 4～6 人一组,在教师的引导下,学生对案例导入 2-5 进行分组讨论。
2. 每组学生写出案例讨论报告交教师批阅。
3. 教师点评、归纳总结。

任务六　呼吸衰竭患者的护理

案例导入 2-6

患者,女,79 岁,因慢性咳嗽、咳痰 15 年,喘息 2 年,双下肢水肿 1 年,加重伴发热 2 天入院。查体:T 37.5 ℃,P 112 次/分,R 28 次/分,BP 130/80 mmHg。半坐位,口唇发绀,颈静脉怒张,桶状胸,双肺底可闻及散在的干、湿啰音,肝大,在右肋缘下 2 cm 处可触及,肝颈静脉回流征(+),双下肢可凹性水肿。胸部 X 线提示肺气肿,右心室扩大。实验室检查:WBC $10 \times 10^9/L$,N 80%。血气分析:pH 7.30,PaO_2 55 mmHg,$PaCO_2$ 60 mmHg。

问题:

1. 该患者的主要护理问题有哪些?

2. 该患者采取的氧疗原则是什么? 对于氧疗,如何进行护理?

3. 该患者的可能病因是什么?

呼吸衰竭是各种原因引起的肺通气和(或)换气功能严重障碍,导致在静息状态下亦不能维持足够的气体交换,导致缺氧伴(或不伴)二氧化碳潴留,从而引起一系列生理功能和代谢紊乱的临床综合征。

在海平面正常大气压、静息状态、呼吸空气条件下,动脉血氧分压(PaO_2)低于 60 mmHg,伴或不伴二氧化碳分压($PaCO_2$)高于 50 mmHg,无心内解剖分流和原发于心排血量降低因素,即为呼吸衰竭。

一、护理评估

(一)健康史

评估患者发病缓急,既往有无慢性肺疾病或与肺疾病相关的住院史。评估任何可能导致呼吸衰竭的情况。

(1)气道阻塞性病变:如慢性阻塞性肺疾病(COPD)、重症哮喘等。

(2)肺组织病变:肺炎、肺气肿、重症肺结核、肺间质纤维化等。

(3)肺血管病变:肺栓塞、肺血管炎等。

(4)胸廓和神经肌肉病变等。

(二)身体状况

(1)评估患者是否呼吸困难,程度如何,是否发绀,呼吸音是否异常等。

(2)评估患者是否有心动过速、心律失常等循环系统症状。

(3)评估患者是否有消化道出血等消化系统症状。

(4)评估患者是否有精神神经症状。

(5)评估患者是否有黄疸、肝功能异常;血尿素氮、肌酐增高,尿中出现蛋白质、管型等肝肾功能障碍。

(6)评估患者是否有呼吸性碱中毒、代谢性酸中毒及电解质紊乱。

(三)实验室及其他检查

1. 动脉血气分析 最重要指标。PaO_2、$PaCO_2$,在结合 pH 等指标时就可判断呼吸衰竭类型,机体代偿情况。

2. 肺功能检测 判断通气功能障碍的性质及有无合并换气障碍,并对严重程度进行判断。

3. 影像学检查 胸部 X 线、肺 CT 和肺通气/灌注扫描等,有助于对病因的诊断。

4. 纤维支气管镜 明确大气道情况,取得病理学证据。

(四)心理社会评估

呼吸衰竭患者因呼吸困难产生焦虑或恐惧;由于治疗的需要,患者可能接受气管插管或气管切开进行机械通气治疗,会加重焦虑情绪;各种监测和治疗仪器也可能加重患者心理负担,因此应了解患者及家属对治疗的信心和对疾病的认知程度。

二、护理诊断

1. 气体交换受损 与肺泡通气不足、肺内分流增加、通气/血流比例失调和弥散

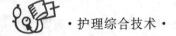

障碍有关。

2. 清理呼吸道无效　与分泌物增加、痰液黏稠、呼吸肌疲劳、咳嗽无力、意识障碍有关。

3. 营养失调:低于机体需要量　与食欲下降、呼吸困难、呼吸衰竭机体消耗能量有关

4. 有受伤的危险　与意识障碍、气管插管及机械呼吸有关。

5. 潜在并发症　水电解质紊乱、上消化道出血等。

三、护理目标

1. 患者呼吸改善,发绀减轻或消失。

2. 气道通畅,痰能咳出。

3. 营养改善。

4. 仔细护理,避免受伤。

5. 不发生并发症。

四、护理措施

(一)建立合理的生活制度

1. 对明显低氧血症患者限制活动量,以不出现呼吸困难、心率增快为宜。协助患者取半卧位或坐位;对呼吸困难明显的患者,嘱其绝对卧床休息。

2. 鼻饲高蛋白质、高脂肪、低糖及适量维生素和微量元素的流质饮食,必要时给予静脉高营养。如果可以经口进食,应少量多餐。进餐时应维持给氧,防止气短和进餐时血氧降低。

(二)病情观察

观察患者的呼吸频率、节律及深度,使用辅助呼吸机的情况,呼吸困难的程度;监测生命体征,包括意识状态,重症患者需 24 小时监测血压、心率和呼吸等情况,注意动脉氧饱和度的变化及有无肺性脑病的表现;观察缺氧和二氧化碳潴留的症状和体征,如有无发绀、肺部呼吸音及啰音变化;患者有无心力衰竭的症状和体征,尿量和水肿情况。昏迷者应评估瞳孔、肌张力、腱反射及病理反射。及时评估血气分析、尿常规、血电解质等检查结果。在病情观察过程中,有异常情况及时通知医师。

(三)氧疗护理

Ⅰ型呼吸衰竭高流量(4~6 升/分)、低浓度(50%以上)吸氧;Ⅱ型呼吸衰竭低流量(1~2 升/分)、高浓度(25%~29%)吸氧。鼻导管、鼻塞、面罩、气管内、呼吸机给氧。吸氧后呼吸困难减轻、发绀减轻、心率减慢,表示氧疗有效。

(四)机械通气的护理

上呼吸机前应取得清醒患者的配合,上机后密切观察患者与呼吸机是否同步、呼吸机的工作状况,记录上机时间、吸氧浓度等。做好人工气道的护理,如无菌、湿化、及时吸痰、伤口清洁等。

（五）预防损伤

缺氧和二氧化碳潴留会导致患者意识障碍；气管插管和机械通气可能会引起患者气道或肺部损伤；长期卧床的营养不良可能导致受压部位皮肤的损伤；应用肌肉松弛药物的患者，因无法自主呼吸、说话和移动也可能受伤。护理人员应注意观察患者，防止上述危险因素的发生。

（六）用药护理

遵医嘱使用药物如抗生素、支气管扩张剂、呼吸中枢兴奋药等。禁用或慎用镇静剂，防止抑制呼吸。

（七）心理护理

创造良好的环境、树立患者治疗信心、鼓励其参加肺康复训练，提供需求和心理方面的指导。

（八）健康指导

指导患者制定合理的活动及休息计划，教会患者减少氧耗量的活动和休息方法。注意增强体质，预防呼吸道感染。加强营养。避免吸入刺激性气体，劝告吸烟患者戒烟。避免对机体的不良刺激，如劳累、情绪激动等。避免与呼吸道感染者的接触，少去或不去人群拥挤的地方，避免交叉感染。教会患者缩唇呼吸、腹式呼吸、体位引流、有效咳嗽的技巧，提高自我保健能力，延缓肺功能恶化。教会患者及家属合理使用氧疗，不要自行调大或调小氧流量。指导患者遵医嘱用药，熟悉药物的剂量、用法和注意事项等。学会识别病情变化，如咳嗽加剧、痰量增多、色变黄、呼吸困难加重或精神改变，应及时就医。

五、护理评价

患者是否呼吸改善，发绀是否减轻或消失；患者是否气道通畅，痰能否咳出；营养有无改善；仔细护理，是否避免受伤；是否不发生并发症。

六、实训技能

动脉血标本的采集技术

项　　目	实 训 内 容	评分标准
【目的】	1. 动脉血气分析。 2. 采血做细菌培养。	5
【准备】	1. 护士准备：护士着装规范，洗手、戴口罩。 2. 物品准备：基础消毒盘、5 mL 注射器、0.5 mL 肝素(125 单位)、橡胶塞各一个(或血气针)，无菌纱布。 3. 环境准备：病室清洁、通风。	20

续表

项　目	实训内容	评分标准
【操作步骤】	1. 查对床号、姓名等。 2. 向患者解释,以取得合作。 3. 先抽取少量肝素湿润注射器后排尽。 4. 选取穿刺动脉,常用穿刺部位为桡动脉、肱动脉、股动脉、足背动脉等。 5. 消毒皮肤,术者示指、中指消毒,以两指固定动脉,持注射器在两指间垂直或与动脉走向成 40°角刺入,抽取需要血量。 6. 按压穿刺点,加压止血 5～10 分钟,另一手拔出针头后,迅速刺入橡胶塞内,以隔绝空气,立即送检。 7. 整理用物。	60
【效果评价】	1. 护患沟通良好,患者做好准备。 2. 患者的血标采集成功,采集过程中无不良反应。 3. 操作过程规范、准确、安全。	15
【注意事项】	1. 消毒面积应较静脉穿刺大,严格无菌操作,预防感染。 2. 穿刺部位应压迫止血至不出血为止。 3. 若饮热水、洗澡、运动,需休息半小时后再取血,避免影响结果。 4. 做血气分析时注射器内勿有空气。	

 案例讨论2-6

1. 在教师的引导下,学生对案例导入 2-6 进行分组讨论。
2. 学生以组为单位写出案例讨论报告交教师批阅。
3. 教师点评、归纳总结。

任务七　血气胸患者的护理

 案例导入2-7

患者,男,36 岁。不慎跌入深坑,胸部剧烈疼痛 2 小时,伴逐渐加重的胸闷、呼吸困难、烦躁。体格检查:P 105 次/分,R 26 次/分,BP 80/62 mmHg。出汗较多,脸色苍白。胸壁有明显压痛。X 线提示右侧第 4、5、6 肋多发肋骨骨折,右肺萎陷 50%,右侧胸腔积气积液,气管纵隔向左移位。初步诊断为气胸、血胸、多根多处肋骨骨折。

问题:

1. 急救重点是什么?

2. 血气胸患者存在哪些护理诊断?

3. 如何观察患者是否存在活动性出血？

4. 如何正确护理胸腔闭式引流患者？

血气胸是指损伤后胸膜腔有积气和积血，即同时有气胸和血胸。气胸分为闭合性气胸、开放性气胸、张力性气胸(又称高压性气胸)三类。

一、护理评估

(一)健康史

1. 根据患者的症状判断气胸的类型　①闭合性气胸：胸壁穿透伤或肋骨骨折后，胸膜和肺组织上有较小裂口，空气进入胸膜腔后伤口闭合，胸膜腔内残余气体逐渐自行吸收。自发性气胸也是闭合性气胸。②开放性气胸：刀刃锐器或弹片火器导致的胸腔伤口比较深，使胸膜腔通过伤口与外界大气相通，胸腔内负压消失。失去胸腔负压使得患侧肺萎陷严重，同时两侧胸腔内压不同导致呼吸运动时纵隔左右摆动，称为纵隔扑动。纵隔扑动一方面影响静脉回流导致循环功能严重障碍，另一方面吸气时纵隔向健侧移位影响健侧肺气体交换。③张力性气胸：严重的胸部损伤可出现较大较深的肺裂伤或支气管破裂，伤口形成单向活瓣，吸气时活瓣开放使气体进入胸膜腔，呼气时活瓣关闭，致使胸腔压力不断升高，肺脏不断受到挤压而严重萎陷，纵隔向健侧移位明显，心肺功能受到严重影响。

2. 询问受伤时间和经过、暴力大小、受伤部位，有无昏迷、恶心呕吐；接受何种治疗，有无胸部手术史、服药史、过敏史。既往有无心肺疾病。

(二)身体状况

1. 评估患者胸部外伤情况，有无呼吸音减弱或消失、叩诊呈鼓音、气管向健侧移位、皮下气肿等类型。还要评估气胸的类型：①闭合性气胸会出现明显低氧血症，但会逐渐减轻；②开放性气胸有明显的呼吸困难、发绀，重者可能休克，伤口有空气进出时可发出"嗤嗤"样吹风音；③张力性气胸患者缺氧症状进行性加重，需要紧急处理。临床表现为极度呼吸困难、发绀、烦躁、意识障碍、大汗淋漓，伴有明显皮下气肿。

2. 评估患者有无气管向健侧移位，胸部叩诊浊音，呼吸音减弱或消失，胸腔穿刺抽出不凝血。根据症状评估出血量。出血量小于 500 mL 为小量血胸，可无明显症状；出血量在 500~1000 mL 为中等量血胸；出血量大于 1000 mL 为大量血胸。患者是否有胸闷、苍白，严重者出现休克。

(三)实验室及其他检查

1. 胸部 X 线检查　最重要的检查项目。可见气管和纵隔向健侧移位，患侧肺萎陷。气胸时有不同程度的积气影像，血胸有积液阴影，血气胸可见气液平面。

2. 诊断性穿刺　气胸穿刺时有气体溢出，特别是张力性气胸有高压气体向外冲出；血胸穿刺抽出不凝血。

3. 胸腔镜检查　可明确胸膜破裂口的部位以及基础病变，同时可以进行治疗。

(四)心理社会状况评估

胸部损伤多为急症，病情复杂。突发的呼吸困难、胸痛使患者和家属紧张、焦虑；

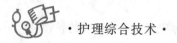

休息不好,影响抗病能力,降低对手术的耐受性。

二、护理诊断

1. 气体交换受损　与损伤疼痛、纵隔移位或肺萎陷有关。
2. 组织灌注量不足　与失血、心排出量减少有关。
3. 疼痛　与胸部组织损伤有关。
4. 焦虑　与突然强大的外伤打击、害怕手术有关。
5. 潜在并发症　肺部或胸腔感染。

三、护理目标

1. 患者呼吸平稳,发绀消失。
2. 无继续出血,休克得到改善。
3. 患者疼痛减轻,不影响呼吸和活动。
4. 患者的焦虑、恐惧情绪减轻或消失。
5. 肺炎和胸腔感染等并发症未发生,或得到有效处理。

四、护理措施

(一)维持有效气体交换

病情稳定患者取半坐卧位,吸氧。①开放性气胸立即用凡士林纱布封闭胸部伤口。②闭合性气胸或张力性气胸积气量多者,立即行胸膜腔穿刺抽气或胸腔闭式引流。③张力性气胸者,行胸膜腔穿刺排气减压,并外接单向活瓣装置。④胸腔闭式引流是常用方法,如果胸腔引流管不断溢出大量气体,患者呼吸困难难以改善,应立即开胸探查。⑤积血较多时需要穿刺抽吸或胸腔闭式引流。必要时应用呼吸机辅助呼吸。

(二)维持有效组织灌注量

有休克者,需快速抗休克治疗。同时密切观察生命体征和胸腔引流液的颜色和量的变化。有活动性出血应积极做好术前准备。

(三)疼痛护理

固定包扎胸壁可减轻疼痛,当患者咳嗽咳痰时,教会患者或家属用双手按压患侧胸壁。遵医嘱用镇静止痛药。恢复期胸部仍有轻微疼痛,但不影响患侧肩关节活动。

(四)心理护理

加强沟通;教会患者自我放松技巧,如深呼吸、全身肌肉放松、听音乐或看书,分散注意力以减轻疼痛。

(五)健康教育

做胸膜腔穿刺前向患者和家属说明治疗的目的、意义,以取得合作。恢复期不要进行剧烈运动。坚持患侧肩部锻炼和活动。

五、护理评价

患者是否呼吸平稳,发绀消失;是否继续出血,休克是否得到改善;患者疼痛是否减轻,是否影响呼吸和活动;患者的焦虑、恐惧情绪是否减轻或消失;肺炎和胸腔感染等并发症是否发生,或是否得到有效处理。

六、实训技能

胸腔闭式引流护理技术

项 目	实 训 内 容	评分标准
【目的】	1. 排除胸腔内的液体及气体,并预防其反流。 2. 重建胸腔内负压,使肺复张。 3. 平衡压力,预防纵隔移位(全肺切除)。	5
【准备】	1. 护士准备:护士着装规范、洗手、戴口罩。 2. 物品准备:胸腔闭式引流装置 1 套。治疗盘内备:碘伏棉球、中心镊子 1 把、无菌敷料、500 mL 生理盐水 1 瓶、止血钳 2 个、胶布、启瓶器、无菌手套、护理记录单、笔、一次性中单。 3. 环境准备:病室清洁、通风。	20
【操作步骤】	1. 保持管道的密闭: (1) 使用前、使用过程中检查整个引流装置是否密闭,保持管道连接处衔接牢固。 (2) 保持引流瓶直立,长管没入水中 3～4 cm。 (3) 胸壁伤口引流管周围用油纱布包盖严密。 (4) 更换引流瓶或搬动患者、送检时,需双钳夹闭引流管。 (5) 妥善固定引流管,防止滑脱。 (6) 引流管连接处滑脱或引流瓶损坏,应立即双钳夹闭胸壁引流管,并更换整个装置。 (7) 若引流管从胸腔滑脱,立即用手捏闭伤口处皮肤,配合医生进一步处理。 2. 严格无菌操作,防止逆行感染: (1) 引流装置应保持无菌。 (2) 保持胸壁引流口处敷料清洁干燥。 (3) 引流瓶低于胸壁引流伤口 60～100 cm。 (4) 每周更换引流瓶一次,每日更换引流液,更换时严格遵守无菌原则。 3. 保持引流管通畅: (1) 半卧位。 (2) 定时挤压引流管,防止引流管阻塞、扭曲、受压。 (3) 鼓励患者咳嗽、深呼吸及变换体位。 4. 观察和记录: (1) 注意观察长玻璃管中的水柱波动。 (2) 观察引流液的量、性质、颜色,并准确记录。	60

项　目	实 训 内 容	评分标准
【操作步骤】	5. 拔管(指征、方法): (1) 指征:引流 48～72 小时后,观察引流瓶中无气体溢出且颜色变浅,24 小时引流液少于 50 mL,脓液少于 10 mL,胸部 X 线片显示肺膨胀良好无漏气,患者无呼吸困难时,即可考虑拔管。 (2) 方法:嘱患者先深吸一口气,再在其吸气末迅速拔管,并立即用凡士林纱布或厚敷料封闭胸壁伤口并包扎固定。 6. 拔管后的护理:拔管后 24 小时内密切观察患者是否有胸闷、呼吸困难、发绀、切口漏气、渗液、出血和皮下气肿等,若发现异常及时通知医师处理。	60
【效果评价】	1. 护患沟通良好,患者做好准备。 2. 详细指导患者引流期间的注意事项:流管保持密闭状态;带管活动时,引流瓶要低于伤口位置,防止逆行感染。 3. 操作过程规范、准确、安全。	15
【注意事项】	1. 术后患者若血压平稳,应取半卧位以利引流。 2. 水封瓶长玻璃管没入水中 3～4 cm。水封瓶应位于胸部以下,不可倒转,维持引流系统密闭,接头固定牢固。 3. 保持引流管长度适宜,翻身活动时防止受压、打折、扭曲、脱离。 4. 保持引流管通畅,注意观察引流液的量、颜色、性质,并做好记录。如引流液量增多,及时通知医师。 5. 更换引流瓶时,应用双止血钳夹闭引流管防止空气进入。注意保持引流管与引流瓶紧密连接,切勿漏气。操作时严格无菌操作。保持胸壁引流口处敷料清洁、干燥,一旦渗湿应及时更换。 6. 搬动患者时,应注意保持引流瓶低于胸膜腔。 7. 拔除引流管后 24 小时内要密切观察患者有无胸闷、憋气、呼吸困难、皮下气肿等。观察局部有无渗血、渗液,如有变化,要及时报告医师处理。置管引流 48～72 小时后,临床观察引流瓶中无气体逸出或引流液颜色变浅,24 小时引流液量少于 50 mL、脓液少于 10 mL,胸部 X 线摄片显示肺膨胀良好,无漏气,患者无呼吸困难或气促时,即可终止引流,考虑拔管。	

 案例讨论 2-7

1. 每 4～6 人一组,在教师的引导下,学生对案例导入 2-7 进行分组讨论。

2. 每组学生写出案例讨论报告交给教师批阅。

3. 教师点评,归纳总结。

项目三　消化系统疾病患者的护理

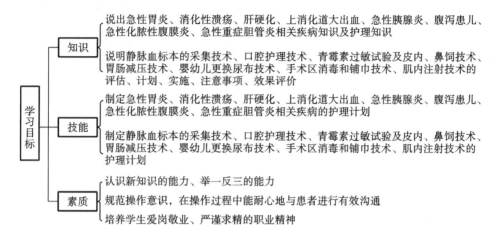

学习目标
- 知识
  - 说出急性胃炎、消化性溃疡、肝硬化、上消化道大出血、急性胰腺炎、腹泻患儿、急性化脓性腹膜炎、急性重症胆管炎相关疾病知识及护理知识
  - 说明静脉血标本的采集技术、口腔护理技术、青霉素过敏试验及皮内、鼻饲技术、胃肠减压技术、婴幼儿更换尿布技术、手术区消毒和铺巾技术、肌内注射技术的评估、计划、实施、注意事项、效果评价
- 技能
  - 制定急性胃炎、消化性溃疡、肝硬化、上消化道大出血、急性胰腺炎、腹泻患儿、急性化脓性腹膜炎、急性重症胆管炎相关疾病的护理计划
  - 制定静脉血标本的采集技术、口腔护理技术、青霉素过敏试验及皮内、鼻饲技术、胃肠减压技术、婴幼儿更换尿布技术、手术区消毒和铺巾技术、肌内注射技术的护理计划
- 素质
  - 认识新知识的能力、举一反三的能力
  - 规范操作意识，在操作过程中能耐心地与患者进行有效沟通
  - 培养学生爱岗敬业、严谨求精的职业精神

任务一　急性胃炎患者的护理

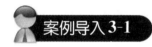 案例导入3-1

患者,男,36岁,因进食不洁食物1小时后出现腹痛、呕吐和腹泻到医院就诊。医生诊断为急性胃肠炎。给予阿托品片止痛、多潘立酮片止呕,以及抗炎、止泻等对症支持治疗。2小时后患者症状无改善。复诊时,医生考虑是阿托品片与多潘立酮片作用相互拮抗所致,即嘱患者调整用药时间。约2小时后患者上述症状明显缓解,3小时后症状消失。

问题:

1. 该患者存在哪些护理问题?

2. 如何遵医嘱给患者调整用药时间?

急性胃炎是指由多种病因引起的急性胃黏膜炎症。主要病理改变为胃黏膜充血、水肿、糜烂和出血,病变局限于胃窦、胃体或弥漫分布于全胃。临床上急性发病,常表现为上腹部症状。急性胃炎主要包括幽门螺杆菌感染引起的急性胃炎、除幽门螺杆菌之外的病原体急性感染引起的急性胃炎及急性糜烂出血性胃炎。

一、护理评估

（一）健康史

1. 询问患者发病原因及发病机制，是否服用非甾体类药物，如阿司匹林、吲哚美辛等，某些抗生素、铁剂、氯化钾口服液及抗肿瘤药物等。

2. 询问患者是否酗酒。

3. 询问患者是否存在急性应激，如各种脏器功能衰竭、大面积烧伤、大手术、脑血管意外，甚至精神心理因素等。

4. 评估患者的临床表现如呕血、黑便、发热、呕吐、上腹痛；询问有无胃炎家族史；既往治疗经过，是否进行长期规律治疗等。

5. 评估患者是否存在某些细菌、病毒或其毒素造成的急性感染、术后胆汁和胰液的反流及其他物理性损伤。

（二）身体状况

1. 评估患者有无上腹部饱满、疼痛、恶心和呕吐、出血、贫血等症状。

2. 评估患者有无上腹部压痛的体征。

3. 评估患者的生命体征、意识状态、有无发热，发生大出血时，注意评估出血量。

（三）实验室及其他检查

1. 粪便检查　粪便隐血试验阳性。

2. 胃镜检查　确诊急性胃炎的依据。大出血后 24～48 小时内进行胃镜检查，镜下可见胃黏膜多发性糜烂、出血、水肿和浅表溃疡。

（四）心理社会评估

评估患者有无焦虑情绪，有无家庭角色或地位的改变，家属和患者对疾病的认知程度，前者对后者的支持程度，患者家庭经济状况和社区保健情况等。

二、护理诊断

1. 疼痛：腹痛　与胃黏膜炎性病变有关。
2. 体液不足的危险　与胃黏膜炎症有关。
3. 营养失调：低于机体需要量　与畏食、消化吸收不良、少量持续出血有关。
4. 潜在并发症：上消化道大量出血。

三、护理目标

1. 患者腹痛消失，并了解自身病因，做到有效预防。
2. 及时去除病因，控制病情。
3. 有效止血，患者营养状况恢复正常。
4. 无并发症发生。

四、护理措施

（一）建立合理的生活制度

1. 患者应注意休息，减少活动，避免精神紧张、劳累；急性应激造成者应卧床休息。

2. 进食定时、有规律，不可暴饮暴食，避免辛辣刺激性食物；发作时进少渣、温凉半流质饮食，少量多餐，每日 5～7 次。如有少量出血可给予牛奶、米汤等流质饮食以中和胃酸，有利于胃黏膜的修复。急性大出血或呕吐频繁时应禁食。

（二）病情观察

观察有无上腹部不适、腹胀、食欲减退等消化不良的表现。密切注意上消化道出血的征象，如有无呕血和（或）黑便等，同时监测粪便隐血试验，以便及时发现病情变化。

（三）用药护理

禁用或慎用阿司匹林、吲哚美辛等对胃黏膜有刺激的药物。指导患者正确服用抑酸剂、胃黏膜保护剂等药物，用药护理见本项目任务二"消化性溃疡患者的护理"。

（四）上消化道大出血护理

见本项目任务四"上消化道大出血患者的护理"。

（五）心理护理

患者常因起病急，且有上腹部不适，或呕血和（或）黑便，而紧张不安，尤其是严重疾病引起的急性应激导致出血的患者，常出现焦虑、恐惧的心理反应，可使血管收缩，血压升高，诱发和加重病情。因此保持轻松愉悦的心情对疾病康复很重要。此外，护理人员应经常巡视，关心、安慰患者，及时清理血迹、污物，以减少对患者的不良刺激，增加其安全感，从而安心配合治疗，减轻紧张、焦虑心理，利于疾病康复。

（六）健康指导

向患者及家属介绍急性胃炎的相关知识、预防方法及自我护理措施。根据患者的病因、具体情况进行指导，如避免使用对胃黏膜有损害作用的药物，必须使用时应同时服用抑酸剂；进食要有规律，避免过冷、过热、辛辣刺激性食物及浓茶、咖啡等饮料；嗜酒者应戒酒，防止酒精损伤胃黏膜；注意饮食卫生，生活要有规律，保持轻松愉快的心情，积极配合治疗。

五、护理评价

患者是否腹痛消失，并了解自身病因，做到有效预防；是否及时去除病因，病情得到控制；是否有效止血，患者营养状况得到恢复；有无并发症出现。

六、实训技能

静脉血标本的采集技术

项　　目	实训内容	评分标准
【目的】	1. 采全血标本测定血液中某些物质的含量,如肌酐、肌酸、尿素氮、血糖、血沉等。 2. 采血清标本测定血清酶、电解质、肝功能、脂类等。 3. 采血培养标本培养血液中的致病菌。	5

续表

项　　目	实训内容	评分标准
【准备】	1. 护士准备:护士着装规范,洗手、戴口罩。 2. 物品准备:基础消毒盘、无菌注射器(根据药液量选用规格)、7~9号针头或头皮针、标本容器、止血带、垫巾。 3. 环境准备:病室清洁、通风。	20
【操作步骤】	1. 核对床号、姓名等。 2. 向患者解释,以取得合作。 3. 选择合适静脉,铺垫巾,穿刺处上部约 6 cm 处系止血带,消毒皮肤。 4. 左手拇指绷紧静脉下端皮肤,右手持注射器针头斜面向上,与皮肤成 20°角进针,刺入静脉,见回血后抽出适量血液。 5. 松开止血带,以干棉签置穿刺点处迅速拔出针头,按压局部片刻。 6. 根据检查目的不同将标本置于不同容器中。 7. 采全血标本时,取下针头,贴管壁慢慢注入抗凝管中,轻轻转动试管防止血液凝固。 8. 取血清标本时,取下针头,贴管壁缓慢注入干燥试管中,勿将泡沫注入;避免震荡,防止红细胞破裂。 9. 采血培养标本时,先将密封瓶纸撕开,取血后将取血瓶口棉塞取出,迅速在酒精灯火焰上消毒瓶口,将血液注入培养瓶中轻轻摇匀,再将瓶塞在火焰上消毒后塞好。 10. 清理用品,标本连同化验单及时送检。	60
【效果评价】	1. 护患沟通良好,患者做好准备。 2. 患者的血液标本采集成功,采集过程中无不良反应。 3. 操作过程规范、准确、安全。	15
【注意事项】	1. 如一次穿刺失败,重新穿刺需更换部位及注射器。 2. 需空腹采血时,应提前通知患者。 3. 根据检查目的选择适宜容器。 4. 严禁在输液、输血针头处抽取血标本。 5. 如同时抽取不同种类的血标本,应先注入血培养瓶,再注入抗凝管,最后注入干燥试管。	

案例讨论3-1

1. 每4~6人一组,在教师的引导下,学生对案例导入 3-1 进行分组讨论。

2. 每组学生写出案例讨论报告,交给教师批阅。

3. 教师点评,归纳总结。

任务二 消化性溃疡患者的护理

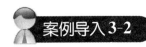

案例导入 3-2

患者,男,35 岁,工人,主诉因上腹疼痛反复发作 10 年,每于冬季疼痛加剧为钝痛,有时发胀,餐后 1 小时即发生上腹痛。下次餐前可自行消退,经常反酸嗳气、畏食,曾去卫生院诊断考虑"溃疡病",两天来上腹痛加剧,感恶心,并排出黑色大便一次。1 小时前大呕血 500 mL 左右,其内含有食物残渣及咖啡渣样物,伴心慌、头晕,急收入院。既往体健,有近 15 年吸烟史,偶有少量饮酒。查体:T 37.3 ℃,R 20 次/分,P 100 次/分,BP 100/60 mmHg,神清,急性病容,面色苍白,头颈(一),心律 100 次/分,律齐,未闻及杂音,双肺(一),腹部平坦,尚软。上腹剑突下,有局限性压痛,肝脾未触及,叩诊无移动性浊音,肠鸣音亢进。化验:血常规 Hb 90 g/L;RBC 3.5×10^{12}/L;WBC 10×10^9/L。出凝血时间正常,肝功能正常。

问题:

1. 请做出正确的诊断。

2. 入院后实施哪些护理措施?

消化性溃疡主要指发生于胃和十二指肠的慢性溃疡,即胃溃疡(GU)和十二指肠溃疡(DU),GU 好发部位是胃小弯,DU 好发部位是十二指肠球部。

一、护理评估

(一)健康史

1. 询问患者是否存在幽门螺杆菌感染、服用非甾体类抗炎药、胃酸和胃蛋白酶自身消化等病因。

2. 询问患者是否存在吸烟、饮食不规律、暴饮暴食或过多食用粗糙、过酸、过冷、辛辣等刺激性食物。

3. 询问患者是否存在遗传因素,家族中有无患溃疡病者。

4. 询问患者是否存在应激和心理因素。

5. 询问患者是否存在胃十二指肠运动异常。

6. 询问患者是否存在与天气变化有关系的发病。

7. 询问患者疼痛发作的过程,首次发作的时间,有无规律,部位及性质如何,应用何种方法能缓解疼痛;是否伴恶心、呕吐、嗳气、反酸等其他消化道症状。

8. 询问患者有无呕血、黑便、频繁呕吐等并发症的征象。此次发作和既往有无不同,曾做过何种检查和治疗,结果如何。

(二)身体状况

1. 评估患者有无典型的消化性溃疡的特点(呈慢性过程、周期性发作和节律性疼痛)。

2. 评估患者有无反酸、嗳气、呕吐、食欲减退等症状。

3. 评估患者有无痛苦表情,消瘦、贫血貌,生命体征是否正常;上腹部有无固定压痛点,有无胃蠕动波,全腹有无压痛、反跳痛,有无腹肌紧张,有无肠鸣音减弱或消失。

4. 评估患者有无出血、穿孔、幽门梗阻、癌变等并发症。

（三）实验室及其他检查

1. 血常规　红细胞、血红蛋白减少。

2. 大便隐血试验　阳性。

3. 幽门螺杆菌检测　阳性。

4. 胃液分析　BAO 和 MAO 是增高、减少还是正常。

5. X 线钡餐检查　有无典型的溃疡龛影,部位如何。

6. 胃镜及黏膜活检　显示溃疡的部位、大小及性质如何,有无活动性出血。

（四）心理社会评估

评估患者及家属对疾病的认识程度,患者的心理,了解患者家庭经济状况和社会支持情况,患者所能得到的社区保健资源和服务如何。

二、护理诊断

1. 疼痛:上腹痛　与胃肠黏膜炎症,溃疡或溃疡穿孔引起有关。

2. 焦虑　与担心疾病及治疗效果有关。

3. 知识缺乏　与缺乏对疾病及治疗认识有关。

4. 潜在并发症　上消化道出血、穿孔、幽门梗阻、癌症。

三、护理目标

1. 患者能描述导致和加重疼痛的因素并能避免,能应用缓解疼痛的方法和技巧,疼痛减轻或消失。

2. 焦虑程度减轻或消失。

3. 能够描述正确的溃疡防治知识,主动参与、积极配合防治。

4. 不发生上消化道出血、穿孔、幽门梗阻、癌变并发症。

四、护理措施

（一）建立合理的生活制度

1. 溃疡活动期患者,症状较重或有上消化道出血等并发症时,应卧床休息,可使疼痛等症状缓解;缓解期,应鼓励患者适当活动,以不感到劳累和诱发疼痛为原则,餐后避免剧烈活动。有夜间疼痛者,指导患者遵医嘱夜间加服 1 次抑酸剂,以保证夜间睡眠。

2. 选择营养丰富、易消化食物,高蛋白质（牛奶）食物;进食规律,少食多餐,以面食、半流质为主。忌食刺激性食物,忌食酸辣、生冷、过硬、过热、咖啡、浓茶、油炸、多纤维素食物;忌食产气食物,如葱头、芹菜、未经加工的豆类和粗糙的米、玉米及干果。戒烟酒,为患者提供良好的进食环境,鼓励患者家属从家中带患者爱吃的、合适的食物。

（二）病情观察

注意观察及详细了解患者疼痛的规律和特点，并按其特点指导患者缓解疼痛的方法。监测生命体征及腹部体征的变化，及时发现并纠正并发症。

（三）疼痛护理

观察腹痛变化情况，注意呕吐物、粪便等，如十二指肠溃疡表现为空腹痛或夜间痛，指导患者准备抑酸性食物（苏打饼干等），在疼痛前进食，或服用抑酸剂以防疼痛；也可采取局部热敷或针灸止痛等；保持室内清洁、安静、舒适，避免过分劳累，提供舒适体位，采取分散轻松疗法，必要时卧床。

（四）用药护理

1. 抗酸药物　注意饭后 1 小时和睡前服用，片剂应嚼服、乳剂应混匀，避免与乳制品、酸性食物饮料同时用。长期用药可导致骨质疏松、便秘、代谢性碱中毒、钠潴留甚至肾损害。

2. H_2 受体拮抗剂　注意餐中或餐后即刻服用，也可睡前顿服。静脉给药注意控制速度，以免引起低血压和心律失常；注意西咪替丁对雄性激素的亲和力；对肾功能的影响；少数患者有肝功能的一过性损害和粒细胞缺乏等副作用。

3. 质子泵抑制剂　奥美拉唑用药期间避免开车或注意力高度集中的工作。

4. 其他药物　硫糖铝在餐前 1 小时服用，可有便秘、嗜睡，不能与多酶片同用。

（五）并发症护理

1. 出血护理　指导患者平卧位，迅速建立静脉通路。观察脉搏、血压、出血及尿量，必要时洗胃（冰盐水）止血。注意有无急性腹痛、心率及呼吸变化，必要时按医嘱使用止血药物。

2. 穿孔护理　立即禁食，迅速建立静脉通路并输液、备血。胃肠减压（插置胃管抽吸引流胃内容物）。做好术前准备，联系外科，争取 6～12 小时内手术。

3. 幽门梗阻护理　轻者流质饮食，重者禁食，连续胃肠减压，静脉补液，每日 2000～3000 mL，加强支持；记录 24 小时液体出入量，用 3% 盐水或 2% 碳酸氢钠洗胃，2 次/日，定期查血电解质，观察呕吐量、性质、气味。上述处理无效，应做好手术准备。

4. 癌变护理　密切监测病情，及时通知医生，若发生，确诊后，争取早期外科手术。

（六）心理护理

多与患者交谈、接触，解释、安慰患者，帮助其解除顾虑，增加患者信心；优质服务，满足护理需要。指导患者放松技巧，保持乐观情绪。必要时遵医嘱使用镇静药物。

（七）健康指导

向患者及家属指导相关知识，指导患者保持乐观情绪，规律的生活。指导患者建立合理的饮食习惯和结构。嘱患者慎用或勿用致溃疡的药物，指导患者按医嘱正确服药，注意副作用。嘱患者定期复诊，如有异常及时就医。

五、护理评价

患者是否能够描述导致和加重疼痛的因素并能避免,能否应用缓解疼痛的方法和技巧,疼痛是否减轻或消失;焦虑程度是否减轻或消失;是否能够叙述正确的溃疡防治知识,是否主动参与、积极配合防治;是否发生上消化道出血、穿孔、幽门梗阻、癌变并发症。

六、实训技能

口腔护理
(3-2)

口腔护理技术

项　　目	实训内容	评分标准
【目的】	1. 保持口腔清洁、湿润,使患者舒适,预防口腔感染等并发症。 2. 防止口臭、口垢,增进食欲,保持口腔正常功能。 3. 观察口腔黏膜及舌苔的变化,特殊的口腔气味,提供病情的动态信息。	5
【准备】	1. 护士准备:护士着装规范,洗手、戴口罩。 2. 物品准备:治疗碗、棉球、弯血管钳 2 把、弯盘 1 个、压舌板、治疗巾、杯子(内盛冷开水)、吸水管、手电筒,必要时备张口器。按需要备用锡类散、新霉素、石蜡油、冰硼散、制霉菌素甘油、西瓜霜、金霉素甘油等。 3. 环境准备:病室清洁、通风。	20
【操作步骤】	1. 将用物带至患者床旁,查对床号、姓名,解释目的,助患者侧卧(或头偏向一侧),面向护士,颌下围干毛巾。 2. 取下活动义齿,用冷开水冲刷干净,暂不用时浸于清水中。 3. 擦洗口腔: (1)擦洗牙外侧面:擦净口唇,用压舌板依次轻轻撑开颊部,用弯血管钳夹棉球蘸漱口水擦净牙齿外侧面(先左侧,后右侧)。 (2)擦洗牙内侧面与咬合面:嘱患者张口(昏迷患者用开口器从白齿放入),依次擦净牙齿的左上内侧面—左上咬合面—左下内侧面—左下咬合面,以弧形擦洗左侧颊部,同法擦洗右侧牙齿。 (3)擦洗腭与舌:由内至外及舌下,弧形擦洗硬腭部。 4. 擦洗完毕,助患者用吸管吸漱口液漱口。 5. 为昏迷患者进行口腔护理,棉球要夹紧,一次一个棉球,棉球不可过湿,禁忌漱口。 6. 根据患者口腔情况涂药,口唇干燥者可涂石蜡油或唇膏,取下毛巾,擦干面部。 7. 清理用物,清洁消毒后备用。	60

续表

项　目	实训内容	评分标准
【效果评价】	1. 护患沟通良好,患者做好准备。 2. 护理后口气清新,口腔清洁度良好,擦拭过程患者无不良反应。 3. 操作过程规范、准确、安全。	15
【注意事项】	1. 关心爱护患者,动作轻柔,防止钳尖碰伤黏膜及牙根,特别是凝血功能差、容易出血及口腔溃疡患者。 2. 昏迷患者严禁漱口,需用张口器时,应从白齿处放入,擦洗棉球不宜过湿,以防患者将溶液吸入呼吸道;擦洗时须用血管钳夹紧棉球,防止棉球遗留在口腔内,操作前后要清点棉球数,有活动义齿要浸于清水中保存。 3. 传染病患者的用物按隔离消毒原则处理。	

 案例讨论3-2

1. 在教师的引导下,学生对案例导入 3-2 进行分组讨论。
2. 学生以组为单位写出案例讨论报告交教师批阅。
3. 教师点评、归纳总结。

任务三　肝硬化患者的护理

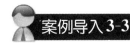 案例导入3-3

患者,男,55 岁。工人,主诉因腹胀、乏力、少尿住院。既往有"慢性肝病史"12 年。查体:体温 37 ℃,脉搏 100 次/分,呼吸 22 次/分,血压 100/60 mmHg。一般情况差,面色灰暗,面部及颈部皮肤有散在蜘蛛痣。颈软,无颈静脉怒张,腹软隆起。腹壁静脉显露,移动性浊音阳性,肠鸣音正常。入院后 5 天患者感冒发热,淡漠少言,计算力差,定向力、理解力减退。昼睡夜醒,扑翼震颤(＋),腱反射亢进。白细胞计数 $3.6×10^9/L$,血小板 $80×10^9/L$,ATL $120 \mu/L$。血气分析结果为代谢性碱中毒。

问题:

1. 医疗诊断是什么?
2. 需应用哪种药物对症处理?
3. 针对此病应采取哪些护理措施?

肝硬化是一种常见的慢性肝病,是一种由不同病因长期或反复作用引起的慢性弥漫性肝病。有广泛的肝细胞变性、坏死、再生结节形成,结缔组织增生,导致肝小叶结构破坏和假小叶形成,肝血液循环障碍,肝脏逐渐变形、变硬而发展成为肝硬化。临床上以肝功能损害和门脉高压为主要表现,有多系统受累,晚期常出现消化道出血、肝性

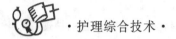

脑病、继发感染、癌变等严重并发症。

一、护理评估

(一)健康史

1. 询问患者患病及治疗经过,既往有关的疾病史。

2. 询问患者是否存在与本病有关的病因,如有无病毒性肝炎(肝炎后肝硬化)、酒精中毒、药物或化学毒物、输血史、心力衰竭、胆汁淤积、循环障碍、遗传和代谢障碍、营养失调、免疫紊乱以及血吸虫病长期反复感染等。

3. 询问患者是否存在长期大量饮酒史。

4. 询问患者有无长期接触化学毒物,如四氯化碳、砷、磷等;是否长期服用损害肝脏的药物,如甲基多巴、双醋酚丁等。

5. 询问患者有无慢性肠道疾病、消化不良、消瘦、黄疸、出血史。

6. 询问患者目前状况与一般情况,饮食与消化,日常休息与活动量。

(二)身体状况

1. 评估患者代偿期的临床表现:乏力、食欲减退,腹胀、恶心、上腹隐痛、轻度腹泻等。营养状态一般,肝轻度肿大,质地较硬,可有轻压痛;脾轻、中度大。肝功能正常或轻度异常。

2. 评估患者失代偿期的临床表现。

(1)肝功能减退 ①全身症状:营养状态较差,消瘦乏力,精神不振;严重者卧床不起,皮肤干枯、面色萎黄无光泽(肝病面容);不规则低热、夜盲、水肿等。②消化道症状:食欲减退,甚至厌食;进食后上腹饱胀不适明显、恶心、呕吐;对脂肪和蛋白质耐受性差,进油腻肉食易引起腹泻;患者因腹水和胃肠积气终日腹胀难受。半数以上患者有轻度黄疸,少数有中、重度黄疸,提示肝细胞有进行性或广泛坏死。③出血倾向和贫血:常有鼻出血、牙龈出血、皮肤紫癜和胃肠道出血等倾向;患者常有不同程度的贫血。④内分泌失调:蜘蛛痣、肝掌;男性性欲降低,睾丸萎缩;女性月经失调,闭经,不孕。面部,尤其是眼眶周围有色素沉着。水钠潴留,尿量减少及水肿。

(2)门静脉高压表现为如下三点 ①脾大;②侧支循环建立和开放;③腹水。

3. 评估患者意识状态,注意肝性脑病前驱表现;消瘦程度;腹部查体评估肝、脾的大小、质地、表面情况、压痛等,有无腹水体征,如移动性浊音等。

4. 评估患者有无上消化道出血、感染、肝性脑病、原发性肝癌、功能性肾衰竭、电解质和酸碱平衡紊乱、肝肺综合征等并发症。

(三)实验室及其他检查

1. 血常规 代偿期多正常,失代偿期多有程度不等的贫血,脾亢时白细胞和血小板计数减少。

2. 尿常规 代偿期正常,有黄疸及腹水时,尿中尿胆原增加,也可出现胆红素。有时可出现蛋白质及管型。

3. 肝功能实验 代偿期正常或轻度异常,失代偿期多异常,血清白蛋白降低,球蛋白增高,白蛋白与球蛋白比例降低或倒置;转氨酶轻、中度增高,以 ALT 增高较显著,但肝细胞严重坏死时 AST 常高于 ALT;凝血酶原时间有不同时间的延长。

4. 免疫学检查 体液免疫检查可有血清 IgG、IgA、IgM 升高,以 IgG 升高最为明显;细胞免疫检查可有 T 淋巴细胞数低于正常;可查出乙型肝炎及丙型肝炎的标志物。

5. 腹水检查 一般为漏出液,若并发自发性腹膜炎、结核性腹膜炎或癌变时腹水性质发生相应改变。

6. 影像学检查 X 线钡餐检查显示食管静脉曲张呈虫蚀样或蚯蚓状充盈缺损;胃底静脉曲张者呈菊花样充盈缺损;CT 检查、B 超检查、MRI 检查可显示肝、脾形态改变及腹水。

7. 内镜检查 胃镜能清楚显示曲张静脉或出血时的部位与程度;腹腔镜检查可直接观察肝脏表面、色泽、边缘及脾脏情况,并可穿刺活检,对鉴别有帮助。

8. 肝穿刺活组织检查 若见假小叶形成,可确诊为肝硬化。

（四）心理社会评估

评估患者的心理状态,有无焦虑、抑郁、悲观等情绪,有无个性、行为的改变;评估并发肝性脑病时的神经精神症状;患者及家属对疾病的认识程度及态度。

二、护理诊断

1. 营养失调:低于机体需要量 与肝功能减退、门静脉高压引起的食欲减退、消化吸收障碍有关。

2. 体液过多 与肝功能减退、门静脉高压引起的水钠潴留有关。

3. 活动无耐力 与肝功能减退、大量腹水有关。

4. 有皮肤完整性受损的危险 与营养不良、水肿、皮肤干燥、瘙痒、长期卧床有关。

5. 潜在并发症 上消化道出血、肝性脑病等。

三、护理目标

1. 患者能描述营养不良的原因,遵循饮食计划,保证营养的摄入。

2. 能叙述腹水、水肿的主要原因,腹水和水肿有所减轻,身体舒适感增加。

3. 能遵循休息和活动计划,活动耐力有所增加。

4. 无皮肤破损或感染,瘙痒等不适感减轻或消失。

5. 不发生上消化道出血、肝性脑病等并发症。

四、护理措施

（一）建立合理的生活制度

1. 代偿期患者可参加轻体力工作,减少活动量。失代偿期患者多卧床休息,可适当活动,活动量以不感到疲劳、不加重症状为度。卧床时尽量采取平卧位,可适当抬高下肢;阴囊水肿者可用拖带托起阴囊。大量腹水者取半卧位,有利于呼吸运动,减轻呼吸困难和心悸。

2. 给予患者高热量、高蛋白质、富含维生素、易消化饮食,禁酒,避免进食粗糙、坚硬食物以损伤曲张静脉。血氨高时限进蛋白质,必要时静脉补充足够的营养。蛋白质食物以豆制品、蛋、奶、鱼、瘦肉为主;维生素以新鲜蔬菜、水果为主;有腹水者限制水钠,钠限制在 $500\sim800$ mg/d,进水量限制在 1000 mL/d 左右。

(二)病情观察

密切观察腹水及下肢水肿的消长情况,准确记录液体出入量,测量腹围、体重。监测血清电解质和酸碱度变化,以及时发现并纠正水、电解质、酸碱平衡紊乱,防止肝性脑病、功能性肾衰竭发生。

(三)皮肤护理

除常规皮肤护理、预防压疮措施外,还应注意沐浴时避免水温太高、使用有刺激性的皂类和沐浴液。沐浴后建议使用性质柔和的护肤品,以减轻皮肤干燥和瘙痒。皮肤瘙痒者给予止痒处理,嘱患者不要用手搔抓,以免皮肤损伤。

(四)用药护理

螺内酯长期服用引起乳房肿胀。长期服用秋水仙碱,注意胃肠道反应及粒细胞减少的不良反应。

(五)心理护理

护理人员增加与患者交谈的时间,鼓励患者说出其内心的感受与忧虑,真诚地安慰与支持患者。指导患者家属在情感上支持患者,以减轻患者的心理压力。此外,可组织和安排患者同病友多交流,充分利用来自他人的情感支持。

(六)健康指导

帮助患者和家属掌握本病的有关知识及自我护理方法,树立信心。切实遵循饮食原则和计划;注意保暖和休息,预防感染。适当活动。注重情绪的调节和稳定,勿过多考虑病情,心情豁达。保持皮肤清洁、干燥;皮肤瘙痒者遵医嘱给予止痒处理。按照医嘱处方用药,向患者详细介绍所用药物的名称、剂量、给药时间及方法,教会患者观察药物的不良反应,自我观察记录。定期随诊。

五、护理评价

患者能否描述营养不良的原因,遵循饮食计划,能否保证营养的摄入;能否叙述腹水、水肿的主要原因,腹水和水肿有无减轻,身体舒适感有无增加;能否遵循休息和活动计划,活动耐力是否增加;有无皮肤破损或感染,瘙痒等不适感减轻或消失;有无发生上消化道出血、肝性脑病等并发症。

六、实训技能

药物过敏
试验

(3-3)

皮内注射

(3-3)

青霉素过敏试验及皮内注射技术

项 目	实训内容	评分标准
【目的】	判断患者是否对青霉素过敏,以便预防青霉素过敏反应。	5

续表

项 目	实 训 内 容	评分标准
【准备】	1. 护士准备:护士着装规范,洗手、戴口罩。 2. 物品准备:注射盘内另加1 mL注射器、4号半针头、注射卡、药液。如做过敏试验,另备急救药品及相应抢救用物。 3. 环境准备:病室清洁、通风。	20
【操作步骤】	1. 操作者洗手,戴口罩。 2. 用物备齐,放置有序。 3. 配制青霉素试验液:以80万单位的青霉素为例,具体配制方法如下。 (1) 取80万单位的青霉素一瓶,注入4 mL生理盐水,溶解后每毫升含青霉素20万单位。 (2) 取上液0.1 mL,加生理盐水稀释至1 mL,则每毫升含青霉素2万单位。 (3) 取上液0.1 mL,加生理盐水稀释至1 mL,则每毫升含青霉素2000单位。 (4) 取上液0.1～0.25 mL,加生理盐水稀释至1 mL,则每毫升含青霉素200～500单位。 以上每次配制时均须将药液混合均匀。在配好的青霉素皮试液的注射器外贴上"青霉素皮试液"的标记以备用。试验方法按皮内注射法在患者前臂掌侧注入青霉素皮试液0.1 mL(含青霉素20～50单位),20分钟后观察结果。 4. 用物备齐后携至床旁,核对并解释。如进行药物的过敏试验,注射前应详细询问用药史、过敏史、家族史。 5. 选择注射部位,用70%的酒精消毒皮肤,待干。 6. 再次查对后排尽注射器内的空气(注意调整针头斜面与注射器的刻度在一个平面)。 7. 左手绷紧皮肤,右手持注射器,示指固定针栓,针头斜面向上,与皮肤成5°角刺入。待针头斜面完全进入皮内后,放平注射器,左手拇指固定针栓,右手推药,注入皮内0.1 mL,使局部形成一个半球形的皮丘,隆起的皮肤变白并显露毛孔。 8. 注射毕,迅速拔针,嘱患者勿按压局部。 9. 再次核对,清理用物。 10. 如进行药物的过敏试验,15～20分钟时观察反应,做出判断并记录。 (1) 阴性皮丘无改变,周围不红肿,无红晕,无自觉症状。 (2) 阳性局部皮丘隆起并出现红晕硬块,直径大于1 cm,或红晕周围有伪足,痒感,严重时可发生过敏性休克。 如结果辨认不清,可用生理盐水做对照试验,如需做对照试验,用盛无菌生理盐水的注射器在另外一侧手臂的相同部位注入0.1 mL生理盐水,20分钟后,对照观察反应。记录实验结果阳性者,在医嘱单、体温单、病历卡、床头卡、门诊卡、注射卡上醒目地注明"青霉素阳性",禁止使用青霉素,并告知患者及家属。	60

续表

项　目	实训内容	评分标准
【效果评价】	1. 护患沟通良好,患者做好准备。 2. 皮试剂量准确,皮丘标准,注射过程中无不良反应。 3. 操作过程规范、准确、安全。	15
【注意事项】	1. 患者如对注射的药物有过敏史,则不能进行皮试,应与医生联系,更换其他药物。 2. 忌用碘剂消毒,以免消毒液颜色或对碘过敏影响结果的观察和判断。	

案例讨论3-3

1. 在教师的引导下,学生对案例导入 3-3 进行分组讨论。
2. 学生以组为单位写出案例讨论报告交教师批阅。
3. 教师点评、归纳总结。

任务四　上消化道大出血患者的护理

案例导入3-4

　　李女士,52 岁,三年前起中上腹部隐痛,呈间歇性,通常于饭前或饭后 4～5 小时发生,偶尔睡眠时发生疼痛,进食后疼痛可好转,有时有嗳气、反酸、未予治疗。此后每年冬天出现上述症状,尤其是饮食不当、劳累或心情不佳时易发生。5 天前上腹疼痛加剧,服阿托品无效,进食后不缓解,昨日呕吐 2 次,呕吐物混有咖啡样物质,解柏油样便 2 次,每次约 300 g,故来院诊治。护理体检:T 36.8 ℃,P 100 次/分,R 26 次/分,BP 90/55 mmHg;神清,查体合作,面色苍白,口唇发绀,两肺无异常;心律齐,无病理性杂音。腹软,中上腹部有明显压痛,肝脾未及,移动性浊音(一)。辅助检查:WBC 5.0×10^9/L,Hb 90 g/L。尿常规(一),大便隐血(＋＋＋)。

　　问题:
　　1. 患者最可能是什么疾病?
　　2. 简述其治疗原则。
　　3. 简述其饮食护理措施。

　　上消化道大量出血是指屈氏韧带以上的消化道,包括食管、胃、十二指肠、胰、胆、胃空肠吻合术后的空肠病变等部位的出血。数小时出血量大于 1000 mL。临床上常为急性大量出血,是临床常见的急症。其临床表现为呕血、黑便等,可伴有血容量减少引起的急性周围循环衰竭,从而导致失血性休克,可危及患者生命。

一、护理评估

（一）健康史

1. 应注意询问患者有无引起上消化道出血的相关疾病。

（1）胃肠性疾病：①食管炎、食管癌、食管消化性溃疡、食管物理性损伤、器械检查、异物或放射性损伤、化学损伤、强酸、强碱或其他化学剂引起的食管损伤。②消化性溃疡、急性胃炎、慢性胃炎、胃黏膜脱垂、胃癌、急性胃扩张、十二指肠炎等胃十二指肠疾病。③空肠克罗恩病、胃肠吻合术后、空肠溃疡等空肠疾病。

（2）门静脉高压引起的食管、胃底静脉曲张破裂出血。

（3）胃肠道邻近器官或组织的疾病：①胆管或胆囊结石、胆道蛔虫症、术后胆总管引流管造成胆道受压坏死等。②胰腺癌、急性胰腺炎并发脓肿破溃入十二指肠。③主动脉瘤、肝或脾动脉瘤破裂入食管、胃或十二指肠，纵隔肿瘤或脓肿破入食管。

（4）全身性疾病：①白血病、血小板减少性紫癜、血友病、弥散性血管内凝血及其他凝血功能障碍等血液病。②尿毒症。③动脉粥样硬化、过敏性紫癜等血管性疾病。④结节性多动脉炎、系统性红斑狼疮等结缔组织病。⑤败血症、休克、创伤、手术、精神刺激、糖皮质激素治疗后、脑血管意外等引起的应激性溃疡。⑥流行性出血热、钩端螺旋体病等急性感染。

2. 询问患者有无不良的饮食习惯，如暴饮暴食或过度饥饿，饮食不定时，喜食刺激性、粗糙、过冷、过热的食物、产气多的食物、饮料等；有无嗜酒、烟、咖啡、浓茶等；有无服用损伤胃黏膜的药物史。

3. 询问患者疾病发作是否与季节时间相关联。

4. 评估患者有无上消化道大量出血的临床表现，如黑便、呕血、头晕、心悸、乏力、休克等。

（二）身体状况

1. 评估患者有无呕血与黑便、失血性周围循环衰竭、发热、肾功能损害的症状。

2. 生命体征如体温不升或发热、呼吸困难、脉搏细弱、血压迅速下降、脉压变小、心率加快、心律不齐、心音低钝；精神和意识状态如精神疲倦、烦躁不安、表情淡漠、嗜睡、意识不清甚至昏迷；周围循环状况如贫血面容、皮肤发绀、肢体湿冷、颈静脉充盈等体征。

（三）实验室及其他检查

1. 实验室检查

（1）血常规　测定红细胞、白细胞和血小板计数，血红蛋白浓度、网织红细胞计数、血细胞比容等。

（2）其他　测量肝功能、肾功能、血清电解质、大便隐血等检查项目。

2. 胃镜检查　目前诊断上消化道出血病因的首选检查方法。出血后 24～48 小时内行急诊内镜，可以直接观察出血部位，明确出血原因，同时对出血灶进行止血治疗。

3. X线钡餐检查　主要适用于有胃镜检查禁忌证或不愿进行胃镜检查者。检查

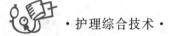
宜在出血停止后且病情基本稳定数日后进行。

4. 其他 选择性动脉造影如腹腔动脉、肠系膜上动脉造影帮助确定出血部位。

（四）心理社会评估

由于上消化道大出血为临床急症，给患者及家属带来身心上的痛苦，特别是患者出现黑便、呕血等时会产生恐惧心理，如患者为慢性病或全身性疾病所致反复出血，会出现对治疗失去信心，不合作等表现；出现紧张、恐惧或悲观、沮丧等心理反应。

二、护理诊断

1. 体液不足　与上消化道大量出血有关。

2. 活动无耐力　与失血性周围循环衰竭有关。

3. 组织灌注量改变　与出血导致血容量减少有关。

4. 清理呼吸道无效　与血液反流入气管或阻塞气道或食管胃底黏膜长时间被三腔气囊管受压并阻塞气管有关。

5. 恐惧　与危及健康或生命有关。

三、护理目标

1. 通过对患者的护理帮助，患者在医护人员的关怀下，情绪能稳定，出血停止。

2. 活动耐力增加或恢复至出血前的水平，能获得充足休息和睡眠，活动时无晕厥、跌倒等意外发生。

3. 生命体征恢复正常，脱水征消失。

4. 患者呼吸通畅，无窒息、误吸，食管胃底黏膜未因三腔气囊受压而损伤。

5. 患者情绪稳定，恐惧感消失。

四、护理措施

（一）建立合理的生活制度

1. 活动性大出血时，绝对卧床休息，患者取平卧位、下肢略抬高 30°。保持呼吸道通畅，呕吐时头偏向一侧，避免窒息。帮助患者完成个人日常活动，如进食、口腔清洁、皮肤清洁、排泄等。当有活动性出血时，患者应由护士或家属陪同如厕或暂时改为床上排泄。

2. 对少量出血、无呕吐、临床且无明显活动出血者，可选择无刺激性的温凉、清淡流质饮食；活动性出血时，应严格禁食。

（二）病情观察

1. 观察呕吐物、黑便的量、性质、次数；观察生命体征、神志等。估计出血量及速度；观察患者的全身症状，有无头昏、口渴、乏力、心悸等症状；观察静脉充血情况，肢体温度，皮肤和指甲的色泽；每小时的尿量，及时报告医生并做好记录。

2. 估计出血量。一般来说，大便隐血试验阳性提示出血量为每日 5～10 mL；出现黑便说明出血量为 50～70 mL；胃内积血量达 250 mL 以上时可引起呕血；一次出血量在 400 mL 以下时，一般不引起全身症状；如出血量达到 400～500 mL，可出现头晕、心悸、乏力等症状;如超过 1000 mL,可出现周围循环衰竭表现,严重者引起失血性休克。

3. 观察患者有无继续出血或再出血。

（三）三（四）腔二囊管的应用护理

1. 三（四）腔二囊管操作步骤　插管前仔细检查确保食管引流管、胃管、食管囊管、胃囊管通畅并做好标记,检查气囊有无漏气,无漏气后抽尽囊内气体,备用。为患者做鼻腔、咽喉部麻醉,经鼻腔或口腔插管至胃内。将食管引流管、胃管连接负压吸引器或定时抽吸,观察患者出血是否停止,并记录引流管液的性质、颜色及量;经胃管冲洗胃腔,以清除积血,可减少氨在肠内的吸收,以免血氨增高引起肝性脑病。

2. 留管期间注意事项　留管期间,每隔 12~24 小时放气 5~10 分钟,放气间歇吞食 5~10 mL 甘油;每 2~4 小时用生理盐水冲洗。观察病情,必要时约束患者。气囊压迫一般以 3~4 天为限,继续出血者可适当延长。

3. 三（四）腔二囊管压迫止血期的护理　经常抽吸胃内容物如新鲜血说明压迫止血失败,应适当调整;患者感胸骨下不适出现恶心或频繁早搏,应考虑是否有胃气囊进入食道下端,挤压心脏,应适当调整;如提拉不慎,将胃气囊拉出而阻塞咽喉部引起窒息,此时应立即将气囊口放开或剪除三腔管放出气体;注意口鼻清洁,嘱患者不要将唾液、痰液咽下,以免误入气管引起吸入性肺炎,每日 2 次向鼻腔滴少许石蜡油,以免三腔管黏附于鼻黏膜;一般三腔管放置 24 小时后,食道气囊应放气 15~30 分钟同时放松牵引,以暂解除胃底贲门压力,然后再充气牵引,以免局部黏膜受压过久糜烂坏死;出血停止后按医嘱定时从胃管内注入流质饮食,但必须确认为胃管后再注入,以免误入气囊,发生意外。

（四）用药护理

迅速建立两条有效的静脉通道,配合医生迅速、准确地实施输血、输液、各种止血治疗及用药等抢救措施。应用大号针头输液,或备好大号针头,以备输血应用。应输新鲜血,冠心病者忌用血管加压素。

（五）心理护理

患者出现黑便、呕血会产生恐惧心理,护士应尽快消除血迹、污物,关心安慰体贴患者的疾苦,让其安静卧床,耐心细致地做好解释工作,并向其说明休息和安静,有利于止血,帮助其消除焦虑、紧张、恐惧心理。

（六）健康指导

帮助患者及其家属掌握消化道出血的基本医学知识,以减少再度出血的危险。保持良好的心境,正确对待疾病。合理安排作息时间,生活起居要有规律,劳逸结合,保证身心休息;应戒烟、戒酒;适当进行体育锻炼。摄入营养丰富、易消化的食物;避免过饥或暴饮暴食;避免粗糙、刺激性,或过冷、过热、产气多的食物、饮料等。在医生指导下合理用药,勿自我处方。学会早期识别出血征象及应急措施,若出现呕血、黑便或头晕、心悸等不适,立即卧床休息,保持安静,减少活动;呕血时取侧卧位以免误吸;立即送医院治疗。

五、护理评价

通过对患者的护理帮助,患者在医护人员的关怀下,情绪能否稳定,出血能否停止;活动耐力是否增加或恢复至出血前的水平,能否获得充足休息和睡眠,活动时有无晕厥、跌倒等意外发生;生命体征是否恢复正常,脱水征是否消失;患者呼吸是否通畅,有无窒息、误吸,食管胃底黏膜有无未因气囊受压而损伤;患者情绪是否稳定,恐惧感是否消失。

六、实训技能

鼻饲技术

鼻饲法
(3-4)

项 目	实训内容	评分标准
【目的】	对意识障碍或不能由口进食者,从鼻胃管供给流质食物和药物,以保证患者能摄入足够的营养和治疗的需要,常用于不能由口进食者,如昏迷、口腔疾病、口腔手术后的患者,某些手术或肿瘤、早产婴儿和病情危重的患者,拒绝进食者等。	5
【准备】	1. 护士准备:护士着装规范、洗手、戴口罩。 2. 物品准备:治疗盘内置鼻饲包(内置治疗巾、胃管、婴幼儿可用硅胶制婴儿胃管、镊子、止血钳、压舌板、30～50 mL 注射器、纱布、治疗碗)、石蜡油、听诊器、手电筒、棉签、胶布、别针、夹子或橡皮圈、弯盘、适量温开水、流质饮食 200 mL(38～40 ℃)等,治疗碗(内有纱布)、弯盘、酒精、松节油、棉签。 3. 环境准备:病室清洁、通风。	20
【操作步骤】	▲插管 1. 护士洗手、戴口罩、衣帽整洁,备齐用物至患者床前。 2. 核对床号、姓名,向患者及家属解释操作目的及过程,减少恐惧,取得合作。 3. 取下患者义齿,根据病情,协助患者采取半坐位或坐位。坐位可减轻胃管通过鼻咽部时的呕吐反射使胃管易于插入,无法坐起者取右侧卧位。 4. 将治疗巾围在患者颌下,弯盘放于便于取用处。 5. 观察鼻腔,选择通畅一侧,清洁鼻腔。 6. 测量胃管插入的长度并做一标记,插入长度一般为前额发际至胸骨剑突处或由鼻尖至耳垂再至胸骨剑突的长度,一般成人插入长度为 45～55 cm。 7. 将石蜡油倒少许于纱布上,润滑胃管前端,减少插入时的摩擦阻力。 8. 一手持纱布托住胃管,一手持镊子夹住胃管,沿选定侧鼻孔轻轻插入,插管时动作轻稳,镊子尖端勿碰及患者鼻黏膜,以免造成疼痛和损伤。	60

续表

项　　目	实 训 内 容	评分标准
【操作步骤】	9. 插入至 14～16 cm(咽喉部)时,嘱患者做吞咽动作,当患者吞咽时,顺势将胃管向前推进,直至预定长度。 10. 插入中如患者出现剧烈恶心、呕吐,可暂停插入,嘱患者做深呼吸;如患者出现呛咳、呼吸困难、发绀等现象,表明胃管误入气管,应立即拔出胃管,休息片刻后再重新插入。 11. 为昏迷患者插管:插管前先协助患者去枕、头向后仰,当胃管插入15 cm 时,左手将患者头部托起,使下颌靠近胸骨柄,可增大咽喉部通道的弧度,便于胃管顺利通过会厌部。缓缓插入胃管至预定长度。头向后仰可避免胃管误入气管。 12. 确认胃管是否在胃内。证实胃管在胃内有以下三种方法: (1) 连接注射器于胃管末端后回抽,抽出胃液。 (2) 置听诊器于患者胃部,经胃管快速向胃内注入 10 mL 空气,听到气过水声。 (3) 将胃管末端置于盛水的治疗碗内,无气泡逸出。 13. 验证胃管在胃内后,用胶布固定于鼻翼及颊部。 14. 灌注食物: (1) 连接注射器于胃管末端,先回抽见有胃液抽出,再注入少量温开水。 (2) 缓慢灌注鼻饲液或药液,每次灌入量不应超过 200 mL,间隔时间不少于 2 小时。药片应研碎溶解后灌入,避免灌入速度过快、鼻饲液过冷或过热,若灌入新鲜果汁,应与奶液分别灌入,防止凝块产生,鼻饲过程中,避免灌入空气,以防造成腹胀。 (3) 鼻饲完毕后,再次注入少量温开水冲净胃管,避免鼻饲液存积在管腔中变质,造成胃肠炎或堵塞管腔。 (4) 将胃管末端反折,用纱布包好,用橡皮圈系紧或用夹子夹紧,用别针固定于大单、枕旁或患者肩部衣服上。 (5) 协助患者清洁口腔、鼻孔,整理床单位,嘱患者维持原卧位 20～30 分钟。 (6) 洗净鼻饲用的注射器,放于治疗盘内,用纱布盖好备用,鼻饲用物应每日更换消毒。 (7) 洗手,记录鼻饲液的种类、量、患者的反应等。 ▲拔管 用于停止鼻饲或长期鼻饲需要更换胃管时,长期鼻饲者应定期更换胃管,晚间拔管,翌晨再从另一侧鼻孔插入。 1. 置弯盘于患者颌下,夹紧胃管末端置于弯盘内,轻轻揭去固定的胶布。 2. 用纱布包裹近鼻孔处胃管,嘱患者深呼吸,在患者呼气时拔管,边拔管边用纱布擦胃管,到咽喉处快速拔出,以免液体滴入气管。 3. 置胃管于弯盘中,移出患者视线外,以免患者见之有不悦感及避免污染床单位。 4. 清洁患者口鼻、面部,擦去胶布痕迹,可用汽油、松节油等,消除胶布痕迹。协助患者漱口,取舒适卧位,整理床单位,清理用物。 5. 洗手,记录拔管时间和患者反应。	60

续表

项　目	实 训 内 容	评 分 标 准
【效果评价】	1. 护患沟通良好,患者做好准备。 2. 鼻饲管成功插入,插管过程中患者无不良反应。 3. 操作过程规范、准确、安全。	15
【注意事项】	1. 胃管插入会给患者带来很大的心理压力,患者会产生紧张和恐惧感,护士应与患者进行有效的沟通,让患者和家属理解操作的必要性、安全性。减轻心理压力,配合插胃管。 2. 护士操作时动作轻柔,防止鼻腔及食管黏膜损伤,当胃管通过食道三个狭窄处时,以免鼻腔及食管黏膜损伤。 3. 鼻饲饮食的量应遵医嘱,一般每次不超过 200 mL;间隔时间不少于 2 小时,6~7 次/日。 4. 鼻饲饮食的温度是 38~40 ℃,温度过高烫伤黏膜,温度过低引起胃部不适。 5. 鼻饲饮食应现配现用,未用完的冰箱保存,24 小时内用完,用时温水浸泡后使用。 6. 鼻饲者需用药物时,应将药片研碎,溶解后再灌入。 7. 长期鼻饲者可进行口腔护理,胃管应每周更换(晚间拔出,翌晨由另一鼻孔插入)。	

案例讨论3-4

1. 在教师的引导下,学生对案例导入 3-4 进行分组讨论。
2. 学生以组为单位写出案例讨论报告交教师批阅。
3. 教师点评、归纳总结。

任务五　急性胰腺炎患者的护理

案例导入3-5

　　患者,男,36 岁,大量饮酒后左中上腹部持续性钝痛向左腰部放射 6 小时,伴恶心、呕吐,吐出食物和胆汁,呕吐后腹痛不减轻,无腹泻。检查:T 36 ℃,P 80 次/分,R 18 次/分,BP 100/70 mmHg,左中上腹压痛。血清淀粉酶 900 U/L(Somogyi 单位)。

　　问题:

　　1. 为什么诊断该患者是急性胰腺炎?

　　2. 诱因是什么?

　　3. 急性胰腺炎患者血清淀粉酶是否都升高?

　　4. 该患者可存在哪些护理问题?如何护理?

急性胰腺炎是指胰腺及其周围组织被胰腺分泌的消化酶自身消化的化学性炎症。临床上以急性腹痛、发热、恶心、呕吐及血、尿淀粉酶增高为特征，重症伴腹膜炎、休克等并发症，是常见的急腹症之一。

一、护理评估

（一）健康史

1. 询问患者有无引起疾病的病因，如有无结石、感染、肿瘤、息肉、蛔虫等胆道疾病，有无胰管阻塞，有无高钙血症、高脂血症等内分泌与代谢疾病等。

2. 询问患者有无酗酒和暴饮暴食等诱因。

3. 询问患者有无腹部手术及创伤；是否服用硫唑嘌呤、噻嗪类利尿剂及糖皮质激素等药物史。

4. 询问患者主要症状，如腹痛、恶心、呕吐、腹胀、发热等。

（二）身体状况

评估患者是否出现急性病容，辗转不安、脉速、呼吸急促、血压降低；上腹部是否有压痛、反跳痛、肌紧张；是否出现肠鸣音减弱或消失；是否出现腹水征；少数病情严重者，是否有出血征，如 Grey-Turner 征或 Cullen 征；是否出现黄疸。

（三）临床表现

1. 症状

（1）腹痛　为本病主要表现和首发症状。腹痛可为钝痛、刀割样痛、钻痛或绞痛；常位于上腹中部，偏左或偏右，向腰背部放射；患者常取弯腰抱膝位以减轻疼痛，进食可加重；常在暴饮暴食、酗酒后突然发生；水肿型腹痛一般经 3～5 天即可缓解，出血坏死型者病情发展较快，剧痛持续时间较长，并发腹膜炎时可出现全腹痛。

（2）恶心、呕吐及腹胀　起病后出现频繁剧烈的恶心、呕吐，吐出食物和胆汁，吐后腹痛不能缓解，且伴腹胀，出血坏死型者常有明显腹胀，甚至出现麻痹性肠梗阻。

（3）发热　多数患者有中度发热，一般持续 3～5 天。出现高热或持续不退者主要见于重症急性胰腺炎继发腹膜炎、胰腺脓肿或合并胆道系统感染史。

（4）水、电解质、酸碱平衡及代谢紊乱　胰腺炎患者大多有不同程度的脱水，呕吐频繁剧烈者可有代谢性碱中毒，出血坏死型者多有明显的脱水和代谢性酸中毒，常伴血钾、血镁、血钙降低，血糖升高。部分患者因严重低血钙而有手足抽搐，提示预后不良。

（5）低血压和休克　仅见于出血坏死型胰腺炎的患者。常在起病后数小时突然发生，偶可导致猝死。发生机制主要是由于胰腺坏死后释放心肌抑制因子，使心肌收缩功能减退、心排出量减少；缓激肽扩张外周血管导致有效循环血容量不足。

2. 体征

（1）轻型急性胰腺炎　患者腹部体征较少，上腹部有压痛，多无腹肌紧张及反跳痛，可有腹胀和肠鸣音减弱。

（2）重症急性胰腺炎　患者常有急性病容，辗转不安、脉速、呼吸急促、血压降低；上腹部压痛明显，并发腹膜炎时，出现全腹压痛、反跳痛、肌紧张；伴麻痹性肠梗阻时可

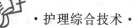

有明显腹胀、肠鸣音减弱或消失；可出现腹水征；少数病情严重者，在左腰部皮肤上可出现青紫色斑，称 Grey-Turner 征。在脐周围部出现青紫色斑，称 Cullen 征。胰头炎性水肿压迫胆总管可出现黄疸。

3. 并发症　主要见于重症急性胰腺炎的患者。

1）局部并发症

（1）胰腺周围脓肿　指胰腺周围的包裹性积脓，由胰腺组织坏死液化继发感染形成。常于起病 2～3 周后出现，此时患者高热伴中毒症状，腹痛加重，可扪及上腹部肿块，白细胞计数明显升高。穿刺液为脓性，培养有细菌生长。可出现高热、腹痛、上腹部肿块和中毒症状。

（2）假性囊肿　胰腺周围液体积聚未被吸收，被纤维组织包裹形成假囊肿。多在起病 3～4 周形成，体检常可扪及上腹部肿块，大的囊肿可压迫邻近组织或囊肿破溃后导致胰源性腹水。

2）全身并发症

（1）急性呼吸窘迫综合征　严重感染、创伤、休克等肺内外袭击后出现的以肺泡毛细血管损伤为主要表现的临床综合征。临床特征为呼吸窘迫、进行性低氧血症。

（2）其他　急性肾衰竭、心力衰竭、消化道出血、败血症、糖尿病等。

（四）实验室及其他检查

1. 白细胞计数　常有白细胞计数增多、中性粒细胞核左移现象。

2. 淀粉酶测定　①血清淀粉酶一般在起病后 6～12 小时开始上升，48 小时后开始下降，持续 3～5 天，一般超过正常值的 5 倍，即可诊断本病。②尿淀粉酶升高较晚，一般在血清淀粉酶升高后 2 小时才开始升高，且下降缓慢，可持续 1～2 周。腹水中淀粉酶明显增高。

3. 血清脂肪酶测定　血清脂肪酶常在病后 24～72 小时升高，持续 7～10 天，超过 1.5 U/L（Cherry-Crandall 法）时有意义。

4. 血清正铁血清蛋白　出血坏死型胰腺炎起病 72 小时内常为阳性。

5. 其他生化检查　血钙降低，若低于 1.75 mmol/L 则预后不良；空腹血糖高于 10 mmol/L 反映胰腺坏死；可有血清 AST、LDH 增加、血清清蛋白降低。

6. 影像学检查

（1）腹部 X 线平片　如有十二指肠或小肠节段性扩张或右侧横结肠段充气梗阻，常提示有腹膜炎及肠麻痹的存在。前者称为警哨肠曲征，后者称为结肠切割征，多与重症急性胰腺炎有关。

（2）腹部 B 超与 CT　显像可见胰腺弥漫增大，其轮廓与周围边界模糊不清，坏死区呈低回声或低密度图像，对并发胰腺脓肿或假性囊肿的诊断有帮助。

（五）心理社会评估

患者常表现为痛苦呻吟、烦躁不安，产生紧张、焦虑心理，甚至感到有死亡的威胁。

二、护理诊断

1. 急性疼痛:腹痛　与胰腺及周围组织炎症有关。

2. 体温过高　与胰腺炎症、坏死或继发感染有关。

3. 有体液不足的危险　与呕吐、禁食及胃肠减压或出血有关。

4. 恐惧　与起病急、剧烈腹痛及缺乏疾病防治知识有关。

5. 潜在并发症　急性腹膜炎、休克、急性呼吸窘迫综合征、急性肾衰竭等。

三、护理目标

1. 帮助患者消除胰腺及其周围炎症，缓解腹痛。

2. 患者体温降至正常。

3. 患者体液逐渐补足。

4. 帮助患者正确对待、认识疾病，消除恐惧感。

5. 积极预防并治疗，不发生并发症。

四、护理措施

（一）建立合理的生活制度

1. 绝对卧床休息，指导和协助患者取弯腰、屈膝侧卧位，有助于缓解腹痛。对剧痛在床上辗转不安者可加床栏，防止坠床。病情许可后可遵医嘱指导其下床活动。

2. 禁食1～3天，同时限制饮水，若口渴可含漱或湿润口唇。禁食期间应每日静脉输液2000～3000 mL，同时补充电解质，做好口腔护理。明显腹胀和经禁食腹痛仍无缓解者，需插胃管连续抽吸胃内容物和胃内气体，从而减少胰液分泌，缓解疼痛。减压期间每日行口腔护理以减轻胃肠减压管造成的口腔干燥与不适。

（二）病情观察

观察生命体征、意识、尿量的变化；观察腹部症状及体征变化及胃肠减压时引流的性质和量；观察皮肤弹性、判断脱水程度、准确记录24小时液体出入量；观察血清、尿淀粉酶、血钙、血糖等的动态变化。

（三）对症护理

按医嘱给予解痉镇痛药物治疗，以抑制胃及胰腺分泌，解除胃、胆管和胰管的痉挛而达到止痛的目的。常用药物有抗胆碱药，如阿托品。禁用吗啡，以防引起Oddi括约肌痉挛而加重疼痛。疼痛严重、止痛效果不佳者，根据医嘱可配合使用哌替啶以缓解疼痛。需注意哌替啶反复使用会成瘾。对发热患者进行物理降温，并观察降温效果。做好口腔护理、皮肤护理。

（四）用药护理

遵医嘱用药，并观察药物疗效及不良反应。阿托品的不良反应有口干、心率加快、青光眼加重及排尿困难。西咪替丁，静脉给药时，偶有血压降低、呼吸心跳停止，给药速度不宜过快。奥曲肽，需继续静脉滴注给药，用药后在注射部位出现疼痛或针刺感。抑肽酶，可产生抗体，有过敏可能。加贝酯，静点速度不宜过快，勿将药液注入血管外，多次使用时要更换部位，药液应新鲜配制，对药物有过敏史的患者、妊娠孕妇和儿童禁用。

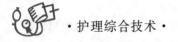

（五）心理护理

对患者要安慰，耐心听取其诉说，尽量理解其心理状态。采用松弛疗法、皮肤刺激疗法或冷敷来减轻其疼痛。对禁食等各项治疗方法及其重要意义应向患者解释清楚，以取得其配合，促进病情尽快好转。

（六）健康指导

帮助患者及其家属了解本病的诱发因素及危害性。对有胆道疾病史的患者，应积极治疗。指导患者合理饮食，掌握饮食卫生的基本知识，戒酒，进低脂易消化饮食，避免刺激性食物，避免暴饮暴食，以免病情反复。若长期限制脂肪的摄入，应注意补充脂溶性维生素，多吃胡萝卜、西红柿、南瓜、肝脏、蛋黄等食品。指导患者生活起居规律，避免劳累及情绪激动。

五、护理评价

是否帮助患者消除胰腺及其周围炎症，缓解腹痛；患者体温是否降至正常；患者体液能否补足；能否帮助患者正确对待、认识疾病，消除恐惧感；能否积极预防并治疗，不发生并发症。

六、实训技能

胃肠减压技术

项　　目	实　训　内　容	评分标准
【目的】	胃肠减压术是通过置入胃或肠腔内的引流管，将胃肠内容物通过负压吸出，以降低胃肠道压力，达到减轻腹胀、便于肠道手术操作、利于肠道吻合口的愈合和减少消化液分泌的作用。	5
【准备】	1. 护士准备：护士着装规范、洗手、戴口罩。 2. 物品准备：治疗盘、胃肠减压器、无菌鼻饲包（12 号或 14 号胃管 1 根、石蜡油棉球、治疗巾 1 块、弯盘 2 个、手套 1 副、无齿镊 1 把、20 mL 注射器 1 支、纱布 2 块）、软尺、棉签、治疗碗（内盛生理盐水）、听诊器。 3. 环境准备：病室清洁、通风。	20
【操作步骤】	1. 核对患者姓名和床号，说明操作目的和配合要求。 2. 清洁一侧鼻腔，检查并打开胃肠减压包。戴手套，铺治疗巾，放置弯盘。 3. 用注射器抽吸胃管，检查通畅情况。测量患者前额发际至胸骨剑突或鼻尖经耳垂至胸骨剑突的距离，在胃管上做标记。用石蜡油润滑胃管前 7.5～10 cm。 4. 插入胃管，观察患者反应。右手持镊子夹住胃管前段，嘱患者头后仰，将胃管沿一侧鼻孔缓慢插入，至咽喉部（10～15 cm）时，嘱患者吞咽。插管中患者若出现剧烈恶心、呕吐应暂停插入，嘱患者深呼吸；出现咳嗽、呼吸困难、发绀，误入气管，应立即拔管。	60

续表

项 目	实 训 内 容	评分标准
【操作步骤】	5. 证明胃管已经插好。方法一：用 20 mL 注射器与胃管末端相连，抽吸可见胃液。方法二：将 10 mL 空气注入胃管，用听诊器在胃部闻及气过水声或将胃管置于盛水的治疗碗中未见气泡逸出。 6. 抽尽胃内容物，用胶布固定胃管于鼻尖部。胃管末端接胃肠减压器，压力小于 6.67 kPa，并妥善固定于床旁。 7. 保持胃管通畅，无受压和扭曲。每 4 小时用生理盐水冲洗胃管一次。 8. 嘱患者禁食，适量饮水，保持口腔清洁；常做深呼吸、咳嗽，保持呼吸道通畅；不能自行拔除胃管。 9. 整理用物，洗手。观察抽出液颜色、性质和量并记录。	60
【效果评价】	1. 护患沟通良好，患者做好准备。 2. 插管成功，护理过程保持管道通畅，患者无不良反应。 3. 操作过程规范、准确、安全。	15
【注意事项】	1. 保持胃肠减压的有效性。每 4 小时用生理盐水冲洗胃管一次预防堵管。需将胃管固定牢靠，避免胃管扭曲，每天测量外漏胃管长度，早发现和处理胃管脱落。负压引流装置的负压不要超过 6.67 kPa(50 mmHg)。一般插入深度为 45～55 cm，胃管即在胃内。如果引流量过少，可以继续插入 10 cm 左右，可以提高引流效果。 2. 在胃肠减压过程中，应停止饮食和口服药物。如需经胃管内注入药物，应停止吸引 1 小时，利于药物吸收。 3. 预防并发症。胃肠减压时需禁食，引流消化液，所以注意加强营养，维持水、电解质、酸碱的平衡。加强口腔护理，以预防咽喉部炎症和溃疡。每日雾化吸入以减少对咽喉部的刺激。每周换一次胃管，以减轻局部黏膜受压。 4. 加强观察。观察引流物的颜色、性质和 24 小时引流量。如为血性，及时通知医生。 5. 拔管。通常在术后 3～4 天，引流液减少，腹胀消失，肠蠕动恢复后拔除胃管。	

 案例讨论3-5

1. 在教师的引导下，学生对案例导入 3-5 进行分组讨论。

2. 学生以组为单位写出案例讨论报告交教师批阅。

3. 教师点评、归纳总结。

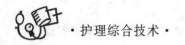
任务六 腹泻患儿的护理

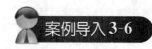
案例导入 3-6

患儿 8 个月,11 月中旬入院。3 天前突然发热、咳嗽,随后呕吐、腹泻,呕吐物为胃内容物,大便为黄色稀水样,每日 10 余次,量较多,黏液少,无腥臭。体检:T 39 ℃,精神萎靡,前囟及眼窝凹陷,哭时泪少,咽稍充血,心肺(一),腹软,皮肤弹性差,尿量明显减少,大便镜检偶见少量白细胞。化验:血钠 139 mmol/L,血钾 3.6 mmol/L。临床诊断为感染性腹泻。

问题:

1. 该患儿有无脱水? 如有,属于哪种程度、何种性质的脱水?

2. 根据临床资料,请你列出该患儿现存的主要护理诊断,并制定相应的护理措施。

3. 给患儿补钾,现输液瓶中有 200 mL 液体,在 200 mL 液体中最多加 10%氯化钾多少毫升?

4. 经过补液,患儿尿多而脱水未纠正,说明什么液体输入过多? 怎么调整?

5. 当该患儿出院时,你如何对患儿家长进行健康教育?

小儿腹泻又称腹泻病,是由多病原、多因素引起的以大便次数增多和大便性状改变为特点的一组临床综合征,为婴幼儿时期的常见病,是我国儿童保健重点防治的"四病"之一。发病年龄多在 6 个月到 2 岁,其中 1 岁以内约占半数。一年四季均可发病,以夏秋季节多见。

一、护理评估

(一) 健康史

本病由多种病因、多种因素所致,分易感因素、感染性因素及非感染性因素三类。

1. 易感因素

(1) 婴幼儿消化系统发育不成熟,生长发育快,所需营养物质多,胃肠道负担重。

(2) 婴幼儿胃液酸度、血清免疫球蛋白和胃肠道 SIgA 均较低,机体防御功能差。

(3) 肠道菌群失调,新生儿正常肠道菌群尚未建立,或使用抗生素引起肠道菌群失调,易患肠道感染。

(4) 人工喂养儿肠道感染发生率明显高于母乳喂养儿。

2. 感染性因素

(1) 肠道内感染 经口而入,可由病毒、细菌、真菌、原虫等引起,尤其以病毒、细菌多见。①病毒:80%以上的婴幼儿腹泻是由病毒感染所引起,其中以人类轮状病毒引起的秋冬季腹泻最常见,其次是星状病毒和杯状病毒、埃可病毒、柯萨奇病毒、腺病毒、冠状病毒等。②细菌(不包括法定传染病病原):大肠杆菌是引起夏季腹泻的主要病原。其他有空肠弯曲菌、耶尔森菌、鼠伤寒沙门菌、铜绿假单胞菌、变形杆菌、金黄色葡萄球菌等。③真菌：常见的有念珠菌、曲菌、毛霉菌等，婴幼儿以白色念珠菌为主。④寄生虫：常见的有蓝色贾第鞭毛虫、结肠小袋虫、阿米巴原虫和隐孢子虫等。

（2）肠道外感染　婴幼儿患中耳炎、上呼吸道感染、肺炎、肾盂肾炎、皮肤感染以及急性传染病时也可引起腹泻，又称症状性腹泻。

3. 非感染性因素

（1）饮食因素　喂养不当，如喂养不定时，饮食量不当，突然改变食物品种，过早喂食大量淀粉或脂肪类食物。

（2）气候因素　①气候突然变冷，腹部受凉致肠蠕动增加；②天气过热，消化液分泌减少，诱发消化功能紊乱而引起腹泻。

（3）过敏性因素　如患儿对大豆或牛奶过敏而引起腹泻。

（4）吸收不良综合征　如乳糖不耐受症、糖原性腹泻、先天性氯化物性腹泻、遗传性果糖不耐受症、原发性肠吸收不良等均可引起腹泻。

（二）身体状况

1. 轻型腹泻　多为饮食因素或肠道外感染引起。以胃肠道症状为主，每日大便多在 10 次以下，呈黄绿色稀糊状或蛋花汤样便，有酸臭味，常有未消化的奶瓣，每次大便量不多，无明显水、电解质紊乱、酸中毒表现。患儿精神尚好，偶有低热，无明显全身感染中毒症状。

2. 重型腹泻　多由肠道内感染所致。

（1）较重的胃肠道症状　每日大便 10 次以上，量多，呈黄绿色水样或蛋花样便，有黏液或脓血。患儿食欲低下、呕吐、腹胀、腹痛，肛周皮肤发红或糜烂。

（2）明显的全身感染中毒症状　患儿常发热，体温高达 40 ℃，烦躁不安，精神萎靡或嗜睡，甚至昏迷、休克等。

（3）不同程度的水、电解质、酸碱平衡紊乱。

①脱水程度：根据累积的体液损失量，将脱水分为轻、中、重三度（表3-1）。营养不

表 3-1　不同程度脱水的临床表现

临床表现	轻　度	中　度	重　度
失水量占体重的百分比	5％	5％～10％	10％～12％
精神状态	稍差	萎靡或烦躁	呈重病容，昏睡或昏迷
前囟和眼窝	稍凹陷	明显凹陷	极度凹陷
哭时眼泪	稍少	少	无
口腔黏膜	稍干燥	明显干燥	极度干燥
口渴	稍有	明显	极明显
尿量	稍减少	明显减少	极少或无尿
皮肤	稍干燥，弹性稍差	苍白干燥，弹性差	发灰干燥，弹性极差
代谢性酸中毒	无	可有，较轻	常有，较重
周围循环衰竭（休克症状）	无	无	有

良患儿因皮下脂肪少,皮肤弹性较差,脱水程度常易被估计过高;而肥胖小儿皮下脂肪多,脱水程度常易被估计过低,临床上应予以注意,不能单凭皮肤弹性来判断,应综合考虑。

②脱水性质:根据血钠浓度、体液渗透压可将脱水分为等渗性脱水、低渗性脱水、高渗性脱水三种。不同性质脱水的临床表现见表3-2。

表3-2　不同性质脱水的临床表现

临 床 表 现	低渗性脱水	等渗性脱水	高渗性脱水
原因及诱因	失盐大于失水,补充非电解质过多,常见于病程较长,营养不良和重度脱水者	失水等于失盐,常见于病程较短,营养状况较好者	失水大于失盐,补充电解质过多,常见高热,大量出汗等
血钠浓度	<130 mmol/L	130~150 mmol/L	>150 mmol/L
主要丧失液区	细胞外液	细胞外液	细胞内脱水
口渴	不明显	明显	极明显
皮肤弹性	极差	稍差	尚可
血压	极低	低	正常或稍低
神志	嗜睡或昏迷	精神萎靡	烦躁易激惹

③酸中毒:中重度脱水的患儿常伴有不同程度的酸中毒。临床上主要根据血浆二氧化碳结合力将酸中毒分为轻、中、重三度,临床表现见表3-3。

表3-3　不同程度代谢性酸中毒的临床表现

分　　度	轻　度	中　　度	重　　度
CO_2-CP	13~18 mmol/L	9~13 mmol/L	<9 mmol/L
临床表现	症状不明显,仅呼吸稍快	精神萎靡或烦躁,呼吸深长,口唇樱桃红色等	昏睡、昏迷,恶心、呕吐,心率增快,呼吸深快、节律不齐,呼吸有丙酮味似烂苹果味

新生儿及小婴儿因呼吸代偿功能较差,呼吸改变不典型,常表现为精神萎靡、拒乳、面色苍白等。

④低钾血症:正常血清钾浓度为3.5~5.5 mmol/L,当血清钾低于3.5 mmol/L时称为低钾血症。主要临床表现:神经肌肉症状,表现为神经肌肉兴奋性降低,如精神萎靡、反应低下、躯干和四肢无力,严重者发生弛缓性瘫痪;腹胀、肠鸣音减弱或消失,腱反射减弱或消失;心血管症状,表现为心率增快、心音低钝、心律失常,心电图异常表现;肾脏损害,表现为口渴、多饮、多尿、夜尿、反常性酸性尿等。

⑤低钙血症和低镁血症:多见于病程长且本身有营养不良和活动性佝偻病患儿。常表现为易激惹、烦躁不安、震颤、手足搐搦、惊厥等。

(三)实验室及其他检查

1. 血常规　白细胞计数及中性粒细胞增多,提示细菌感染;白细胞计数及中性粒细胞不增,一般属于病毒感染。嗜酸性粒细胞增多,常见于寄生虫或过敏性病变。

2. 大便检查 大便常规检查注意有无红细胞、白细胞或脓细胞、虫卵、真菌菌丝和孢子。细菌感染,大便可培养出致病菌。

3. 血液生化检查 血钠测定可提示脱水性质。血钾测定可反映体内缺钾程度。血气分析测定二氧化碳结合力(CO_2-CP)可了解体内酸碱平衡紊乱程度。必要时查血钙及血镁。

(四)心理社会评估

评估家长对疾病的心理反应及认识程度、文化程度、喂养及护理知识等;评估患儿家庭的居住环境、经济状况、卫生习惯等。评估患儿对疾病、住院、检查、护理操作等带来的不适、痛苦等心理反应。

二、护理诊断

1. 体液不足 与丢失体液过多和摄入量不足有关。
2. 腹泻 与喂养不当、感染等有关。
3. 体温过高 与肠道感染有关。
4. 潜在并发症 脱水、酸中毒、低血钾等。
5. 有皮肤黏膜完整性受损的危险 与腹泻、大便刺激及尿布使用不当有关。
6. 知识缺乏 家长对喂养知识、卫生知识及腹泻患儿的护理知识缺乏。

三、护理目标

1. 患儿腹泻次数逐渐减少,大便性状恢复正常。
2. 患儿体液不足及电解质紊乱纠正。
3. 患儿体温逐渐恢复正常。
4. 家长能说出患儿腹泻的病因,能协助医护人员护理患儿。

四、护理措施

(一)调整饮食

无论何种类型的腹泻都要坚持继续喂养,预防营养不良,但严重呕吐者可暂禁食4~6小时(不禁水),一旦病情好转,患儿有食欲,宜及早恢复喂养。饮食需适应患儿的消化功能,根据个体情况,分别对待,循序渐进,适当补充微量元素和维生素。

母乳喂养者继续母乳喂养,暂停辅食,缩短每次哺乳时间,少量多次喂哺。人工喂养者,6个月以下的婴儿给予米汤、稀释牛奶、发酵乳喂养;6个月以上的婴儿可用已经习惯的饮食,如稠粥、面条,并加些植物油、蔬菜、肉末或鱼末等。病毒性肠炎应限制糖的摄入量,可暂停乳类喂养,改用豆制代乳品,或使用无乳糖配方奶粉等。腹泻恢复期应逐渐增加喂养的次数和量,直至恢复到正常饮食。对少数严重病例应加强支持疗法,必要时给予全静脉营养。

(二)遵医嘱,合理使用抗生素,控制感染

病毒性肠炎、非侵袭性细菌所致的急性肠炎一般不需用抗生素,以饮食管理和支持疗法为主。抗生素适用于侵袭性细菌感染的患儿,重症非侵袭性细菌性腹泻、新生儿、小婴儿和原有严重消耗性疾病者,使用抗生素指征放宽。可选用喹诺酮类、黄连素、呋喃唑酮、第三代头孢菌素及氧头孢烯类、氨基糖苷类等抗生素。喹诺酮类药是治疗腹泻的首选药物,但可影响关节软骨发育,儿童剂量不宜过大,疗程不宜过长,一般不超过1周。腹泻的病原菌普遍对第三代头孢菌素及氧头孢烯类抗生素敏感,包括治疗困难的多重耐药菌,副作用少,但价格贵。氨基糖苷类抗生素临床疗效仅次于第三代头孢菌素和环丙沙星,但可引起耳毒性和肾损害,6岁以下的儿童慎用。对空肠弯曲菌感染:红霉素是治疗的首选药。对金黄色葡萄球菌感染:停用原用的抗生素,选用万古霉素、苯唑西林等。真菌性肠炎选用制霉菌素。

(三)严格做好消毒隔离

对肠道感染性腹泻患儿要做好消毒隔离,防止交叉感染,患儿食具、尿布、衣服应专用,尿布最好用一次性的,用后焚烧,对腹泻粪便应进行消毒处理。

(四)维持正常体温

监测体温,当体温超过38.5 ℃时,可用物理降温或药物降温。

(五)液体疗法护理

1. 按医嘱要求全面计划第一天液体总量,遵循"三定、三先、三见"补液原则。

2. 补液过程中应记录24小时液体出入量,入量包括口服液体和胃肠外补液量,出量包括尿、大便和不显性失水。

3. 注意输液管是否通畅,局部有无渗液和红肿,有无输液反应。

4. 严格掌握输液速度,根据每小时输入液体体积(mL),计算出每分钟输液滴数(1 mL约15滴),注意防止输液速度过快或过慢。过快易发生心力衰竭及肺水肿,过慢脱水不能纠正,有条件者最好应用输液泵,以便准确地控制速度。

5. 按医嘱及时补钾,严格掌握补钾的原则。

6. 注意输液效果,观察患儿脱水情况,比较治疗前后变化,判断脱水减轻或加重。皮肤弹性及眼窝凹陷恢复说明脱水已经纠正;尿多而脱水未纠正,说明液体中含糖液过多;眼睑水肿说明液体含钠盐过多,应及时调整液体的种类。

(六)维持皮肤黏膜完整性

腹泻患儿的臀部皮肤受大便的刺激易发生尿布皮炎。选用吸水性强、消毒软棉尿布,避免使用不透气塑料布或橡皮布,尿布湿了,及时更换,每次便后均要用温水清洗并吸干,保持会阴部及肛周皮肤干燥、清洁。局部皮肤发红处涂以消毒植物油、5%鞣酸软膏或40%氧化锌油等并按摩片刻,促进血液循环;也可采用暴露法,臀下仅垫尿布,不加包扎,使臀部皮肤暴露于空气中或阳光下。

(七)密切观察病情

监测生命体征:体温、脉搏、呼吸、血压;观察并记录大便次数、颜色、性质、量,做好动态比较;观察患儿神志、精神、皮肤弹性、前囟和眼眶有无凹陷、体重和尿量变化等,记录24小时液体出入量,估计患儿脱水的程度、补液后脱水症状是否得到改善;观察患儿代谢性酸中毒、低钾血症表现,出现酸中毒、低血钾,应及时配合医生治疗护理。

（八）健康教育

1. 向家长宣教切实可行的家庭护理方法　除少数腹泻患儿因严重脱水需住院治疗外,多数患儿在门诊或居家治疗、护理,因此,家庭护理是腹泻治疗的重要部分,向家长宣教有关饮食调整、降温、尿布皮炎预防/处理、喂药等护理措施。

2. 向家长宣传预防腹泻的措施　提倡母乳喂养,合理添加辅食;养成良好的饮食卫生习惯,注意食物的新鲜、清洁和食具的消毒,以减少肠道感染;增强体质,适当进行户外活动,防止受凉或过热;及时治疗营养不良、贫血、佝偻病等疾病,避免长期使用广谱抗生素。

五、护理评价

经过治疗护理患儿是否达到:腹泻次数减少,大便性状恢复正常;体液不足及电解质紊乱纠正;体温逐渐恢复正常;家长能说出患儿腹泻的病因,能协助医护人员护理患儿。

六、实训技能

婴幼儿更换尿布技术

项 目	实 训 内 容	评分标准
【目的】	保持患儿臀部皮肤清洁干燥、增进舒适、促进尿布皮炎愈合。	5
【准备】	1. 护士准备:护士着装规范、洗手、戴口罩、举止端庄、态度和蔼。 2. 物品准备:盆内盛温水,长方形尿布、尿布桶、小方巾、鞣酸软膏。 3. 环境准备:病室清洁、通风,温度、湿度适宜。	20
【操作步骤】	1. 降下床栏杆,注意安全。 2. 解开尿布: (1) 掀开患儿下半身被褥,注意保暖。 (2) 解开污染潮湿的尿布,轻轻提起患儿双足。 3. 擦净腹股沟、臀部。用洁净端尿布由上向下擦净会阴以及臀部,大便时将污染潮湿的尿布对折于臀下。 4. 温水清洗。用温水清洗会阴以及臀部,擦洗顺序由上向下,会阴→左侧腹股沟→右侧腹股沟→肛门周围。 5. 涂软膏。臀部涂鞣酸软膏,取干净棉签 2 支,由上向下,在臀部皮肤上轻轻滚动。 6. 尿布处理。污染潮湿的尿布,放入桶内。 7. 更换尿布。轻轻提起患儿双足,垫干净尿布于腰下,放下双足,折另一端尿布于腹部,系好系带。 8. 整理。拉平衣服,躺卧舒适,整理床单位,提上床栏。 9. 洗手并做好记录。	60

续表

项　目	实 训 内 容	评分标准
【效果评价】	1. 护患沟通良好,患者及其家属做好准备。 2. 顺利更换尿布,更换过程中患儿无不适反应。 3. 操作过程规范、准确、安全。	15
【注意事项】	1. 选择质地柔软、透气性好、吸水性强的棉织品做尿布或采用一次性尿布。 2. 尿布长短、宽窄和系带松紧适宜,若尿布宽、短、紧,易擦伤外生殖器,窄、长、松,大小便容易溢出。 3. 更换尿布时动作应轻、快,避免患儿受凉。	

 案例讨论3-6

1. 在教师的引导下,学生对案例导入 3-6 进行分组讨论。
2. 学生以组为单位写出案例讨论报告交教师批阅。
3. 教师点评、归纳总结。

任务七　急性化脓性腹膜炎患者的护理

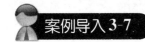 **案例导入3-7**

患者,女,45 岁。因突发右上腹痛 2 小时急诊入院。既往有胃溃疡病史,断续治疗。近期工作繁忙,胃痛频繁发作,午餐后右上腹疼痛突然加重,并迅速蔓延至全腹,呕吐 2 次,为胃内容物。体格检查:T 38.5 ℃,P 110 次/分,R 28 次/分,BP 80/50 mmHg,急性面容,仰卧屈膝体位,心肺正常,腹部平坦,腹式呼吸消失,腹肌紧张,有明显压痛及反跳痛,移动性浊音(十),肝浊音界缩小。辅助检查:腹部 X 线检查膈下可见游离气体。

问题:

1. 对该患者病情观察的重点有哪些?
2. 患者目前主要的护理诊断/问题有哪些?
3. 针对患者的护理诊断/问题,护士应采取哪些护理措施?

急性化脓性腹膜炎是指由化脓性细菌包括需氧菌、厌氧菌或两者混合引起的腹膜及腹膜腔急性炎症。按感染范围分为弥漫性与局限性腹膜炎;按发病机制分为原发性与继发性腹膜炎,继发性腹膜炎占绝大多数。

一、护理评估

(一)病史

1. 评估患者:有无大肠埃希菌、链球菌、变形杆菌等感染引起的继发性腹膜炎;有无其他疾病,如腹内脏器穿孔或破裂;腹内器官炎症有无扩散;腹内脏器是否缺血;有无医源性感染;腹腔内是否因出血、脓肿破裂引发腹膜炎。

2. 评估患者有无溶血性链球菌、肺炎双球菌或大肠埃希菌感染引起的原发性腹膜炎。有无因血行播散、女性生殖系统上行性感染、腹腔内及临近器官细菌通过腹膜层直接扩散、透壁性感染等引起的原发性腹膜炎。

3. 询问患者年龄、职业等一般情况;询问有无药物过敏史、腹部外伤史和手术史;询问近期呼吸系统、泌尿系统感染病史;询问营养不良或其他导致抵抗力下降的情况。

(二)身体状况

1. 全身情况　①观察患者的意识状态、生命体征;②评估饮食、活动情况以及恶心、呕吐情况;③观察有无感染性中毒反应;④观察有无水、电解质及酸碱平衡失调的表现;⑤观察有无休克的表现。

2. 腹部情况　①了解腹痛发生的时间、部位、性质、程度、范围及伴随症状等;②是否有腹部压痛、反跳痛、肌紧张等腹膜刺激征表现,评估其部位、程度和范围;③是否有腹胀以及腹胀的程度;④检查有无肠鸣音减弱或消失,有无腹部移动性浊音;⑤直肠指诊有无盆腔感染或脓肿。

(三)临床表现

1. 局部症状　腹痛是腹膜炎最重要症状。一般呈持续性、剧烈腹痛,深呼吸、咳嗽、转动身体时疼痛加剧。腹痛范围模糊,但以原发病灶处最显著。腹痛常伴恶心、呕吐。初始多较轻微,呕吐物为胃内容物;发生麻痹性肠梗阻时,呕吐物可含有黄绿色胆汁,甚至呈棕褐色粪样内容物。

2. 全身症状　急性痛苦病容,强迫仰卧位。体温逐渐升高、脉搏加快,但年老体弱者体温可不升。若脉搏快体温反而下降,为病情恶化的征象之一;严重腹膜炎患者出现呼吸浅快、低血压及休克、MODS表现。

3. 体征　①视诊:腹胀明显,腹式呼吸运动减弱或消失,腹胀加重代表发生肠麻痹,是病情恶化的重要标志。②触诊:腹膜刺激征是腹膜炎典型体征,查出腹部压痛、反跳痛和腹肌紧张,以原发灶处最为明显,弥漫性空腔脏器穿孔的腹膜炎,腹肌呈"板状腹"。③叩诊:呈鼓音,胃肠穿孔时肝浊音界缩小或消失,腹腔内积液较多时移动性浊音呈阳性。④伴肠麻痹者,听诊时肠鸣音减弱或消失。⑤直肠指诊:盆腔有感染或形成盆腔脓肿时,直肠前窝饱满且有触痛。

(四)实验室及其他检查

1. 实验室检查　血常规帮助评估化脓性感染的严重程度;尿常规有助于评估有无血液浓缩和肾脏受累;血生化检查可评估酸中毒和电解质紊乱情况。

2. 腹部 X 线　可见小肠普遍胀气并有多个小液平面的肠麻痹征象;胃肠穿孔时,站立位 X 线平片可见膈下游离气体。

3. 腹部超声　显示腹腔内积液,但不能鉴别液体的性质。

4. 腹部 CT　对腹腔内实质性脏器的病变的诊断帮助较大,对评估腹腔内渗液量也有一定帮助,CT 可提供 X 线检查无法提供的定位及病理信息。

5. 腹腔镜检查　可确诊并进行腹腔镜下冲洗引流等治疗。

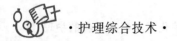

6. 诊断性腹腔穿刺抽液术（表 3-4）或腹腔灌洗术　简单而且对于寻找引起腹膜炎的病因有重要价值。

表 3-4　诊断性腹腔穿刺抽液术

病　　因	穿刺液性状
胃十二指肠穿孔	黄绿色,含胆汁,无臭味,有食物残渣
小肠穿孔或破裂	浑浊,色黄,混有稀薄粪便,有臭味
肠绞窄坏死	血性,臭味重
急性重症胰腺炎	血性,一般无臭味(胰淀粉酶含量高)
结核性腹膜炎	草绿色
肝脾破裂	不凝血
穿刺误入血管	鲜血,放置 2～3 分钟凝固

（五）心理社会评估

了解患者的心理反应,有无焦虑、恐惧等表现。询问患者及其家属对本病的认知程度和心理承受能力,评估患者对医院环境的适应情况和治疗的合作情况。了解家属态度、经济承受能力。

二、护理诊断

1. 舒适性改变:腹痛腹胀　与腹膜受炎症刺激、毒素吸收致肠麻痹有关。
2. 体液不足　与腹腔内大量渗出、高热、禁食与胃肠减压等有关。
3. 体温过高　与腹膜炎大量毒素吸收有关。
4. 焦虑与恐惧　与疾病突发、躯体不适、担心预后等有关。
5. 潜在并发症　腹腔脓肿、切口感染、肠粘连。

三、护理目标

1. 患者疼痛、腹胀减轻,舒适感增加。
2. 患者未发生体液不足或休克,水、电解质、酸碱平衡已纠正。
3. 患者炎症得到控制,体温降至正常。
4. 患者情绪稳定,焦虑、恐惧情绪减轻。
5. 腹腔脓肿和切口感染得到预防,或及时发现和处理。

四、护理措施

（一）非手术治疗和术前护理

1. 减轻腹痛和腹胀,增进舒适感　①禁食、胃肠减压。②一般取半卧位。③遵医嘱给予镇静处理,缓解患者的痛苦与恐惧心理。已经确诊和治疗方案已定者,可用哌替啶类镇痛剂;对于诊断不明确者,慎用镇痛剂,以免掩盖病情。

2. 维持体液平衡和有效循环血量　迅速建立两条静脉输液通道,遵医嘱补充液体和电解质等,以纠正水、电解质及酸碱失衡。补液时,注意计算总补液量(晶体、胶体),安排好各类液体输注的顺序,并根据患者的临床表现和补液的监测指标及时调整输液的成分和速度。必要时输血浆、白蛋白或全血,以补充因腹腔内渗出大量血浆引起的低蛋白血症和贫血。感染中毒症状明显并有休克时,给予抗休克治疗。如果输液、输血未能改善患者状况,遵医嘱使用激素以减轻中毒症状;也可以根据患者的脉搏、血压、中心静脉压等情况给予血管收缩剂或扩张剂,密切观察药物治疗的效果。

3. 病情观察　①定时测量生命体征。②记录 24 小时液体出入量。③观察腹痛和腹膜刺激征的动态变化。④监测危重患者的心、肺、肾脏等重要脏器功能。

4. 用药护理　继发性腹膜炎大多为混合感染,根据细菌培养及药物敏感试验结果选用抗生素,注意配伍禁忌。严重感染性休克患者早期足量使用糖皮质激素减轻全身炎症反应;休克患者使用纠酸和血管活性药物。

5. 心理护理　做好患者及其家属的沟通和解释,稳定患者情绪,减轻焦虑;向患者及其家属介绍疾病相关知识,提高他们认识并配合治疗和护理,帮助他们面对和接受疾病带来的变化,增加战胜疾病的信心和勇气。

6. 其他护理措施　降温、吸氧、术前准备等。

（二）手术后护理

1. 注意腹部体征变化,观察有无膈下或盆腔脓肿等并发症的表现;观察其肠蠕动恢复情况;观察引流情况及伤口愈合情况等。其他病情观察内容与非手术护理措施相同。

2. 待麻醉苏醒,血压、脉搏平稳后改为低半卧位。鼓励患者早期活动以预防肠粘连。

3. 术后继续胃肠减压,待 3 日左右肛门排气、肠蠕动恢复后拔除胃管,逐步恢复经口进食。禁食期间做好口腔护理,每日 2 次。

4. 合理补充水、电解质和维生素;遵医嘱继续使用抗生素;根据患者的营养状况,及时给予肠内、肠外营养支持。

5. 腹腔引流管的护理见后文。

6. 预防腹腔脓肿和切口感染的发生,包括:合理使用抗生素;妥善固定腹腔引流管;正确标记,调整负压,维持有效引流,及时拔管;保持切口敷料清洁干燥,有渗血或渗液时及时更换敷料,观察切口愈合情况,及早发现切口感染征象。

（三）健康教育

术后饮食从流质逐步过渡到半流食、软食、普食,指导患者少量多餐,进食富含蛋白质、热量和维生素的食物,促进切口愈合和机体恢复。解释术后早期活动的重要性,鼓励患者卧床期间进行床上翻身活动,早期下床走动,促进肠功能恢复,防止术后肠粘连。若出现腹胀、腹痛、恶心、呕吐或原有消化系统症状加重时,应立即就诊。

五、护理评价

患者疼痛、腹胀是否减轻,舒适感增加;患者是否发生体液不足或休克,水、电解质、酸碱平衡是否已纠正;患者炎症是否控制,体温是否降至正常;患者情绪是否稳定,焦虑恐惧情绪是否减轻;腹腔脓肿和切口感染是否得到预防,或得到及时发现和处理。

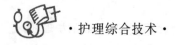

六、实训技能

手术区消毒和铺巾技术

项　　目	实 训 内 容	评 分 标 准
【目的】	消灭手术区细菌。	5
【准备】	1. 护士准备:护士着装规范、洗手、戴口罩。 2. 物品准备:松节油、碘尔康等消毒液、棉球、棉签、镊子、卵圆钳、消毒纱布、手术巾若干。 3. 环境准备:病室清洁、保暖、光线良好。	20
【操作步骤】	1. 手术区消毒: (1) 准备消毒用物,如皮肤上有较多油脂或胶布粘贴的残迹,可先用汽油或松节油拭去。 (2) 传统方法是术者洗手后用2‰～3‰碘酊涂擦皮肤三遍,待干后用70％酒精消毒脱碘两遍。 (3) 目前消毒方法有用0.5％碘尔康溶液或1∶1000苯扎溴铵溶液涂擦三遍。对婴儿,面部皮肤、口腔、肛门、外生殖器等部位,可选用刺激性小、作用较持久的0.75％吡咯烷酮碘消毒。 (4) 在植皮时,供皮区的消毒可用70％酒精涂擦三遍。以腹部手术为例,消毒范围至少要求上至乳头线,下至大腿上1/3,两侧至腋中线。 (5) 先将少许消毒液倒在肚脐上,再用卵圆钳夹持浸有消毒剂(2‰～3‰碘酊)的棉球或小纱布块,由腹部中心区开始涂擦,绕过肚脐。 (6) 涂擦时不留空隙;下一遍不能超出上一遍的范围。第三遍消毒完毕,翻过卵圆钳用棉球的另一侧将肚脐内的消毒液沾干。 (7) 消毒完毕,换消毒液(碘伏或0.1％苯扎溴铵)消毒会阴部。 2. 铺巾技术: (1) 手术区消毒后,铺无菌巾。铺巾时每块手术巾的反折部靠近切口。 (2) 铺巾的顺序是,如铺巾者未穿手术衣,则先铺铺巾者对面一侧,再铺会阴侧,再铺头侧,最后铺靠近铺巾者一侧(若已穿好手术衣,则先铺好自己的一侧),然后用巾钳夹住无菌巾之交叉处固定。 (3) 若铺巾完毕后要修正某一铺巾只能由手术区向外移。 (4) 根据需要铺中单、大单,大单的头端应盖过手术架,两侧和足端部位应垂下超过手术台边缘30 cm。	60
【效果评价】	1. 术前护患沟通良好,患者做好准备。 2. 完成手术所需部位的消毒,铺巾顺序、位置准确。 3. 操作过程规范、准确、安全。	15

续表

项 目	实 训 内 容	评分标准
【注意事项】	1. 消毒皮肤应由手术区中心向四周涂擦。如为感染伤口，或为肛门区手术，则应从手术区的外周涂向中央处。 2. 已经接触污染部位的药液纱布不应再返回涂擦清洁处。 3. 手术区皮肤消毒范围要包括手术切口周围 15 cm 的区域。如手术有延长切口的可能。 4. 铺巾的顺序和长度要符合要求。	

案例讨论3-7

1. 每 4~6 人一组，在教师的引导下，学生对案例导入 3-7 进行分组讨论。
2. 每组学生写出案例讨论报告交教师批阅。
3. 教师点评，归纳总结。

任务八　急性重症胆管炎患者的护理

案例导入3-8

患者，女，55 岁，因反复右上腹疼痛 2 年，加重伴寒战高热 10 小时急诊入院。体格检查：T 39.6 ℃，P 122 次/分，R 26 次/分，BP 82/60 mmHg。神志欠清，反应迟钝，皮肤巩膜黄染，右上腹及剑突下压痛，轻度肌紧张及反跳痛，Murphy 征（＋），腹稍胀，未见肠型及蠕动波，肠鸣音正常。实验室检查：血红蛋白 156 g/L，白细胞计数 23.8×10^9/L，总胆红素 31 μmol/L，结合胆红素 25.0 μmol/L。患者 5 年前经腹部超声检查证实为胆囊结石，曾行排石治疗，近半年来腹痛发作频繁，伴有寒战、发热及可疑黄疸。临床拟诊"急性梗阻性化脓性胆管炎"。

问题：

1. 临床诊断的依据有哪些？还需要做哪些检查？
2. 针对患者目前情况，请列出主要的护理诊断。
3. 目前最关键的处置是什么？
4. 如何做好术后护理？

急性梗阻性化脓性胆管炎（AOSC）又称急性重症胆管炎（ACST），是在胆道梗阻基础上并发的急性化脓性细菌感染，急性胆管炎和急性梗阻性化脓性胆管炎是同一疾病的不同发展阶段。最常见致病菌是大肠埃希菌，其他还有克雷伯菌、粪链球菌、变形杆菌、肠球菌、拟杆菌。

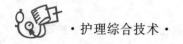

一、护理评估

（一）病史

重点询问发病情况、发病的原因（胆道梗阻和细菌感染、胆道结石、胆道蛔虫、胆管狭窄、胆管及壶腹部肿瘤等）及诱因、病情及其程度；询问有无胆系结石、胆管炎、蛔虫感染、胆道手术等既往史；询问药物过敏史。

（二）身体状况

1. 腹痛位于剑突下或右上腹，呈持续性疼痛伴阵发性加剧，向右肩背反射，伴有恶心、呕吐。腹痛之后出现寒战、高热，呈弛张热，体温在 39 ℃以上。

2. 出现不同程度的黄疸。

3. 有明显的腹膜刺激征，压痛部位在剑突下或右上腹。触及肿大、有触痛的胆囊。肝区有压痛及叩痛。腹胀明显，肠鸣音减弱。

4. 低血压和休克。呼吸急促、出冷汗、脉搏细速、血压在短时间内迅速下降。

5. 神志改变：淡漠、烦躁、谵妄、嗜睡，甚至昏迷。

（三）实验室及其他检查

1. 实验室检查　血常规检查示白细胞计数升高，可超过 $20 \times 10^9/L$，中性粒细胞比例明显升高，核左移，细胞质出现中毒颗粒；血生化检查可见肝功能损害、电解质紊乱和尿素氮增高。

2. 腹部B超　首选。可见肝肿大，肝内外胆管扩张及胆管内结石光团伴声影等。

3. 经皮肝穿刺胆道造影（PTC）或经内镜逆行胰胆管造影（ERCP）　对肝内胆管和胆总管进行检查，可进行介入性治疗。

4. 腹腔镜　确诊和微创治疗。

（四）心理社会评估

患者及其家属对突发严重疾病的认知、家庭经济状况及心理承受能力等。了解患者的心理反应，有无焦虑、恐惧等表现。评估患者对医院环境的适应情况和治疗的合作情况。

二、护理诊断

1. 体液不足　与呕吐、禁食、胃肠减压和感染性休克等有关。

2. 疼痛　与胆道高压和炎症刺激有关。

3. 体温过高　与胆管梗阻并继发感染有关。

4. 营养失调：低于机体需要量　与胆道疾病致长时间发热、肝功能损害及禁食有关。

5. 潜在并发症　胆道出血、胆瘘、多器官功能障碍或衰竭。

三、护理目标

1. 患者未发生体液不足的症状，或休克，水、电解质、酸碱平衡失调已纠正。

2. 患者腹痛减轻,舒适感增加。

3. 患者炎症得到控制,体温降至正常。

4. 患者情绪稳定,焦虑、恐惧情绪减轻。

5. 胆道出血和胆瘘得到预防,或得到及时发现和处理。

四、护理措施

(一)术前护理/非手术治疗护理

1. 迅速建立静脉输液通道,遵医嘱补充液体和电解质等。感染中毒症状明显并有休克时,进行更积极的抗休克治疗。如果输液、输血未能改善患者状况,遵医嘱使用激素以减轻中毒症状;也可以根据患者的脉搏、血压、中心静脉压等情况给予血管收缩剂或扩张剂,密切观察药物治疗的效果。

2. 禁食、胃肠减压;取半卧位,可以放松腹部肌肉,尽量减少搬动和按压腹部,以减轻疼痛;遵医嘱给予消炎利胆、解痉止痛药物,比如阿托品加哌替啶;采用物理、药物降温及联用足量有效抗生素控制感染,使体温恢复正常。

3. 定时测量生命体征;记录 24 小时液体出入量;观察腹痛、意识状态、休克的动态变化;监测危重患者的心、肺、肾脏等重要脏器功能。

4. 根据病情选择适当的给氧方式,改善患者缺氧状况,保护重要器官。

5. 介入治疗的护理:PTCD 术前要查凝血功能、注射维生素 K_1 2~3 天、使用抗生素、完成碘过敏试验并做好造影后剖腹探查的各种准备。造影后嘱患者平卧 4~6 小时,观察生命体征并注意有无内出血和胆瘘发生。

6. 其他护理措施:营养支持、术前准备等。

(二)手术后护理

1. 严密观察病情:①生命体征变化;②观察神志变化和肢端温度,判断休克改善情况;③观察引流液性状和量,注意有无胆道出血;④若引流出胆汁超过 50 mL/h,或切口处有胆汁样液体渗出,伴发热、腹痛、腹膜炎等症状,说明有胆瘘。

2. 卧床休息;继续使用抗生素;根据患者的营养状况,及时给予肠内、肠外营养。

3. T 形引流管的护理 妥善固定,观察引流液量和色,预防感染,2 周左右拔管。

(三)健康教育

指导患者选择低脂肪、高蛋白质、高维生素易消化的食物,定时进餐可减少胆汁在胆囊中储存的时间并促进胆汁酸循环,预防结石的形成。避免劳累、多饮水。术后早期活动,防止肠粘连。若出现发热、腹痛、恶心、呕吐或黄疸时,应立即就诊。

五、护理评价

患者是否发生体液不足或休克,水、电解质、酸碱平衡是否已纠正;患者腹痛是否减轻,舒适感增加;患者炎症是否控制,体温是否降至正常;患者情绪是否稳定,焦虑恐惧情绪是否减轻;胆道出血和胆瘘是否得到预防,或得到及时发现和处理。

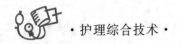
六、实训技能

肌内注射
技术
(3-8)

肌内注射技术

项 目	实 训 内 容	评 分 标 准
【目的】	1. 不能或不宜静脉注射,要求比皮下注射更迅速发生疗效时采用。 2. 适用于注射刺激性较强或剂量较大的药物。	5
【准备】	1. 护士准备:护士着装规范、洗手、戴口罩。 2. 物品准备:注射盘内另加 2 mL 或 5 mL 注射器,6 或 6 号半针头,药液(如药物为混悬剂或油剂,应备较粗针头),注射卡。 3. 环境准备:病室清洁、通风。	20
【操作步骤】	1. 护士洗手戴口罩,备齐用物后携至床旁,核对并解释。 2. 协助患者取适当体位,以使肌肉松弛,易于进针。如侧卧位(上腿伸直,下腿稍弯曲),俯卧位(足尖相对,足跟分开),仰卧位(用于危重及不能翻身的患者),坐位(要稍高,便于操作)。 (1) 臀大肌注射定位法:臀大肌起自髂后上棘与尾骨尖之间,肌纤维平行向外下方止于股骨上部,其内有坐骨神经通过,坐骨神经起自骶丛神经,自梨状肌下孔出骨盆至臀部,在臀大肌深处,约在坐骨结节与大转子连线中点处下降至股部。注射时为避免损伤坐骨神经,有两种定位法。 ①"十字法":从臀裂顶点向左或向右引一水平线,从髂嵴最高点作一垂线,将一侧臀部分为四个象限,其外上象限避开内下角为注射部位。 ②"连线法":取髂前上棘与尾骨连线的外 1/3 处为注射部位。 (2) 臀中肌、臀小肌注射定位法:"三角区法"以示指尖和中指尖分别置于髂前上棘和髂嵴下缘处。这样,示指、中指和髂嵴三者构成的三角区域即为注射部位。"三横指法"以髂前上棘外侧三横指处为注射部位,患儿以其手指的宽度为标准。 (3) 上臂三角肌注射定位法:取上臂外侧,肩峰下 2~3 横指处为注射部位。此处肌肉较薄,只能作小剂量注射。 (4) 股外侧肌注射定位法:取大腿中段外侧。一般成人位于膝上 10 cm,髋关节下 10 cm,宽约 7.5 cm 的范围。此区大血管,神经干很少通过,范围较广,可供多次注射。 3. 用 2% 碘酊消毒局部注射部位,待干后用 70% 酒精脱碘,或用 0.5% 碘伏消毒 2 次。 4. 再次核对,排尽空气。 5. 左手拇指、示指绷紧皮肤,右手呈执毛笔势持注射器,中指固定针栓,针头和皮肤成 90°角,以手臂带动手腕的力量,迅速刺入针梗的 1/2~2/3。 6. 松开左手,抽动活塞,如无回血,缓慢推药。 7. 注射毕,用干棉签轻按进针处,快速拔针后按压片刻。 8. 再次核对,协助患者取舒适卧位。整理床单位,清理用物。	60

续表

项　　目	实 训 内 容	评 分 标 准
【效果评价】	1. 护患沟通良好,患者做好准备。 2. 定位方法得当,部位准确,注射过程中患者无不良反应。 3. 操作过程规范、准确、安全。	15
【注意事项】	1. 勿将针梗全部刺入,以防从根部衔接处折断。 2. 两岁以内的婴幼儿不宜选用臀部肌内注射。因其独立行走前臀部肌肉发育不完善,易损伤坐骨神经;其次,反复注射可能导致肌肉纤维化而至肌肉挛缩。 3. 长期进行肌内注射的患者,应合理地更换注射部位,并用细长针头,以避免或减少硬结的发生,若已出现硬结,可采用热敷,理疗等措施。 4. 需同时注射两种药物时,应注意配伍禁忌。	

 案例讨论3-8

(1) 每 4～6 人一组,在教师的引导下,学生对案例导入 3-8 进行分组讨论。

(2) 每组学生写出案例讨论报告交教师批阅。

(3) 教师点评,归纳总结。

项目四　妊娠、分娩和产褥期疾病患者的护理

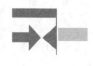

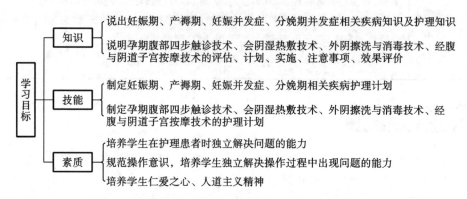

学习目标

知识
- 说出妊娠期、产褥期、妊娠并发症、分娩期并发症相关疾病知识及护理知识
- 说明孕期腹部四步触诊技术、会阴湿热敷技术、外阴擦洗与消毒技术、经腹与阴道子宫按摩技术的评估、计划、实施、注意事项、效果评价

技能
- 制定妊娠期、产褥期、妊娠并发症、分娩期相关疾病护理计划
- 制定孕期腹部四步触诊技术、会阴湿热敷技术、外阴擦洗与消毒技术、经腹与阴道子宫按摩技术的护理计划

素质
- 培养学生在护理患者时独立解决问题的能力
- 规范操作意识，培养学生独立解决操作过程中出现问题的能力
- 培养学生仁爱之心、人道主义精神

任务一　妊娠期妇女的护理

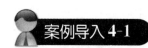

案例导入 4-1

　　王某，女，27岁，已婚。因月经过期2周，出现晨起恶心、呕吐3天就诊。查体：T 36.5 ℃，P 82次/分，R 18次/分，BP 120/70 mmHg。既往月经规律，4～5/28，无高血压、糖尿病等病史。尿妊娠试验（＋），临床考虑早孕。

　　1. 如要确诊，还需做什么检查？

　　2. 对该妇女提出主要的护理问题。

　　3. 如果确诊，应对该妇女采取哪些护理措施？

　　妊娠是胚胎和胎儿在母体内发育成长的过程。妊娠全过程约40周。

一、护理评估

（一）健康史

　　1. 询问个人资料、本次妊娠经过、既往史、月经生育史、家族史及丈夫健康状况。

　　2. 推算预产期（EDC）：根据末次月经（LMP）推算，末次月经的第一天起，月份减3或加9，日期加7（公历）或加15（农历）。

　　3. 评估孕妇有无恶心、呕吐、尿频、尿急、白带增多、下肢水肿及下肢外阴静脉曲

张、便秘、腰腿痛、下肢肌肉痉挛、仰卧位低血压等。腹部增大和胎动,能扪到胎体,听到胎心。

（二）身体状况

1. 评估全身状况　注意了解孕妇的发育营养状况、身高、体重、步态、有无水肿;重要器官如心、肝、肺、肾、脑有无病变,乳房发育情况及有无结节、乳头凹陷等;四肢有无畸形。了解孕妇的生命体征,观察体温、脉搏、呼吸及血压。注意血压不应超过140/90 mmHg,或与基础血压相比不超过 30/15 mmHg,超过者应属病理状态。注意有无水肿情况,休息后水肿是否可以消失。

2. 产科评估

（1）评估孕妇的停经史、早孕反应、尿频症状。

（2）评估孕妇乳房体征:乳房有无明显增大,乳头乳晕有无着色,乳晕上是否出现蒙氏结节。

（3）评估孕妇生殖器官体征:是否出现阴道黏膜充血着色呈紫蓝色,宫颈充血着色呈紫蓝色,宫体增大变软,宫颈变软,子宫峡部极其柔软,双合诊检查感觉宫颈与宫体似不相连。

（4）腹部检查:视诊注意腹型及大小,腹部有无妊娠纹、瘢痕等,注意尖腹(初产妇)、悬垂腹(经产妇);触诊通过四部触诊检查胎产式、胎先露、胎方位及先露是否衔接;听诊胎心音在靠近胎背侧最清楚,枕先露在脐下稍偏左或右,臀先露在脐上偏左或右,肩先露在脐周,心率 110～160 次/分。

（5）骨盆测量:包括外测量和内测量,外测量主要测量髂棘间径(IS)正常值 23～26 cm,髂嵴间径(IC)正常值 25～28 cm,骶耻外径(EC)正常值 18～20 cm,出口横径(TO)正常值 8.5～9.5 cm,如小于 8 cm,需测量出口后矢状径。内测量主要测量对角径(DC)正常值 12.5～13 cm,坐骨棘间径(BD)正常值 10 cm。

3. 评估循环及血液系统　是否出现循环血量增加,血液稀释,生理性贫血,仰卧位低血压综合征。

4. 评估泌尿系统　是否出现夜尿量多于日尿量。

5. 评估呼吸系统　是否出现呼吸道黏膜充血水肿。

6. 评估消化系统　是否出现恶心呕吐等早孕反应,晚期肠蠕动减慢,便秘等。

7. 评估内分泌系统　是否出现乳腺发育。

（三）实验室及其他检查

1. 妊娠试验　注意结果判定,阳性结果提示妊娠,但不能确定妊娠部位,阴性结果提示未妊娠,但不能完全排除妊娠的可能。

2. 超声检查　最常用 B 超,孕 5 周可探到圆形的妊娠环,孕 6～8 周可在增大的子宫轮廓内探到原始的胎心搏动,为检查早期妊娠快速准确的方法。中晚期 B 超不仅能显示胎儿数目、胎位、胎心搏动(110～160 次/分)和胎盘情况,还能测定胎儿双顶径,观察胎儿有无体表畸形。

3. 胎动计数　评价胎儿宫内安危最简便的指标。

4. 胎心听诊　最简便方法,可以判断胎儿是否存活。

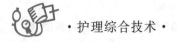
5. 胎儿电子监护　可动态连续观察和记录胎心率的变化,评估胎儿宫内安危。

（四）心理社会评估

评估孕妇对妊娠的态度和感受,有无异常情况。评估孕妇对于胎儿的情绪反应及其丈夫、家人对妊娠的态度及家庭经济状况、宗教信仰等。评估患者是否存在惊讶和震惊、矛盾、接受、情绪波动和自省等心理状况。

二、护理诊断

1. 营养失调:低于机体需要量　与早孕反应、食欲不振有关。
2. 体液过多:水肿　与妊娠子宫压迫下腔静脉或水钠潴留有关。
3. 舒适改变　与早孕反应及中晚期腰背痛有关。
4. 便秘　与妊娠引起肠蠕动减弱有关。
5. 自我形象紊乱　与妊娠引起的体型改变有关。
6. 知识缺乏　缺乏孕期相关知识。
7. 焦虑　与担心妊娠期间自身及胎儿健康和安全有关。
8. 恐惧　与害怕自己不能胜任母亲角色、不能忍受分娩疼痛等有关。

三、护理措施

（一）建立合理的生活制度

1. 嘱孕妇按时产检,注意休息;监测胎动,有异常情况及时来院检查。

2. 注意合理安排膳食,摄入含蛋白质、铁、钙及各种维生素和微量元素丰富的食物。选择易消化、清淡及无刺激的食物,采用正确的烹调方法,避免破坏营养素;避免烟酒、浓咖啡及浓茶等。定期测量体重,监测体重增长情况。

（二）症状护理

1. 恶心、呕吐时,应避免空腹,要少量多餐;食用清淡食物,避免食用油炸、难以消化或引起不舒服的食物;如妊娠 12 周以后仍继续呕吐,或出现妊娠剧吐,须入院治疗,纠正水、电解质紊乱。

2. 若无任何感染征象出现尿频、尿急,可给予解释,不必处理。有尿意时应及时排空,不可强忍。

3. 白带增多,嘱孕妇每天清洗外阴,保持外阴部清洁,但严禁行阴道冲洗。指导孕妇穿透气性好的棉质内裤,勤换洗。

4. 孕妇在妊娠后期易发生下肢水肿,经休息后可消退,属正常现象。嘱孕妇取左侧卧位,下肢稍垫高,避免长时间站或坐。适当限制孕妇对盐的摄入,不必限制水分。

5. 孕妇应避免两腿交叉或长时间站立、行走,并注意经常抬高下肢;指导孕妇穿弹力裤或袜,以促进血液回流,但避免穿妨碍血液回流的紧身衣裤。

6. 嘱孕妇养成每天定时排便的习惯,多吃水果、蔬菜等含纤维素多的食物,同时增加每天饮水量,注意适当的活动。未经医生允许不可随便使用大便软化剂或轻泻剂。

7. 指导孕妇穿低跟鞋,保持正确的走、坐、行姿势;疼痛严重者,必须卧床休息(硬床垫),局部热敷。

8. 指导孕妇饮食中增加钙的摄入,告诫孕妇避免腿部疲劳、受凉,伸腿时避免脚趾尖伸向前,走路时脚跟先着地。发生下肢肌肉痉挛时,嘱孕妇背屈肢体或站直前倾以伸展痉挛的肌肉或局部热敷按摩,直至痉挛消失。遵医嘱口服钙剂。

9. 嘱孕妇取左侧卧位后仰卧位低血压综合征症状可自然消失,不必紧张。

10. 指导孕妇坚持户外活动,如散步。睡前用梳子梳头,温水洗脚,或喝热牛奶等方式均有助于入眠。

（三）心理护理

了解孕妇孕期心理变化,关心体贴孕妇,鼓励孕妇将内心感受表达出来,提供相应心理支持,减轻孕妇不良情绪。

（四）健康教育

孕期注意用软毛牙刷。要勤淋浴(禁盆浴),勤换内衣。孕妇衣服应宽松、柔软、舒适,冷暖适宜。卧床时宜取左侧卧位,适当运动。胎动计数了解胎儿情况。在妊娠最初的 2 个月,用药必须在医师指导下使用。妊娠前 3 个月及末 3 个月,均应避免性生活,以防流产、早产及感染。孕妇应自妊娠 24 周开始,每天用温水清洗去除污垢,然后擦干再涂上油脂。乳头凹陷者,应指导孕妇用正确方法纠正。对胎儿进行抚摸训练,激动胎儿的活动积极性;选择优美柔和的音乐聆听;参加有趣的交谈和活动等。嘱孕妇及其家属提前做好分娩准备,告知孕妇临近预产期出现见红或者阴道大量流液等情况时应及时就诊。

四、护理评价

孕妇顺利度过妊娠期,无异常情况发生;孕妇在孕期能按时进行产检,进行孕期监护;孕妇情绪稳定,妊娠过程无不适。

五、实训技能

孕期腹部四步触诊技术

项 目	实训内容	评分标准
【目的】	通过触诊判定胎产式、胎先露、胎方位、胎先露是否衔接、子宫大小是否与孕周相符,并估计胎儿的大小和羊水量的多少。	5
【准备】	1. 护士准备:护士着装规范、洗手、戴口罩。 2. 环境准备:病室清洁、保暖、光线良好。	20
【操作步骤】	1. 体位:先嘱孕妇排空膀胱后仰卧,头部稍垫高,露出腹部,双腿略屈曲稍分开,使腹肌放松。 2. 站位:检查者站在孕妇右侧进行检查。在做前三步手法时,检查者面向孕妇,做第四步手法时检查者面向孕妇足端。	60

项 目	实 训 内 容	评分标准
【操作步骤】	3. 第一步手法:两手置于子宫底部,了解宫底高度、子宫外形及宫底处是胎儿的哪一部分。胎头大、圆、硬、有浮球感,若为胎臀则软而宽且形状略不规则。 4. 第二步手法:两手分别置于腹部两侧,一手相对固定,另手轻按检查确定胎儿背部在母体的哪侧。平坦而较宽者为胎背,高低不平且变形者为胎肢。 5. 第三步手法:检查者右手拇指与其余四指分开,置耻骨联合上方握住胎先露部,进一步查清先露是胎头还是胎臀,是否衔接。 6. 第四步手法:检查者面向孕妇足端,两手分别置于胎先露两侧,沿骨盆入口向下深按,进一步核对胎先露的判断是否正确,并确定胎先露是否衔接。	60
【效果评价】	1. 护患沟通良好,患者做好准备。 2. 检查达到目的,检查过程中孕妇无不良反应。 3. 操作过程规范、准确、安全。	15
【注意事项】	1. 检查前先嘱孕妇排空膀胱后仰卧,头部稍垫高,露出腹部,双腿略屈曲稍分开,使腹肌放松。 2. 检查时,检查者手要温暖,力度适中。	

孕期骨盆测量技术

项 目	实 训 内 容	评分标准
【目的】	判断孕妇将采取的分娩方式。	5
【准备】	1. 护士准备:护士着装规范、洗手、戴口罩。 2. 物品准备:皮尺、无菌手套、指套。 3. 环境准备:病室清洁、保暖、光线良好。	20
【操作步骤】	1. 对角径的测量方法:对角径又称骶耻内径,是指骶骨岬至耻骨联合下缘的距离,正常应大于 11.5 cm。 ①测置时让孕妇仰卧于平床上,两腿弯曲并用两手抱膝,使大腿贴近腹壁,使臀部抬高便于检查。检查者戴手套,将中指、示指伸直轻缓地插入阴道,沿骶骨前面自下而上寻找骶岬,将指根部稍用力压向会阴。 ②正常骨盆的骶岬不能触及,表示对角径大于 11.5 cm。 ③如能触及骶岬,则检查者的中指尖端应紧紧接触骶岬,而将示指紧接于耻骨联合下方,并用另一手的示指在该处做一标记,然后退出手指,测量标记至中指尖端的距离即为对角径的长度。 ④倘若检查者的手指较短(中指尖端至虎口处的长度不足 11.5 cm者),可在中指末端套上一个软木塞制成的指套。	60

续表

项　目	实 训 内 容	评分标准
【操作步骤】	2. 骨盆内测量:骨盆外测量发现异常,应进行骨盆内测量。对角径小于11.5 cm,骶岬突出为骨盆入口平面狭窄,属扁平骨盆。 ①中骨盆平面狭窄及骨盆出口平面狭窄往往同时存在。应测量骶骨前面弯度、坐骨棘间径、坐骨切迹宽度(即骶棘韧带宽度)。 ②若坐骨棘间径小于10 cm,坐骨切迹宽度小于2横指,为中骨盆平面狭窄。 ③若坐骨结节间径小于8 cm,应测量出口后矢状径及检查骶尾关节活动度,估计骨盆出口平面的狭窄程度。 ④若坐骨结节间径与出口后矢状径之和小于15 cm,为骨盆出口平面狭窄。	60
【效果评价】	1. 护患沟通良好,患者做好准备。 2. 测量时皮尺松紧适宜,检查过程中患者无不良反应。 3. 操作过程规范、准确、安全。	15
【注意事项】	1. 骨盆测量动作要轻柔。 2. 注意保暖和遮挡患者。 3. 测量数据要准确。	

 案例讨论4-1

1. 学生每4~6人一组,教师引导对案例导入4-1进行讨论。
2. 每组学生写出案例讨论报告交教师批阅。
3. 教师进行点评、归纳、总结。

▎任务二　产褥期妇女的护理 ▎

 案例导入4-2

一产妇,产后第一天自觉会阴部疼痛不适。查体:宫底高度脐下一横指,会阴切口处水肿明显,阴道有较多量血性恶露流出。

问题:

1. 该产妇处于什么时期?
2. 该时期应注意观察哪些方面的问题?
3. 产后会阴水肿应如何处理?

从胎盘娩出到产妇全身各器官(除乳房外)恢复或接近未孕状态的时期,称为产褥

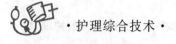

期,一般为产后 6 周。

一、护理评估

(一)健康史

评估产妇的产前记录、分娩记录、用药史等相关资料,特别注意异常情况及其处理经过,如产时出血多、会阴撕裂、新生儿窒息等。

(二)身体状况

评估产妇的一般情况,如体温、脉搏、血压和呼吸,有无体温升高;评估子宫复旧情况;评估产后恶露的量和性状,有无恶臭等;如果会阴有伤口,注意评估伤口的愈合情况,有无水肿、感染等;评估产妇的乳汁分泌情况,母乳喂养是否顺利,有无乳头皲裂等。

(三)心理社会评估

评估产妇对分娩的感受,了解产妇的产后心理适应情况;评估产妇的自我形象,了解产妇对自己及孩子的感受,评估产妇的行为是属于适应性的,还是不适应性的;评估产妇有无产后抑郁,并注意家属的态度。

二、护理诊断

1. 便秘或尿潴留　与产时损伤及活动减少有关。
2. 母乳喂养无效　与母亲焦虑、知识缺乏及技能不熟练有关。
3. 舒适改变　与产程延长、难产及会阴伤口疼痛有关。
4. 情境性自我贬低　与缺乏护理孩子的知识和技能有关。

三、护理措施

1. 产后 2 小时的护理　注意观察产妇生命体征、子宫收缩情况、宫底高度、阴道流血量及膀胱充盈程度;协助产妇与新生儿早接触,新生儿产后 30 分钟内吸吮母乳,促进亲子互动。
2. 排尿护理　鼓励产妇自行排尿,早期下床活动,多喝水;必要时可用热水冲洗外阴诱导排尿;产后 24 小时后可在下腹部放置热水袋,刺激膀胱收缩;针灸或机内注射新斯的明;均无效则需要导尿。
3. 会阴护理　观察会阴伤口,如无异常,用 0.05% 聚维酮碘溶液进行会阴擦洗,每天 2 次;如会阴水肿,用 95% 酒精或者 50% 硫酸镁溶液湿热敷,保持会阴清洁干燥。
4. 乳房护理　乳房保持清洁干燥,经常清洗。

四、护理评价

产妇没有出现产褥期并发症如感染、出血等;产妇恢复良好,各项指标在正常范围;产妇没有出现不适应行为;新生儿体重增长理想。

五、实训技能

会阴湿热敷技术

项　　目	实训内容	评分标准
【目的】	消除、减轻会阴部水肿,预防会阴部伤口发生硬结及感染。	5
【准备】	1. 护士准备:护士着装规范、洗手、戴口罩。 2. 物品准备:中单橡胶布1块,一次性垫巾1块,棉垫1块,会阴擦洗盘无菌治疗碗1个,内盛消毒干棉球数个,无菌镊子或无菌止血钳2把,无菌干纱布数块,弯盘1个,医用凡士林,热敷药品(煮沸的50%硫酸镁溶液,95%酒精),沸水,热源袋(热水袋或电热宝),红外线灯。 3. 环境准备:病室清洁、保暖、光线良好。	20
【操作步骤】	1. 核对患者床号、姓名,用屏风遮挡。 2. 协助患者松解衣裤,暴露外阴热敷部位,臀下垫中单橡胶布和一次性垫巾。 3. 按会阴擦洗方法清洁会阴局部污垢。 4. 热敷部位先涂一薄层凡士林,盖上无菌纱布,再轻轻敷上浸有热敷溶液的温纱布,外面盖上棉布垫保温。 5. 一般每3~5分钟更换热敷垫1次,也可用热源袋放在棉垫或用红外线灯照射,以延长更换热敷料的时间,一次热敷可持续15~30分钟。 6. 热敷完毕,移去敷布,观察热敷局部皮肤,再用纱布擦净凡士林,撤去橡胶单,协助患者整理衣裤,更换清洁会阴垫。 7. 清理用物,整理好床单位,洗手,做好护理记录。	60
【效果评价】	1. 护患沟通良好,患者做好准备。 2. 会阴水肿情况得到减轻,活动过程中患者无不良反应。 3. 操作过程规范、准确、安全。	15
【注意事项】	1. 湿热敷的温度一般为41~48 ℃;湿热敷的面积应是病损范围的2倍;热敷时间为15~30分钟;每日热敷2次。 2. 避免热敷布温度过高,定期检查热源袋的完好性,防止烫伤,对休克、虚脱、昏迷及术后感觉不灵敏的患者应特别注意;在湿热敷的过程中,应随时评价热敷的效果,观察热敷部位局部状况,并做好患者的生活护理。 3. 对有创伤口进行热敷时,严格执行无菌操作,热敷后需换药,以防感染。	

案例讨论4-2

1. 学生每4~6人一组,教师引导对案例导入4-2进行讨论。

2. 每组学生写出案例讨论报告交教师批阅。

3. 教师进行点评、归纳、总结。

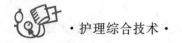

|任务三　妊娠并发症妇女的护理|

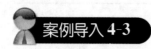案例导入 4-3

　　孕妇,30 岁,孕 3 产 0,妊娠 35 周,曾有 2 次人工流产史。因阴道流血 2 天不伴腹痛。查体:宫高 32 cm,无宫缩,头先露,胎心率 142 次/分。临床考虑前置胎盘。

　　问题:

　　1. 首选辅助检查是什么? 应如何处理?

　　2. 针对该患者提出主要的护理诊断。(至少 3 个)

　　3. 对于该患者护理应注意哪些问题?

一、护理评估

(一)健康史

　　重点评估患者既往月经史,停经后早孕反应情况、有无异常阴道流血,阴道流血量及其持续时间;有无腹痛,腹痛的部位、性质及程度;有无血压升高、水肿等情况;既往有无自然流产、慢性输卵管炎、慢性高血压或慢性肾炎的病史;有无多次人工流产或外伤史等。注意评估产前检查记录有无异常情况。

(二)身体评估

　　全面评估孕妇的各项生命体征,尤其注意血压,如流血时间长有无贫血和感染征象。通过妇科检查,进一步了解不同类型流产孕妇的子宫、宫颈状况。评估宫颈口是关闭还是扩张,子宫大小与停经月份是否相符,有无妊娠物的排出,如有,是部分排出还是全部排出。如果患者出现急腹症,应注意评估有无内出血的表现,有无阴道后穹隆饱满、触痛或者腹部样板强直、无法触及胎位、听到胎心等。注意评估晚期阴道异常流血时有无腹痛伴随,如有腹痛,注意腹痛的性质,通过产科检查判断子宫大小与孕周是否相符;如果孕妇出现血压升高,注意评估蛋白尿的程度,有无并发症的发生等。

(三)心理社会评估

　　患者在孕早期或晚期突然出现异常阴道流血伴或不伴有腹痛,或者出现血压升高等都会导致患者及其家属非常紧张、害怕,担心妊娠不能继续或胎儿及自身安危,或者孕妇担心自己遗留下高血压影响以后妊娠等,应注意评估孕妇的心理反应及家属的支持情况。

二、护理诊断

　　1. 疼痛　与疾病引起内出血、子宫张力增大有关。

　　2. 组织灌注量改变的危险　与异常阴道流血、血管痉挛有关。

　　3. 潜在并发症的危险　与阴道流血引起感染、妊高征引起胎盘早剥等有关。

　　4. 舒适改变　与腹痛、头晕、恶心等有关。

5. 受伤的危险　与异常阴道流血、血管痉挛致胎儿缺氧及手术机会增加有关。

6. 焦虑/恐惧　与妊娠的结局不良或手术切除输卵管、子宫等有关。

三、护理措施

（一）建立合理的生活制度

卧床休息,禁止性生活,减少刺激,提供生活护理;加强营养,防止贫血,增强抵抗力;监测体温,查血小板,加强会阴护理,防止感染;遵医嘱给予对胎儿危害小的药物;观察胎心、胎动及病情变化,病情加重及时汇报医生。

（二）做好治疗的配合护理

1. 对于流产病例,根据分类做好保胎治疗和终止妊娠的护理,如为稽留流产,注意进行凝血功能的检查;如为习惯性流产需要进行父母双方染色体核型的分析,对于原因不明者按黄体功能不全处理,对于因为宫颈内口松弛引起的病例可在未孕时或孕14～18周进行宫颈内口的环扎术。

2. 对于异位妊娠患者,手术者配合临床医生做好术前、术中及术后的护理。对于非手术患者指导患者卧床休息,防止便秘,避免增加腹压以减少破裂机会。

3. 妊娠高血压疾病的患者重点注意用药护理。①子痫前期解痉治疗时首选硫酸镁,用药时注意注意控制静脉用药的速度,密切注意观察药物的毒性反应。硫酸镁的毒性反应:首先表现膝反射迟钝或消失;其次表现为呼吸抑制,呼吸频率小于 16 次/分;尿量小于 25 mL/h 或小于 600 mL/24 h。一旦出现毒性反应,应立即应用 10 mL 10％葡萄糖酸钙解毒。②子痫患者的护理:协助医生控制抽搐;专人护理,防止受伤;减少刺激,以免诱发抽搐;密切注意血压、脉搏、呼吸、体温及尿量(留置导尿管)、记录液体出入量;控制抽搐后 2 小时终止妊娠。

4. 对于前置胎盘的患者,期待疗法的病例注意遵医嘱让孕妇绝对卧床,禁止肛诊和阴道检查,避免各种刺激;遵医嘱给予镇静剂、止血药及宫缩抑制剂,必要时用地塞米松促胎肺成熟。

5. 对于胎盘早剥的患者,配合医生迅速止血,防止休克,及时终止妊娠;预防产后出血。

（三）心理护理

关心体贴孕妇,让孕妇能说出内心焦虑、恐惧的情绪,及时给予语言沟通和交流;如妊娠结局不良,应允许孕妇表达内心的悲伤,鼓励孕妇面对现实,配合临床治疗以达到最好的效果。

（四）健康教育

加强产检,有异常及时就诊;指导孕妇合理饮食,进食富含蛋白质、维生素、铁、钙的食物及新鲜蔬果,孕 20 周开始每日补充 1～2 g 的钙;注意休息,左侧卧位,自数胎动加强监护;避免多次人工流产和外伤;加强产褥期保健,做好会阴护理,避免感染发生;药物治疗患者注意用药方法及药物反应。

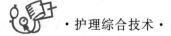

四、护理评价

孕妇没有发生休克等并发症；孕妇孕期一般情况良好，没有受伤；孕妇对有关知识了解，能够主动配合和接受治疗。

五、实训技能

外阴擦洗与消毒技术

项 目	实 训 内 容	评 分 标 准
【目的】	1. 保持外阴清洁，预防感染。 2. 观察了解伤口愈合情况。	5
【准备】	1. 护士准备：护士着装规范、洗手、戴口罩。 2. 物品准备：外阴擦洗盘（无菌持物钳、镊子、碘伏棉球）、0.1%新洁尔灭溶液、一次性会阴垫。 3. 环境准备：病室清洁、通风。	20
【操作步骤】	1. 让产妇上产床，铺臀垫，放便盆。 2. 首先进行外阴擦洗，用温肥皂水溶液，顺序为大小阴唇、阴阜、大腿内侧上 1/3、会阴及肛门周围。 3. 其次进行外阴消毒，用 0.1%新洁尔灭溶液，顺序为大小阴唇、阴阜、大腿内侧上 1/3、会阴及肛门周围。 4. 撤去臀垫及便盆。	60
【效果评价】	1. 护患沟通良好，患者做好准备。 2. 患者的外阴清洁干净，擦洗过程中患者无不良反应。 3. 操作过程规范、准确、安全。	15
【注意事项】	1. 注意保暖，注意保护患者隐私。 2. 擦洗顺序应由上至下，由里向外，注意无菌操作。 3. 污染过的棉球、镊子均不可再次使用。	

案例讨论4-3

1. 学生每 4～6 人一组，教师引导对案例导入 4-3 进行讨论。
2. 每组学生写出案例讨论报告交教师批阅。
3. 教师进行点评、归纳、总结。

任务四 分娩期并发症妇女的护理

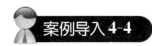 案例导入 4-4

孕妇,34 岁,妊娠足月临产,滞产,胎儿胎盘娩出后,出现间歇性阴道出血,量较多,呈暗红色,量约 800 mL。检查:子宫体柔软,轮廓不清,按摩后轮廓出现,停止按摩轮廓消失。临床考虑产后出血。

1. 该孕妇发生产后出血的原因是什么?

2. 该患者应该如何护理?

3. 如果患者最终做了子宫切除术,如何为术后患者准备床单位?

一、护理评估

(一)病史

评估产妇有无与产后出血相关的健康史:①有无导致凝血功能障碍的合并症、并发症;②分娩过程中产妇是否精神过度紧张,临产后有无过多使用镇静剂、麻醉剂;③有无产程过长或难产,产妇体力衰竭;④分娩过程中是否因子宫收缩过强而引起软产道裂伤;⑤分娩后胎盘剥离情况,娩出的胎盘、胎膜是否完整。

(二)身体状况

1. 评估阴道出血量 常见方法:面积法;称重法;容积法;休克指数法。

2. 评估阴道出血原因 可根据出血发生的时间与胎儿、胎盘之间的关系、出血特点等分析产后出血的原因。①宫缩乏力所致产后出血:特点为胎盘剥离过程中阴道间歇性流血,呈暗红色,检查子宫轮廓消失或子宫底高度在不断升高。②软产道损伤所致产后出血:特点为胎儿一娩出,阴道立即大量流血,呈鲜红色,能自凝;检查子宫收缩良好,软产道有不同程度裂伤。③胎盘因素所致产后出血:胎盘娩出后仔细检查,发现胎盘母体面有缺损或胎膜缺损而且边缘有断裂的血管。④凝血功能障碍所致产后出血:产妇在孕前或孕期已有全身性出血征象;胎盘剥离或产道损伤时,发生出血不止、血不凝。

3. 失血性休克 注意评估产妇有无头晕、心悸、心慌、面色苍白、脉搏细速、血压下降等休克征象。

(三)心理社会评估

评估产妇发生产后出血,尤其凝血功能障碍引起的黏膜、皮肤、针眼出血时,产妇及家属的反应,以及对预后的担忧。

二、护理诊断

1. 组织灌注量不足的危险 与产后出血有关。

2. 潜在并发症的危险 与失血引起抵抗力下降、感染有关。

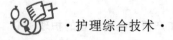

3. 焦虑　与担心自身安危有关。

三、护理措施

（一）预防产后出血

1. 加强孕期保健，定期进行产前检查，及时治疗有可能引起产后持续出血的疾病，必要时提前入院待产。

2. 产程中注意观察产程进展，避免产妇过度疲劳，适当助产，适时娩出胎儿，正确助娩胎盘并检查完整性。

3. 产后 2 小时是发生产后出血的高危时段，胎盘娩出后 2 小时内，产妇留在产房监护，严密观察子宫收缩、宫底高度、阴道出血等情况，鼓励产妇及时排空膀胱。产后 30 分钟内母婴接触，吸吮母乳。

（二）病情观察

密切监测体温、脉搏、呼吸、血压等生命体征的变化，观察产妇面色、尿量、阴道出血量、子宫底高度、硬度及轮廓等，注意有无全身出血倾向；观察恶露的量、颜色、气味及会阴伤口情况，注意是否有感染征象。

（三）治疗配合

1. 宫缩乏力所致产后出血，可以通过按摩子宫；肌注、静脉滴注缩宫素或应用前列腺素类药物或者麦角新碱（注意静脉压高者禁止使用），两者联用效果最佳；填塞宫腔；结扎血管止血：可结扎子宫动脉或卵巢动脉，如无效则行子宫次全切除术处理。

2. 软产道损伤所致产后出血，及时准确缝合损伤的软产道。

3. 胎盘因素所致产后出血，取、挤、刮、切。

4. 凝血功能障碍所致产后出血，根据原因进行处理。

（四）心理护理

产妇发生产后出血后，体质虚弱，缺乏生活自理能力，抵抗力下降，护理人员应主动关心产妇，尽量满足产妇生理及心理方面的需要，增加其安全感。指导产妇学会放松技巧，有利于病情的缓解。主动向产妇和家属解释病情和采取的治疗措施，减轻紧张、焦虑心理。

（五）健康教育

嘱产妇及家属一起制定产后康复计划，包括加强营养，食用高蛋白质、高维生素、富含铁剂的食物；适当活动，活动量以逐渐增加为宜；出血增加感染的机会，产妇需注意个人卫生；指导产妇学会观察子宫复旧及恶露情况，发现异常，及时就诊。

四、护理评价

产妇生命体征平稳，血红蛋白正常，全身状况得到改善；出院时产妇体温、白细胞计数、恶露等正常，无感染征象；产妇疲劳感减轻，情绪稳定。

五、实训技能

经腹与阴道子宫按摩技术

项　　目	实 训 内 容	评分标准
【目的】	促进子宫收缩,达到止血目的。	5
【准备】	1. 护士准备:护士着装规范、洗手、戴口罩。 2. 物品准备:无菌手套。 3. 环境准备:病室清洁、保暖、光线良好。	20
【操作步骤】	1. 体外按摩方法: 术者以一只手置于子宫底部,大拇指在子宫前壁,其余四指在后壁,做均匀而有节律的体外按摩。 2. 腹部-阴道双手按摩子宫法: ①术者刷手,戴无菌手套。 ②产妇取膀胱截石位,进行外阴消毒。 ③助产者一只手握拳置于阴道前穹窿,将子宫托起。 ④另一只手自腹壁按压子宫后壁,使子宫置于两手之间按摩。 ⑤子宫在两拳的压迫及按摩下,达到压迫止血目的。	60
【效果评价】	1. 护患沟通良好,患者做好准备。 2. 子宫止血效果明显,按摩过程中患者无不良反应。 3. 操作过程规范、准确、安全。	15
【注意事项】	1. 动作力度适中,注意患者的反应。 2. 注意保暖和遮挡患者。	

 案例讨论4-4

1. 学生每 4～6 人一组,教师引导对案例导入 4-4 进行讨论。

2. 每组学生写出案例讨论报告交教师批阅。

3. 教师进行点评、归纳、总结。

项目五 新生儿疾病患儿的护理

学习目标

知识
- 说出新生儿窒息、新生儿缺氧缺血性脑病、新生儿黄疸、新生儿败血症相关疾病知识及护理知识
- 说明新生儿沐浴技术、暖箱的使用技术、蓝光箱使用技术、无菌技术的评估、计划、实施、注意事项、效果评价

技能
- 制定新生儿窒息、新生儿缺氧缺血性脑病、新生儿黄疸、新生儿败血症相关疾病护理计划
- 制定新生儿沐浴技术、暖箱的使用技术、蓝光箱使用技术、无菌技术的护理计划

素质
- 标准化护理的意识
- 规范操作意识，操作时能耐心地与患者进行有效沟通
- 培养学生树立高尚的职业道德，增强为小儿服务的意识、责任、使命和职业荣誉感

任务一 新生儿窒息患儿的护理

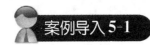

案例导入 5-1

患儿，男，出生时皮肤苍白，心率 40 次/分，无呼吸，四肢略屈曲，弹足底无反应。诊断为新生儿窒息。

问题：

1. 如果你是责任护士，你如何对患儿进行护理评估？患儿 Apgar 评分为多少分？

2. 你如何配合医生进行急救？

新生儿窒息是指小儿出生后无自主呼吸或呼吸抑制而导致低氧血症、高碳酸血症和代谢性酸中毒，国内发病率为 5%～10%，是引起新生儿死亡和儿童伤残的重要原因之一。

一、护理评估

（一）健康史

1. 评估孕母有无慢性疾病及妊娠并发症等情况的发生　如孕母有慢性或严重疾病，如心、肺功能不全、严重贫血、糖尿病、高血压等；孕母有妊娠并发症，如妊娠合并高血压综合征；孕妇吸毒、吸烟或被动吸烟、年龄达到 35 岁或不足 16 岁及多胎妊娠等。

2. 评估胎盘因素　前置胎盘、胎盘早剥和胎盘老化等。

3. 评估脐带因素　脐带脱垂、绕颈、打结、过短或牵拉等。

4. 评估胎儿因素 ①早产儿、巨大儿等;②先天性畸形:如食道闭锁、喉蹼、肺发育不全、先天性心脏病等;③宫内感染;④呼吸道阻塞:羊水、黏液或胎粪吸入。

5. 评估分娩因素 头盆不称、宫缩乏力、臀位,使用高位产钳、胎头吸引;产程中麻醉药、镇痛药或催产药使用不当等。

6. 询问孕母在孕期有无异常情况,评估孕母孕期产检有无异常情况发生。评估分娩过程是否顺利及胎心监测有无异常。

（二）身体状况

1. 评估胎儿有无宫内窒息的表现。如早期有胎动增加,胎心率达到 160 次/分;晚期则胎动减少,甚至消失,胎心率小于 100 次/分;羊水胎粪污染。

2. 评估新生儿有无窒息及分度。通过 Apgar 评分(表 5-1)进行评估。

表 5-1 新生儿 Apgar 评分标准

体 征	评 分 标 准		
	0	1	2
皮肤颜色	青紫或苍白	身体红,四肢青紫	全身红
心率/(次/分)	无	<100	>100
弹足底或插鼻管反应	无反应	有些动作,如皱眉	哭,喷嚏
肌张力	松弛	四肢略屈曲	四肢活动
呼吸	无	慢,不规则	正常,哭声响

3. 评估新生儿有无并发症出现。①中枢神经系统:缺氧缺血性脑病和颅内出血。②呼吸系统:羊水或胎粪吸入综合征、持续性肺脉高压及肺出血等。③心血管系统:心肌损害、心力衰竭、心源性休克等。④泌尿系统:肾功能不全、肾静脉血栓形成等。⑤代谢方面:低血糖或高血糖、低钙低钠血症等。⑥消化系统:应激性溃疡、坏死性小肠结肠炎及黄疸加重等。

（三）实验室及其他检查

1. 血气分析 $PaCO_2$升高,PaO_2降低,pH 下降。

2. 血生化检查 血清钾、钠、钙、镁及血糖降低。

3. 头颅 B 超或 CT 检查 有助于发现颅内出血的部位和范围。

（四）心理社会评估

评估患儿家长对小儿预后状况的认识程度及担忧和焦虑情况,了解家长对后遗症康复护理知识与方法的知晓程度,了解患儿家庭居住环境和经济状况等。

二、护理诊断

1. 不能维持自主呼吸 与呼吸道梗阻、羊水、气道分泌物吸入等有关。

2. 潜在并发症 缺氧缺血性脑病及颅内出血等。

3. 体温过低 与缺氧、环境温度低有关。

4. 有感染的危险 与机体抵抗力差有关。

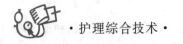

5. 焦虑(家长) 与病情危重、预后不良有关。

三、护理措施

(一)维持自主呼吸

1. 复苏 积极配合医生按 A、B、C、D、E 程序进行复苏。①A(airway)清理呼吸道;②B(breathing)建立呼吸;③C(circulation)维持正常循环;④D(drug)药物治疗;⑤E(evaluation)评估。呼吸、心率和皮肤颜色是窒息复苏评估的三大指标,并遵循评估—决策—措施—再评估—再决策—再措施程序,如此循环往复,直到完成复苏。

A. 保持呼吸道通畅 ①保暖:将小儿置于远红外或其他方法预热的保暖台上,用温热毛巾揩干头部及全身以减少散热。②摆好体位:肩部以布卷垫高 2～3 cm,使颈部轻微伸仰。③清理呼吸道:立即吸净口、咽和鼻腔的黏液,如羊水混有较多胎粪,应于肩娩出前即吸净口腔和鼻腔分泌物;肩娩出后第一次呼吸前,应气管插管吸净气道内的胎粪。

B. 建立呼吸 ①触觉刺激:可拍打足底 1～2 次,或沿长轴快速摩擦腰背部皮肤刺激呼吸,促使呼吸出现。②复苏气囊加压给氧:触觉刺激后如出现正常呼吸,再评估心率,如心率>100 次/分,再评估肤色,如红润或仅手足青紫可观察。如无规律呼吸或心率<100 次/分,应立即用复苏气囊进行面罩加压给氧。通气频率 40～50 次/分,压力大小根据小儿体重而定。可见胸动和听诊呼吸音正常为宜。③气管插管正压通气:15～30 秒后,再评估心率,如心率>100 次/分,出现自主呼吸可评估肤色,吸氧或观察;如无规律性呼吸或心率<100 次/分,需进行气管插管正压通气。

C. 恢复循环 胸外心脏按压:如气管插管正压通气 30 秒后,心率<80 次/分,应同时进行胸外按压心脏,一般采用拇指法,部位在胸骨体下 1/3 处,按压频率为 120 次/分,按压深度为胸廓压下 1～2 cm,按压有效时可摸到大动脉(如颈动脉和股动脉)搏动。

D. 药物治疗 ①建立有效静脉通路,保证药物应用;②根据病情遵医嘱应用肾上腺素、扩容、纠正酸中毒、降低颅内压,并改善低血糖和低血压情况。当经胸外心脏按压 30 秒不能恢复正常循环时,应立即给予 1:1000 肾上腺素 0.1～0.3 mL/kg,静推或气管内注入,5 分钟后可重复一次;当给药 30 秒后,心率<100 次/分,并有血容量不足表现时,可给予全血、血浆、5%白蛋白或生理盐水等扩容剂;经上述处理效果不明显,确定或考虑有代谢性酸中毒时,可给予 5%碳酸氢钠;有循环不良者可加用多巴胺或多巴酚丁胺;如母亲产前 4～6 小时用过吗啡类麻醉或镇痛药所致新生儿呼吸抑制时静脉或气管内注入纳洛酮。

E. 评估 复苏过程中,每操作一步的同时,均要评估患儿的情况,然后再决定下一步的操作。

2. 加强监护 窒息后常可引起心、肺、脑功能衰竭,应密切注意患儿生命体征的变化、各脏器受损情况,及时发现并发症。①观察呼吸频率与节律的变化,有无发绀及缺氧现象,是否出现进行性呼吸困难等;②观察心率、心律、血压及毛细血管充盈情况;③注意肌张力变化,有无惊厥、凝视及尖叫等现象发生。

（二）预防感染

各项护理操作严格执行无菌程序。

（三）保暖

整个护理过程应注意患儿的保暖,维持患儿肛温 36.5～37 ℃。

（四）健康教育

向家长介绍有关本病的防治知识,部分重症病例可能引起神经系统严重的后遗症,应告知家长并取得其理解、配合;应细心解释患儿的病情及抢救情况;对恢复出院的患儿,应指导定期复查;对有后遗症的患儿,应指导家长学会康复护理的方法。

四、护理评价

经过治疗护理是否达到:患儿生命体征恢复正常,呼吸道通畅、呼吸平稳,住院期间没有感染及并发症的发生;患儿家长是否了解疾病有关知识,对患儿康复是否有信心,是否积极配合治疗、护理。

五、实训技能

新生儿沐浴技术

项　　目	实 训 内 容	评分标准
【目的】	清洁皮肤,促进血液循环,增进身体的舒适,预防感染,促进婴儿四肢的活动。	5
【准备】	1. 护士准备:护士着装规范、洗手、戴口罩。 2. 物品准备。 (1) 棉布类:婴儿尿布、衣服、大毛巾、毛巾被、包布、系带、面巾、浴巾。 (2) 护理盘:内备梳子、指甲刀、棉签、石蜡油、50%酒精、滑石粉、肥皂。 (3) 浴盆:内备温热水(38～41 ℃,2/3 满),水壶内放 50～60 ℃热水备用。 3. 环境准备:病室清洁、安静、保暖。	20
【操作步骤】	1. 携用物至床旁并按顺序摆好,浴盆置于床旁凳上。 2. 盖被三折至床尾,脱去衣服,保留尿布,用大毛巾包裹新生儿全身。 3. 擦洗头面部。 (1) 由内眦向外眦擦拭眼睛。 (2) 分别擦拭双耳和面部。 (3) 干净棉签清洁双侧鼻孔。 (4) 洗头、颈、耳后:抱起新生儿左手托住新生儿枕部、腋下,夹住新生儿躯干,拇指和中指分别向前折起新生儿耳廓,遮住双耳,按先后顺序清洗。 4. 沐浴全身。 (1) 浴盆底部铺垫一块浴巾。	60

续表

项　　目	实训内容	评分标准
【操作步骤】	（2）放入水中：左手握住新生儿左臂靠肩处，右前臂托住新生儿双腿，用右手握住新生儿左腿靠近腹股沟处。 （3）淋湿全身：松开右手，用另一浴巾淋湿新生儿全身。 （4）清洗全身：抹肥皂按顺序涂颈下、臂、手、胸、背、腿、脚、会阴、臀部，随洗随冲净，在清洗过程中，操作者左手始终将新生儿托住（只在洗背部时，左、右手交接新生儿，使新生儿头靠在操作者手臂上）。 （5）洗净皮肤褶皱处：如颈部、腋下、腹股沟、手指及足趾缝隙等，同时观察皮肤有无异常情况。 5. 擦干全身。 （1）抱出新生儿：迅速将新生儿依照放入水中的方法抱出，大毛巾包裹全身将水分吸干。 （2）检查：对全体各部分从上到下按顺序检查，给予相应的处理。必要时用石蜡油棉签擦净女婴大阴唇以及男婴包皮处污垢。 （3）更换衣服：更换衣服、尿布，必要时给婴儿修剪指甲等。	60
【效果评价】	1. 护患沟通良好，新生儿及其家属做好准备。 2. 新生儿清洗干净，沐浴过程中新生儿无不良反应。 3. 操作过程规范、准确、安全。	15
【注意事项】	1. 新生儿沐浴于喂奶前或喂奶后 1 小时进行，以免呕吐和溢奶。 2. 沐浴时关闭门窗，调节室温在 24～28 ℃。 3. 减少暴露、注意保暖、动作轻快。耳、眼内不得有水或肥皂沫进入。 4. 注意观察全身皮肤情况，如发现异常及时医治。 5. 对新生儿头顶部皮脂结痂不可用力清洗，可涂石蜡油浸润，待次日轻轻梳去结痂后再洗净。	

 案例讨论5-1

1. 在教师引导下，学生对案例导入 5-1 进行分组讨论。
2. 学生以小组为单位写出案例讨论报告交教师批阅。
3. 教师点评、归纳总结。

任务二　新生儿缺氧缺血性脑病

 案例导入 5-2

　　足月儿，日龄 5 天，出生时有窒息，患儿烦躁不安，吃奶差，肌张力稍高，有自发或刺激引起肌阵挛,72 小时后逐渐恢复正常。诊断为新生儿缺氧缺血性脑病。

问题:

1. 作为责任护士,请对该患儿进行护理评估,确定护理诊断,并列出护理措施与健康教育内容。

2. 针对该患儿的目前临床资料,此病对该患儿以后的生长发育有无影响?

新生儿缺氧缺血性脑病是由于各种围生期因素引起的缺氧和脑血流减少或暂停而导致的胎儿和新生儿的脑损伤,是新生儿窒息后严重并发症之一,也是引起儿童神经系统伤残的常见原因之一,病情重,病死率高。

一、护理评估

(一)健康史

1. 评估围生期有无导致出现胎儿或新生儿窒息的情况发生,如围生期窒息、反复呼吸暂停及呼吸系统疾病、右向左分流型先天性心脏病等导致的缺氧窒息;严重的心动过缓或心跳停止、重度心力衰竭或周围循环衰竭等导致的缺血窒息。

2. 评估孕母在孕期有无慢性疾病及妊娠并发症等情况的发生,以及分娩过程是否顺利及胎心监测有无异常。

3. 评估新生儿有无呼吸系统疾病、颅脑疾病及先天性心脏病等导致供血供氧不足的情况。

(二)身体状况

1. 评估患儿有无神经系统症状,有无烦躁不安、易激惹等兴奋症状或嗜睡、昏迷等抑制症状;评估新生儿原始反射情况,有无增强、减弱或消失;评估患儿有无惊厥、呼吸不规则、瞳孔对光反射消失等。

2. 评估患儿的意识和肌张力变化,严重者可评估脑干功能障碍的表现。根据患儿意识、肌张力、原始反射改变、有无惊厥、病程及预后等,本病可分为轻、中、重三度(表5-2)。

表 5-2　新生儿缺氧缺血性脑病的临床分度

分　度	轻　度	中　度	重　度
意识	稍兴奋	嗜睡	昏迷
肌张力	正常	低下	松软
拥抱反射	稍活跃	减弱	消失
吸吮反射	正常	减弱	消失
头眼反射	正常	活跃	减弱或消失
惊厥	无	常见	去大脑强直
中枢性呼吸衰竭	无	无或轻	常有
病程	2～3 日	<14 日	数日或数周
预后	良好	不定	死亡或后遗症

（三）实验室及其他检查

1. 血清肌酸磷酸激酶同工酶（CPK-BB）、神经元特异性烯醇化酶（NSE） 升高的程度有利于对脑损伤程度及预后的判断。

2. 头颅超声、CT 扫描、核磁共振（MRI） 可帮助确定病变的部位、范围及有无颅内出血等。

（四）心理社会评估

了解家长对本病的认知程度；评估家长的心理状况、对本病的治疗的积极性；评估患儿家庭的经济状况，对本病的经济承受能力等。

二、护理诊断

1. 潜在并发症 颅内压增高症、呼吸衰竭。

2. 有废用综合征的危险 与缺血缺氧导致的后遗症有关。

3. 恐惧 与病情严重、预后不良有关。

三、护理措施

（一）一般护理

病室清洁、安静，室内温度保持在 22～24 ℃，湿度维持在 55%～65%；头部抬高 15°～30°，侧卧位，尽量减少搬动；静脉穿刺最好用留置针保留，各项护理操作动作轻柔，并要求集中进行；注意保暖，保证水分和营养物质的供给。

（二）建立静脉通路，配合治疗

1. 控制惊厥，首选苯巴比妥。

2. 减轻脑水肿，可先用呋塞米 1～2 mg/kg，静脉推注；也可用 20% 甘露醇，首剂 0.5～1.0 mg/kg，静脉推注，以后可改为 0.25～0.5 mg/kg，每 4～6 小时 1 次。

3. 维持良好的通气功能，保持血压的稳定，保证充分的脑血流灌注，纠正酸碱平衡紊乱。①维持良好的通气功能是支持疗法的中心，根据患儿缺氧情况，可给予鼻导管吸氧，如缺氧严重，可考虑气管插管及机械辅助通气，维持 PaO_2 在 50～70 mmHg 之间，$PaCO_2$ 小于 40 mmHg。②维持脑和全身良好的血液灌注是支持疗法的关键措施，避免脑灌注过低或过高。低血压可用多巴胺，也可同时加用多巴酚丁胺。③维持血糖在正常高值（4.16～5.55 mmol/L，75～100 mg/dL），以保持神经细胞代谢所需能量。

（三）观察病情

观察患儿生命体征，神经系统变化，如神志、前囟张力、瞳孔大小及对光反射、呼吸变化、肌张力及抽搐等症状；监测患儿的血气分析、电解质、肾功能等指标；观察药物疗效与副反应。

（四）早期康复干预

遵医嘱给予脑代谢活化剂。对疑有功能障碍者，将其肢体固定于功能位。早期给予患儿动作训练和感知刺激的干预措施，促进脑功能的恢复。

（五）健康教育

向家长介绍有关本病的医学基础知识,减轻家长的恐惧心理,得到家长的理解与配合;要求家长定期随访,及早发现后遗症;指导家长掌握康复护理的方法与技能。

四、护理评价

患儿住院期间生命体征是否稳定、是否有并发症发生;家长的恐惧心理是否减轻,对患儿康复是否有信心,是否配合治疗、护理。

五、实训技能

暖箱的使用技术

项 目	实 训 内 容	评 分 标 准
【目的】	为患儿创造一个温度和湿度均相适宜的环境,以保持患儿体温的恒定。	5
【准备】	1. 护士准备:护士着装规范、洗手、戴口罩。 2. 物品准备:温箱、蒸馏水、床单。 3. 环境准备:病室清洁、安静、保暖。	20
【操作步骤】	1. 入箱前:使用前调节箱温/肤温,进行预热。 (1) 选择箱温控制/肤温控制。 (2) 根据患儿体重及日龄调节温箱温度及湿度。 2. 入箱后:温箱预热后将患儿放入。 (1) 定时测量体温,根据体温调节箱温,并做好记录。在患儿体温未升至正常之前应每小时监测 1 次,体温正常后 4 小时 1 次,注意保持体温在 36～37 ℃之间。 (2) 一切护理操作尽量在箱内进行,如喂奶、换尿布、清洁皮肤、观察病情及检查等。 3. 按医嘱出箱:终末消毒暖箱。出箱条件: (1) 体重达 2000 g 或以上,体温正常。 (2) 在室温 24～26 ℃的情况下,患儿穿衣在不加热的温箱内,能维持正常体温。 (3) 患儿在温箱内生活了 1 个月以上,体重虽不到 2000 g,但一般情况良好。	60
【效果评价】	1. 护患沟通良好,患儿及其家属做好准备。 2. 患儿体温恒定,入箱过程中患儿无不良反应。 3. 操作过程规范、准确、安全。	15

续表

项　目	实 训 内 容	评分标准
【注意事项】	1. 入暖箱条件： (1) 凡早产儿体重在 2000 g 以下。 (2) 高危儿：如新生儿硬肿症、体温不升等。 2. 调节温度：根据患儿体重和日龄设置箱温温度；测温探头置于床垫。 3. 注意保暖：一切操作均在箱内进行，且操作尽量集中，避免经常开启箱门，操作完毕离开时，及时关好箱门。 4. 保持温箱的清洁： (1) 每天用消毒液及清水擦拭温箱内外，若被奶渍、葡萄糖等污染，应随时将污迹擦去，每周更换温箱 1 次，以便清洁、消毒，定期进行细菌培养。 (2) 机箱下面空气净化垫每月清洗 1 次，如有破损，及时更换。 (3) 患儿出箱后，温箱应进行终末清洁消毒。	

 案例讨论 5-2

1. 在教师引导下，学生对案例导入 5-2 进行分组讨论。
2. 学生以小组为单位写出案例讨论报告交教师批阅。
3. 教师点评、归纳总结。

▎任务三　新生儿黄疸患儿的护理▎

案例导入 5-3

　　足月新生儿，日龄 7 天，生后第 3 天开始面部及巩膜黄染，渐波及躯干，吃奶及精神好，红细胞 5.0×10^{12}/L，血红蛋白 150 g/L，总胆红素 171 μmol/L(10 mg/dL)，谷丙转氨酶 30 单位。诊断为新生儿生理性黄疸。

　　问题：

　　1. 新生儿胆红素代谢有何特点？

　　2. 如何区别生理性黄疸与病理性黄疸？引起病理性黄疸常见的原因有哪些？

　　3. 作为责任护士，你如何配合医生降低黄疸患儿血清胆红素的浓度？光照疗法常见副反应有什么？停止光疗的条件有哪些？

　　新生儿黄疸又称新生儿高胆红素血症，是由于新生儿时期血中胆红素增高而出现皮肤、巩膜等被黄染现象。可分为生理性黄疸和病理性黄疸，部分病理性黄疸可导致胆红素脑病(核黄疸)而引起严重后遗症。

一、护理评估

(一)健康史

1. 详细了解孕母妊娠史、胎次、分娩史、父母血型、感染史、用药史、家族史及新生儿喂养方式、尿便颜色等情况。

2. 评估新生儿有无宫内感染,有无拒奶、呕吐、肝肿大等症状;有无新生儿败血症、新生儿溶血病、胆道闭锁、母乳性黄疸、遗传性疾病、药物性黄疸等。

(二)身体状况

1. 评估患儿皮肤及巩膜的黄疸程度,黄疸出现的时间、发展的速度、黄疸的程度及伴随的症状等。

(1)生理性黄疸特点 ①出生后 2~3 天出现黄疸,4~5 天达高峰,7~14 天消退,早产儿可延迟至 3~4 周;②一般情况良好;③血清胆红素足月儿小于 221 μmol/L(12.9 mg/dL),早产儿小于 257 μmol/L(15 mg/dL)。

(2)病理性黄疸特点 ①黄疸出现早,一般于生后 24 小时内出现;②黄疸程度重,血清胆红素足月儿大于 221 μmol/L(12.9 mg/dL)、早产儿大于 257 μmol/L(15 mg/dL);③黄疸消退迟,足月儿大于 2 周,早产儿大于 4 周;④黄疸退而复现;⑤黄疸进展快,血清胆红素每日上升超过 85 μmol/L(5 mg/dL);⑥血清结合胆红素大于 34 μmol/L(2 mg/dL)。

2. 初步判断黄疸的性质,同时观察新生儿有无神经系统的症状,警惕核黄疸的发生。

(1)新生儿生后 24 小时内出现黄疸,多考虑新生儿溶血病、宫内感染。

(2)4~5 天出现黄疸或黄疸加深,考虑败血症、胎粪排泄延迟。

(3)消退延迟或持续加深,考虑为母乳性、感染性黄疸,或红细胞形态异常。

(4)尿黄、便白,考虑胆道梗阻、肝炎、胆汁黏稠综合征。

(三)实验室及其他检查

1. 血清胆红素浓度测定 新生儿黄疸诊断的重要指标。

2. 红细胞、血红蛋白、网织红细胞、有核红细胞 在新生儿黄疸时必做的常规检查,有助于新生儿溶血病的筛查。有溶血病时红细胞和血红蛋白减少,网织红细胞增多。

3. 血型 可疑新生儿溶血病时,查父、母及新生儿的血型(ABO 和 Rh 系统)非常重要。必要时进一步做血清特异型抗体检查以助确诊。

4. 红细胞脆性试验 若脆性增高,考虑遗传性球形红细胞增多症,自身免疫性溶血症等。若脆性降低,可见于地中海贫血等血红蛋白病。

5. 肝功能检查 测血总胆红素和结合胆红素,谷丙转氨酶是反映肝细胞损害较为敏感的方法,碱性磷酸酶在肝内胆道梗阻或有炎症时均可升高。

(四)心理社会评估

了解家长对本病的认知程度;评估家长的心理状况、对本病治疗的积极性;评估患

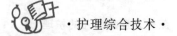

儿家庭的经济状况,对本病的经济承受能力等。

二、护理诊断

1. 黄疸　与血中胆红素浓度增高有关。
2. 潜在并发症　胆红素脑病。
3. 知识缺乏　患儿家长缺乏对黄疸的认识及护理知识。

三、护理措施

(一)一般护理

保持室内安静,减少不必要的刺激;做好患儿的保暖措施,避免低体温时游离胆红素的增高;提早哺乳,可刺激肠蠕动以利胎粪排出。

(二)密切观察病情变化

注意监测生命体征及尿量等的变化;注意观察皮肤、巩膜、大小便的色泽变化,以判断黄疸出现的时间、进展速度及程度;注意观察神经系统的表现,如患儿出现拒食、嗜睡、肌张力减退等现象,预防胆红素脑病的发生。

(三)治疗

遵医嘱配合治疗,降低血清胆红素的浓度,具体措施如下。

蓝光照射皮肤,降低未结合胆红素,对严重黄疸需要换血的患儿,可减少换血次数,提高疗效。给予白蛋白或血浆,以促使胆红素与白蛋白结合。给予肝酶诱导剂,如苯巴比妥等,以加速未结合胆红素的转化和排泄。协助医生做好预防缺氧、感染、水电解质失衡、酸中毒、低血糖的护理,以利于胆红素与白蛋白结合。换血,用于严重新生儿溶血症所致高胆红素血症。

(四)健康教育

指导家长初步判断黄疸是新生儿期常见症状,还是疾病症状。向家长详细介绍患儿的病情、治疗效果及预后。对曾因新生儿溶血病有过死胎、流产史的家庭,应做好产前咨询及孕妇预防性服药。对可能留有后遗症者,指导家长早期进行功能锻炼。

四、护理评价

评价患儿黄疸是否逐渐消退,是否发生胆红素脑病,是否能及时发现胆红素脑病的早期症状;家长是否对新生儿黄疸有正确的认识,是否情绪稳定。

五、实训技能

蓝光箱使用技术

项　　目	实 训 内 容	评 分 标 准
【目的】	光照治疗是一种通过荧光灯照射治疗新生儿高胆红素血症的辅助疗法。	5

项　　目	实 训 内 容	评 分 标 准
【准备】	1. 护士准备:护士着装规范、洗手、戴口罩。 2. 物品准备: (1) 光疗箱:一般采用波长 420～470nm 的蓝色荧光灯最为有效,还可用绿光或白光照射,光亮度以 160～320 W 为宜。分单面和双面光疗箱,单面光疗可用 20 W 灯管 6～8 支,平列或排列成弧形,双面光疗时,上下各装 20 W 灯管 5～6 支,灯管与皮肤距离为 33～50 cm。 (2) 遮光眼罩:用不透光的布或纸制成。 (3) 其他:长条尿布、尿布带、胶布等。 3. 环境准备:病室清洁、安静、保暖。	20
【操作步骤】	1. 使用前蓝光箱的准备: (1) 蓝光箱需先清洁、除尘。 (2) 接通电源、开机、检查。 (3) 往水槽内加入适当蒸馏水。 (4) 调节箱温和相对湿度。 2. 入箱:预热好蓝光箱,将患儿裸体放入光疗箱中,记录光疗开始时间。 3. 光疗:光疗应使患儿皮肤均匀受光,并尽量使身体广泛照射,禁止在箱上放置杂物以免遮挡光线。若使用单面光疗箱一般每 2 小时更换体位 1 次,可以仰卧、侧卧、俯卧交替更换。俯卧照射时要有专人巡视,以免口鼻受压而影响呼吸。 4. 监测体温和箱温:光疗时应每 2～4 小时测体温 1 次或根据病情、体温情况随时测量,使体温保持在 36～37 ℃为宜,根据体温调节箱温。光疗最好在空调病室中进行。冬天要特别注意保暖,夏天则要防止过热,当光疗时体温上升超过 38.5 ℃时,要暂停光疗,经处理体温恢复正常后再继续治疗。 5. 出箱:一般采用光照 12～24 小时才能使血清胆红素下降,光疗总时间按医嘱执行,一般情况下,血清胆红素小于 171 μmol/L(10 mg/dL)时可停止光疗。出箱时给患儿穿好衣服,除去眼罩,抱回病床,并做好各项记录。 6. 光疗结束后:测体温,去眼罩,沐浴清洁皮肤;关闭蓝光灯,切断电源,将湿化器水箱内水倒尽,做好整机的清洗、消毒工作,有机玻璃制品忌用酒精擦洗。光疗箱应放置在干净、温湿度变化较小,无阳光直射的场所。	60
【效果评价】	1. 护患沟通良好,患儿及其家属做好准备。 2. 患儿黄疸减轻,入箱过程中患儿无不良反应。 3. 操作过程规范、准确、安全。	15

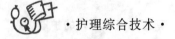
续表

项　目	实 训 内 容	评 分 标 准
【注意事项】	1. 箱温:足月儿 30～32 ℃,早产儿 32～36 ℃。湿度 55％～65％。 2. 戴眼罩:避免蓝光(光线)损伤视网膜。 3. 光疗过程预防不显性失水　光疗时患儿不显性失水比正常新生儿高 2～3 倍,故应在奶间喂水,应按医嘱静脉输液,观察液体出入量。 4. 严密观察病情:光疗前后及期间要监测血清胆红素变化,以判断疗效。光疗过程要观察患儿精神反应及生命体征;注意黄疸的部位、程度及其变化;大小便颜色与性状。 5. 清洁灯管:如有灰尘会影响照射效果,每天应清洁灯箱及反射板,灯管使用 300 小时后其灯光能量输出减弱 20％,900 小时后减弱 35％,因此灯管使用 1000 小时必须更换。 6. 光疗副作用: (1) 体温不稳定:体温过高时,可给予物理降温,如调低箱温,洗澡;体温过低时,由于箱门未关好或者箱温过低所致,应排除故障。体温超过 38.5 ℃时须暂停光疗。 (2) 皮疹。 (3) 腹泻。 (4) 青铜症:结合胆红素高者或肝功能异常者,光疗后胆绿素蓄积,皮肤可呈青铜色,治疗停止约两周后自然消失。 (5) 呼吸暂停。	

案例讨论 5-3

1. 在教师引导下,学生对案例导入 5-3 进行分组讨论。
2. 学生以小组为单位写出案例讨论报告交教师批阅。
3. 教师点评、归纳总结。

任务四　新生儿败血症患儿的护理

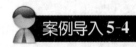案例导入 5-4

　　新生儿日龄 3 天,足月顺产,生后第 2 天出现黄疸,渐加重伴不吃、不哭、不动。查体:重度黄染,精神萎靡,心肺检查无明显异常,肝肋下 2.5 cm,脾肋下 1 cm,脐部少许脓性分泌物。诊断为新生儿败血症。

　　问题:

　　1. 新生儿败血症常见的感染途径有哪些?

　　2. 作为责任护士,你如何对该疾病患儿进行护理评估,请列出现存护理诊断,并实施有效的护理措施与健康教育。

新生儿败血症是指病原菌侵入新生儿血液循环,并在其中生长繁殖、产生毒素而造成全身各系统的严重病变。新生儿时期败血症的发生率和死亡率均较高。

一、护理评估

(一)健康史

1. 评估产妇产前检查有无异常,产时有无医疗操作及其他原因导致的新生儿损伤,以及出生后有无感染,尤其是脐部感染。

2. 评估产妇有无病原菌,如葡萄球菌、大肠杆菌等感染。感染途径可能为如下几点。①产前感染:孕妇菌血症时致病菌经胎盘侵入血液循环而感染胎儿;羊膜囊穿刺术等操作不慎亦可致胎儿感染。致病菌以大肠杆菌多见。②产时感染:胎膜早破、产程延长时阴道细菌上行,胎儿吸入污染的羊水;产时医疗操作污染。致病菌以大肠杆菌多见。③产后感染:产后感染最常见,细菌经脐部、皮肤黏膜损伤处、呼吸道及消化道等部位侵入血液,以脐部感染最多见。

3. 评估新生儿有无非特异性免疫功能及特异性免疫功能等。

(二)身体状况

1. 评估患儿的临床表现,如食欲不佳、哭声微弱,以后可出现不吃、不哭、不动、体重不增、体温不稳定及反应低下。患儿出现病理性黄疸、出血倾向、肝脾肿大、休克征象时,或发生中毒性肠麻痹同时伴有皮肤感染病灶时,应高度怀疑败血症。

2. 评估患儿有无肺炎、脑膜炎、肝脓肿、化脓性关节炎等并发症。

(三)实验室及其他检查

1. 血常规 血白细胞计数多升高,有核左移和中毒颗粒。

2. 病原学检查 ①在使用抗生素之前做细菌培养;②病原菌抗原检测。

3. 急相蛋白 C反应蛋白(CRP)、触珠蛋白(Hp)等在急性感染早期即可增加,其中CRP反应最灵敏。

4. 鲎试验 用于检测血和体液中细菌内毒素,阳性提示有革兰阴性细菌感染。

(四)心理社会评估

评估患儿居住环境、家庭卫生习惯、经济状况等;评估患儿家长对本病病因、性质、预后的认识程度;病情轻者,家长易忽视,重者可引起死亡,且治疗时间长、费用高,评估家长是否有自责、恐惧及焦虑心理等。

二、护理诊断

1. 体温调节无效 与感染有关。

2. 皮肤完整性受损 与脐炎、脓疱疮等感染灶有关。

3. 营养失调:低于机体需要量 与摄入不足、消耗增多有关。

4. 潜在并发症 肺炎、化脓性脑膜炎等。

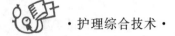

三、护理措施

（一）配合治疗

1. 抗生素应用　遵医嘱使用抗菌药物。用药原则：①早用药；②静脉、联合给药；③疗程足（血培养阴性，经抗生素治疗后病情好转时应继续治疗 5～7 天；血培养阳性，疗程为 10～14 天；有并发症者应治疗 3 周以上）；④注意药物毒副作用。

2. 遵医嘱静注免疫球蛋白，每日 300～500 mg/kg，3～5 日。重症患儿可行交换输血，换血量 100～150 mL/kg。

3. 遵医嘱纠正低氧血症、酸中毒、扩容抗休克。

（二）维持体温稳定

发热时，调节环境温度，松开包被，供给充足的水分或温水浴，体温即可下降。新生儿不宜用退热剂、温水擦浴、冷盐水灌肠等刺激性强的降温方法；体温过低时，及时保暖或置入暖箱。体温波动大时，1～2 小时测体温 1 次，物理降温后半小时复温，体温平稳后，每 4 小时测体温 1 次，病情稳定每天测体温 2 次，并记录。

（三）保证营养供给

坚持母乳喂养，少量多次，细心哺喂；不能进食者，可行鼻饲或通过静脉补充能量和水或输入血浆。每日测体重 1 次，可作为观察疗效和喂养情况的评估标准。

（四）清除局部病灶

如脐炎、脓疱疮、皮肤破损等，促进皮肤早日愈合，防止感染蔓延扩散。

（五）密切观察病情变化

监测生命体征的变化，注意有无肺炎的表现，如气促、口唇发绀；观察有无化脓性脑膜炎的表现，如面色青灰、哭声低弱、呕吐、脑性尖叫、前囟饱满、两眼凝视、眼睑或面肌小抽动等；观察有无感染性休克，是否出现四肢厥冷、脉搏细弱、皮肤有出血点等。若有上述表现应及时协助医生进行治疗、护理。

（六）健康教育

向家长讲解相关知识，介绍病情、治疗效果及预后，指导家长正确喂养和护理患儿，保持患儿清洁卫生。

四、护理评价

经过治疗、护理后，患儿体温是否维持正常；皮肤黏膜是否完整，是否发生感染；是否出现并发症；营养是否恢复良好状态。

五、实训技能

铺无菌盘
(5-4)

戴无菌手套
(5-4)

无菌技术

项　　目	实 训 内 容	评分标准
【目的】	保持无菌物品及无菌区域不被污染，防止病原微生物侵入或传播给他人。	5

续表

项　　目	实 训 内 容	评分标准
【准备】	1. 护士准备:护士着装规范、洗手、戴口罩。 2. 物品准备:无菌容器及持物钳,敷料缸,棉签,消毒液,无菌溶液,无菌巾包,小无菌物品包,有盖方盘或储槽内盛无菌物品,无菌手套,弯盘,笔,抹布(操作前半小时湿抹治疗盘),另备清洁治疗盘2个。 3. 环境准备:病室清洁、通风。	20
【操作步骤】	一、无菌持物钳的使用 1. 洗手、戴口罩,检查有效期。 2. 将浸泡无菌持物钳的容器盖打开。取放无菌持物钳时,手不可触及容器口和无菌持物钳的浸泡部分,钳端不可触及液面以上的容器内壁及容器口。 3. 手持无菌持物钳,将钳移至容器中央,使钳端闭合,垂直夹取无菌物品。 4. 使用时保持钳端向下,不可倒转向上。 5. 用后闭合钳端,立即垂直放回容器,浸泡时逐节打开。 6. 到距离较远处取物时,应将持物钳和容器一起移至操作处,就地使用;无菌持物钳只能夹取无菌物品,不能用于夹取油纱布、有色棉球,不能用它进行换药、消毒皮肤及敲打安瓿等。 7. 无菌持物钳及其浸泡容器每周清洁、消毒1次,同时更换消毒液;使用频率较高的部门应每天清洁、灭菌,若是干燥法保存,应每4小时更换1次。 二、无菌容器的使用 1. 洗手、戴口罩,检查无菌容器标记、灭菌日期。 2. 取用时,打开容器盖,平移离开容器,内面向上置于稳妥处或拿在手中,用无菌持物钳从无菌容器中夹取无菌物品。 3. 取物后,立即将盖反转,使内面向下,移至容器口上盖严。 4. 手持无菌容器(如治疗碗)时,应托住容器底部。 三、无菌包的使用 (一)洗手、戴口罩 (二)包扎或打开无菌包 1. 包扎法:将物品放于包布中央,用包布一角盖住物品,左右两角先后盖上并将角夹向外翻折,盖上最后一角后以"十"字形扎妥,或用化学指示胶带贴妥。 2. 开包法: (1) 核对无菌包名称、灭菌日期。 (2) 将无菌包平放在清洁、干燥、平坦的操作台面上,解开系带,卷放在包布下,按原折顺序逐层打开无菌包。 (3) 用无菌钳夹取所需物品,放在事先准备好的无菌区内。 (4) 如包内物品未用完,按原折痕包好,"一"字形捆扎好,并注明开包日期及时间,包内所剩物品在24小时内有效。	60

项　目	实 训 内 容	评分标准
【操作步骤】	（5）如需将包内物品全部取出，可将包托在手上打开，另一手将包布四角抓住，稳妥地将包内物品放在无菌区内。 3. 铺无菌盘： 1）洗手、戴口罩。 2）取无菌治疗巾包，包内治疗巾的折叠方法如下。 纵折法：治疗巾纵折 2 次，再横折 2 次，开口边向外。 横折法：治疗巾横折后纵折，再重复 1 次。 3）铺盘：取治疗盘放于操作台上。 （1）单巾铺盘： ①打开无菌巾包，用无菌钳取出一块无菌巾双层平铺于盘上，保持内面无菌，双手捏住无菌巾上层外面两角，呈扇形四折叠于一侧，开口边向外，暴露无菌区。 ②放入无菌物品，手持治疗巾上层外面的两角，拉平覆盖于物品，上下层边缘对齐，将开口处向上翻折 2 次，两侧边缘向下翻折 1 次，四周露出治疗盘边缘。 ③也可扇形 3 折成双层底，其余折法同上。 （2）双巾铺盘： ①打开无菌巾包，用无菌钳取出一块无菌巾，双手持巾的近身一面两角，由对侧向近侧平铺在治疗盘上，无菌面向上。 ②放入无菌物品，依法夹取另一块无菌巾，由近侧向对侧覆盖于盘上，无菌面朝下，两巾边缘对齐，四周超出治疗盘部分分别向上翻折 1次，注意不暴露无菌区。 4）操作时，先打开翻折部分，再用双手捏住盖巾两角的外面，由对侧向近侧或向侧边扇形折叠，开口边向外，暴露无菌物品既可进行操作，注意不跨越无菌区。 5）无菌盘有效期为 4 小时。 四、取用无菌溶液法 1. 洗手、戴口罩。 2. 取出无菌溶液瓶，擦净瓶外灰尘，检查核对无误后用启瓶器撬开铝盖，用一手拇指与示指或双手拇指将橡胶塞边缘向上翻起。 3. 一手示指和中指套住橡胶塞，将其拉出，另一手拿溶液瓶；瓶签朝掌心，倒出少量溶液冲洗瓶口，再由原处倒出适量溶液至事先备好的无菌容器中。 4. 倒毕塞好橡胶塞，消毒橡胶塞翻转部分后翻下盖好，在瓶签上注明开瓶日期和时间，瓶内剩余溶液在 24 小时内有效。 5. 如取烧瓶内无菌溶液解开系带，手拿瓶口盖布外面，取出瓶塞，倾倒溶液的方法同上。 五、戴无菌手套 1. 修剪指甲、洗手、戴口罩。	60

续表

项 目	实 训 内 容	评 分 标 准
【操作步骤】	2. 核对无菌手套袋外的号码、无菌日期及灭菌效果。 3. 手套袋平放于清洁、干燥桌面上打开,取出滑石粉包,涂于双手上。 4. 一手掀开手套袋开口处,另一手捏住一只手套的反折部分取出手套,还可以同时捏住两只手套的内侧面取出。 5. 对准五指戴上一只,再以戴好手套的手指插入另一只手套的反折处戴好,将两手套的翻转部分翻下,套在工作衣袖的外面。 6. 脱手套时,一手捏住另一手套腕部外面,翻转脱下,再以脱下手套的手插入另一手套内,将其往下翻转脱下。 7. 污手套放入消毒液内浸泡、整理用物、洗手。	60
【效果评价】	1. 操作者具有无菌观念,无菌区域区分清楚。 2. 无菌物品未被污染,各项无菌技术流程清楚。 3. 操作过程规范、准确、安全。	15
【注意事项】	1. 操作中严格按照无菌操作原则进行,培养无菌观念。 2. 注意区分无菌区与有菌区、无菌物品与有菌物品,防止交叉感染。 3. 始终保持手套外面的无菌,戴手套后,手臂上不过肩,下不过腰,左右不超过腋中线,戴手套后如发现手套破裂应立即更换。	

 案例讨论5-4

1. 在教师引导下,学生对案例导入 5-4 进行分组讨论。

2. 学生以小组为单位写出案例讨论报告交教师批阅。

3. 教师点评、归纳总结。

项目六　精神障碍患者的护理

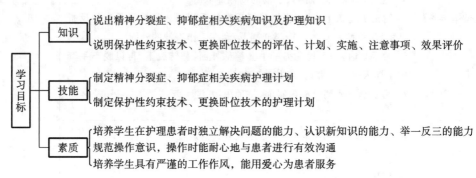

学习目标
- 知识
  - 说出精神分裂症、抑郁症相关疾病知识及护理知识
  - 说明保护性约束技术、更换卧位技术的评估、计划、实施、注意事项、效果评价
- 技能
  - 制定精神分裂症、抑郁症相关疾病护理计划
  - 制定保护性约束技术、更换卧位技术的护理计划
- 素质
  - 培养学生在护理患者时独立解决问题的能力、认识新知识的能力、举一反三的能力
  - 规范操作意识，操作时能耐心地与患者进行有效沟通
  - 培养学生具有严谨的工作作风，能用爱心为患者服务

任务一　精神分裂症患者的护理

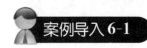

案例导入 6-1

患者，男，50 岁，承包鱼塘个体户，汉族，已婚。患者亲属主诉：8 年前，患者无故发脾气，动手打人，胡言乱语，说自己的儿子能当国家主席，怀疑饭菜有毒，有人要加害他。于当地医院就诊时诊断为精神分裂症，服药一段时间后，停药。3 个月后出现不穿衣服到处乱跑，纵火，自言自语，称别人对他不好，饭菜有毒，再次讲有人要加害他。再次入院，确诊精神分裂症。

现病史：近 1 周以来，自行停药逐渐出现拒绝进食，动作缓慢，不言不语，少动，面无表情，目光呆滞，对周围事物无反应，唾液在口中不咽不吐，任其流出，躯体保持固定姿势。大小便能自控，需家人督促。

家族史：父母两系三代其他成员无近亲婚配，无癫痫、痴呆和精神障碍，无性格特殊、自伤、自杀者。家庭关系和睦，患者现与妻子、孩子居住在一起，经济状况一般。

其他检查：生命体征正常，其他身体评估正常。

问题：

1. 精神分裂症的典型临床表现有哪些？

2. 对此患者进行护理评估，确定主要的护理诊断，制定相应的护理措施。

精神分裂症是一组病因尚未明确的精神疾病，多起病于青壮年，具有感觉、思维、情感和行为等方面的障碍，以精神活动与环境不协调为特征，通常无意识及智能障碍，缓慢起病，病程多迁延，常有渐进性人格改变，可发展为精神活动衰退等特征。本病患病率高,是精神疾病中患病率最高的一种。本病严重损害患者的心身健康,给患者家庭、社会带来沉重负担。

一、护理评估

(一)健康史

1. **既往史** 评估患者既往精神疾病情况(包括过去是否发病、发病的情形、治疗经过、是否坚持服药等)以及身体疾病等。

2. **现病史** 此次发病有无明显诱因、发病的时间、就诊原因(主诉)、具体表现、对学习工作的影响程度、就医经过、现在身体状况(饮食、睡眠、生活能否自理、大小便、活动情况、心理状况)、已服药物等。

3. **个人史** 评估患者生长发育过程如何,包括母孕期健康状况、成长及智力情况、学习成绩、就业情况、婚姻状况、有无烟酒及其他嗜好等,女性患者应评估月经史和生育史。

4. **家族史** 家族成员中是否有精神疾病或心理问题的患者。精神分裂症是由一组症状群所组成的临床综合征,它是多因素的疾病。尽管目前对其病因的认识尚不很明确,但个体心理的易感素质和外部社会环境的不良因素对疾病的发生发展的作用已被大家所共识。无论是易感因素还是外部不良因素都可能通过内在生物学因素共同作用而导致疾病的发生,不同患者其发病的因素可能以某一方面较为重要。

(二)身体状况

患者的生命体征是否正常;患者认知是否正常;患者个人卫生、衣着是否整洁,生活能否自理,是否有生活懒散、疲倦等情况;患者的饮食、营养状况,有无营养失调;患者睡眠情况,有无入睡困难、早醒、多梦等情况,睡醒后患者的感受如何;患者有无躯体外伤;是否知道大小便,有无二便异常。

(三)心理功能评估

1. **性格行为** 患者病前性格特征、有哪些兴趣爱好;患者学习、工作、生活能力积极性如何;患者入院是否主动,治疗依从性如何;患者入院前应对悲伤和压力的方式方法是什么;患者是否承认自己有病,是否配合治疗。

2. **感知觉** 评估患者感知觉,重点评估患者有无幻觉,尤其是命令性幻听,评估幻听出现的时间、频率、内容,患者对幻听内容的感受和反应方式。

3. **思维** 患者有无思维形式障碍,如思维破裂、思维散漫、思维贫乏、语词新作、逻辑倒错等;患者有无思维内容障碍,如妄想等。如果患者存在妄想,需要评估妄想的种类、内容、性质、出现时间、涉及范围,包括妄想内容是否固定,有无泛化的趋势,对患者行为的影响如何。

4. **情感** 可通过患者的客观表现如面部表情、姿势、动作、音调、面色等自主神经反应来判断,也可以通过患者诉说主观体验来判断患者的情感反应,评估患者有无情感淡漠、情感迟钝、情感反应与周围环境是否相符;患者是否存在抑郁情绪,有无自杀的想法等。

5. **意志行为** 患者意志行为是否减退,行为是否被动、退缩;患者有无异常行为,有无攻击、自杀、伤人等行为,患者对未来打算如何。

(四)心理、社会评估

1. 评估患者社会交往能力及人际关系　患者病前的社会交往能力如何,是否善于与人交往;患者病前对于社会活动是否积极、退缩、回避等;患者人际关系如何,与亲属、同事、朋友或其他人员相处情况如何等。

2. 评估患者的社会支持系统及经济状况　家庭成员对患者的关心程度、照顾方式,婚姻状况有无改变,家属对患者治疗的态度如何,是积极寻求治疗还是顺其自然,是过度关注还是无人问津,患病后同事、同学、亲属与患者的关系有无改变等;患者经济收入、对医疗费用支出的态度等。

二、护理诊断

1. 有对他人施行暴力的危险　与幻觉、妄想、精神运动性兴奋、意向倒错及自知力缺乏等因素有关。

2. 有自杀的危险　与命令性幻听、自罪妄想、意向倒错及焦虑抑郁状态而产生的羞耻感有关。

3. 不依从行为　与幻觉妄想状态、自知力缺乏、木僵、违拗、担心药物耐受性及新环境的不适应有关。

4. 营养失调:低于机体需要量　与幻觉、妄想、极度兴奋、躁动,消耗量明显增加,紧张性木僵而致摄入不足及违拗不合作有关。

5. 睡眠形态紊乱　与幻觉、妄想、兴奋、环境不适应、警惕性高及睡眠规律紊乱有关。

6. 感知觉紊乱　与患者注意力不集中、感知觉改变有关。

7. 沐浴/卫生自理缺陷　与丰富的精神症状、紧张性木僵状态、极度焦虑紧张状态、由于自伤或他伤导致行动不便及精神衰退有关。

8. 应对无效　与无法应对妄想内容、对现实问题无奈、难以耐受药物不良反应有关。

9. 便秘　与木僵、蜡样屈曲、意志行为衰退及服用抗精神病药物所致的副作用有关。

10. 社交交往障碍　与妄想、情感障碍、思维过程改变有关。

三、护理措施

(一)安全护理

做好安全检查工作,保证患者安全,禁止将危险物品(鞋带、腰带、购物袋、水果刀、削皮刀、剪指甲刀、打火机等)带入病房,以防意外发生。在患者入院、外出返回、探视返回时进行再次检查,检查床头桌、床下、床垫下、衣物内有无危险物品。严格执行安全检查制度,如病房门窗、锁、桌椅等物品损坏时,及时进行维修。护士办公室、患者活动室等地,做到人走锁门,防止医疗器械成为危险物品。护理人员要对每位患者的病情、诊断、护理要点做到心中有数,对高风险患者,护士应做到合理到位的评估。严格遵守分级护理制度,每15~30分钟巡视病房一次,对于重点患者要24小时不离视线。

（二）生活护理

1. 患者出现拒食的行为时,分析原因,对症处理。如:被害妄想的患者,可采取集体进餐制,或者采取示范法,让患者看到其他患者取走食物的场景;自责自罪的患者,可以把饭菜拌在一起,让其感觉是剩饭,以达到诱导进食的作用;对于衰退患者,专人看护,耐心等待,不可催促;对于不合作、木僵患者,诱导进食无效时应采取必要措施,如通知医生,给予静脉输液或鼻饲,以保证患者机体营养需要量。

2. 为患者创造良好的睡眠环境,保持环境安静,温度适宜,避免强光刺激,与兴奋躁动的患者分开,护士巡视病房时要做到"四轻"。观察患者睡眠情况,针对不同的原因,对症处理。如果是入睡困难,鼓励患者白天多参加娱乐活动,减少睡眠时间或避免午睡,晚上睡觉前,用热水泡脚或睡前喝温牛奶,避免服用咖啡等兴奋类饮料;对于早醒的患者,晚间休息可以稍微晚些,睡前可看书、听音乐等;对于睡眠过多或睡眠倒置的患者,应培养患者良好的作息规律,白天多参加活动,减少睡眠。严重睡眠障碍患者,可通知医生,给予药物治疗。巡视病房时,要观察患者睡眠情况,防止患者蒙头睡觉和假睡。

3. 生活可以自理的患者,护士应督促或协助其料理个人卫生,如洗漱、饭前饭后洗手、剪指甲;对于生活不能自理的患者,应有专人做好相应护理。

（三）心理护理

尊重患者的人格,体谅患者病态行为,理解接纳,不能嘲笑、歧视。对待患者真诚,满足患者的合理要求;技术娴熟,取得患者信任;正确应用沟通技巧,耐心倾听患者的诉说,不要随意打断患者的谈话;谈话结束时,用简短的话语反馈患者所要表达的意思,并给予简单的分析指导,不要说教、指责和否定;患者处于恢复期时,自知力恢复,可能产生自卑、自罪的情绪,告诉患者他在疾病发作时的一些表现只是疾病的症状,而不是他本人的行为;患者出院后应告知要遵医嘱按时服药。

（四）特殊症状的护理

1. 自杀、自伤患者的护理 评估患者是否有自杀、自伤行为史,患者有无生活应激事件,患者是否具有自杀征兆等;对有自杀病史、消极言行、自罪自责,以及有藏药史的患者,应予以重点监护。对于具有自杀先兆的患者,护士应保证患者24小时不离视线,并注意观察患者的情绪变化,提高警惕。

2. 幻觉患者的护理 护士要加强护患交流,建立治疗性信任关系,了解患者言语、情绪和行为表现,以掌握幻觉的类型和内容,并评估幻觉对患者行为的影响。有的患者当听到斥责、侮辱、命令性的言语性幻听时,可引起相应的情感与行为反应,发生冲动、自伤等行为,对此要加强护理,确保患者安全。不轻易批评病患者的幻觉极其不真实性,但应注意不要强化患者的幻觉,让患者知道这是不对的,但不要否认患者的感受;有的患者会因幻觉而焦虑,此时护士应主动询问,提高帮助。帮助患者辨别病态的体验,区分现实与虚幻,增进现实感,并促使患者逐渐学会自我控制,对抗幻觉的发生。

3. 妄想患者的护理 护士要关怀、体谅、尊重患者,让患者感受到护士的亲切、病区的安全、温暖。

4. 兴奋躁动患者的护理 了解、掌握患者兴奋状态的规律和发生攻击行为的可能性。如出现言语挑衅、拳头紧握等,提前做好防范。对于情绪波动较大、冲动行为明显的患者安置于重病室,确保环境物品安全。护士要稳定自己情绪,不要被患者情绪感染,同时要给予耐心指导,言语要平静,以免生硬和粗暴的言语加重患者的冲动行为。当患者对自己、他人或环境有伤害时,应给予保护性约束,避免危险行为的发生。

(五)药物治疗的护理

精神分裂症患者大部分无自知力,不承认自己有病,常会出现藏药、拒服药的行为,护理人员在发药过程中,应一人发药,一人检查口腔,确保药物服下。对于拒不服药,且劝说无效者,应与医生协商,改用其他给药方式,如肌注长效针剂等。精神分裂症患者缺乏主诉意愿,所以要密切观察患者用药后的效果,及时发现药物的不良反应,并予以恰当的处理。

(六)健康指导

彻底治疗,特别是首次治疗要听从医生的意见,坚持服药,足疗程治疗,减少复发;正确对待自己的疾病,要树立战胜疾病的信心;保持和谐的家庭关系和良好的家庭气氛,多和家人沟通,适当地参加一些家务劳动,多参加社交活动,提高社会适应能力;注意复发的早期症状,如失眠、多梦、头痛、疲乏、心悸、易怒、忧郁等,出现时及时就诊。

四、护理评价

住院期间患者无意外事件和并发症的发生;患者能控制自己的情绪;患者是否掌握简单的疾病知识,能对自己的疾病有客观的认识;患者服药依从性良好;患者日常生活能够自理,睡眠改善,患者的社会交往能力和生活技能基本恢复正常。

五、实训技能

保护性约束技术

项　　目	实 训 内 容	评分标准
【目的】	防止小儿及高热、谵妄、昏迷、躁动等危重患者因虚弱、意识不清或其他原因而发生坠床、撞伤、抓伤等意外,确保患者安全,并确保患者治疗、护理工作的顺利进行。	5
【准备】	1. 护士准备:护士着装规范、洗手、戴口罩。 2. 物品准备:约束带、软枕若干、支被架。 3. 环境准备:病室清洁、安静、保暖。	20
【操作步骤】	1. 床栏:保护患者安全,预防坠床。 2. 约束带: (1)宽绷带约束带:常用于固定手腕和踝部。 (2)肩部约束带:用于固定肩部,限制患者坐起。 (3)膝部约束带:用于固定膝部,限制患者下肢活动。 3. 支被架:主要用于肢体瘫痪或极度衰弱的患者,防止盖被压迫肢体,也可用于灼伤患者的暴露疗法而需要保暖时。	60

续表

项 目	实 训 内 容	评 分 标 准
【效果评价】	1. 护患沟通良好,患者及其家属做好准备。 2. 约束带松紧适宜,能保护患者安全,约束过程中患者无不良反应。 3. 操作过程规范、准确、安全。	15
【注意事项】	1. 严格掌握保护具的适应证,维护患者的自尊。 2. 保护具只能短期使用,适用时使患者肢体处于功能位置,加强生活护理,保证患者安全、舒适。 3. 使用约束带时应垫衬垫,松紧适宜。约束带要定时松解,每两小时放松一次。注意观察约束部位的皮肤颜色、温度、活动及感觉。 4. 记录使用保护具的原因、时间、部位、相应的护理措施、解除约束的时间等。	

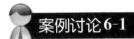

案例讨论6-1

1. 每4~6人一组,在教师的引导下,学生对案例导入6-1进行分组讨论。

2. 每组学生写出案例讨论报告交教师批阅。

3. 教师点评、归纳总结。

| 任务二　抑郁症患者的护理 |

案例导入6-2

　　小洁(化名)是一个美丽而热情的女孩,但就是这样一个热情且充满活力的女孩却走上了轻生的道路,几乎断送了生命。她从小就在优越的环境中长大,父母都是高中的老师,过着衣食无忧的生活。由于父母工作比较忙,从小就把她送到乡下的奶奶家抚养。虽然在乡下条件比不上城里,但只要她要什么奶奶总能满足她,父母也定期来奶奶家看她,而且每次来总能拿上很多好东西,还给她不少的零花钱,直到她上中学时奶奶病逝,才回到城里和父母生活。也许父母是因为从小没能很好地照顾她,感到有点愧疚于她,所以回到家后的小洁,更是受到父母的格外呵护,享受着"小公主"般的待遇,这样的生活一直伴随着她走进了大学。

　　刚进大学时,小洁各方面表现都不错,积极而热情。但是大一时,她参加了学校和系上的各类学生干部、干事的竞选,结果都失败了。长这么大,第一次体会到如此"沉重"的打击,一向好胜的她陷入了自我否定的泥潭。情绪往往会因为一件很小的事情而大起大落,反复无常。但她努力学习,成绩还不错,每次都能拿到学校的"优秀奖学金"。也许是她这种争强好胜的性格,在寝室里好与人争执,又很少忍让。长此以往,寝室的同学都不敢"惹"她了,小洁的人际关系也开始出现了危机,总怀疑别人在议论她,对每个室友都充满了敌意。每次看到别人高兴地在一起玩或学习时,内心充满了孤独感;晚上常常做噩梦,睡眠出现问题,精神状态不佳;没有胃口,常常不知道自己为什么发脾气,也很难控制自己的消极情绪,最终变成了同学中的"另类"。她很痛苦,也努力尝试过改变自己,但坚持不下来。大二期间,精神萎靡,对生活缺乏热情,自我否定几乎表现在她生活的所有内容中,甚至产生了自闭的状态。很多晚上都是睁着眼看着天花板发呆,痛苦极了,不知道如何是好。

问题:

1. 该患者可能患上哪种疾病?

2. 对此患者进行护理评估,确定主要的护理诊断,制定相应的护理措施。

抑郁症又称抑郁障碍,以显著而持久的心境低落为主要临床特征,是心境障碍的主要类型。临床可见心境低落与其处境不相称,情绪的消沉可以从闷闷不乐到悲痛欲绝,自卑抑郁,甚至悲观厌世,可有自杀企图或行为;甚至发生木僵;部分病例有明显的焦虑和运动性激越;严重者可出现幻觉、妄想等精神病性症状。每次发作持续2周以上,长者甚至可达数年,多数病例有反复发作的倾向,每次发作大多数可以缓解,部分可有残留症状或转为慢性。

一、护理评估

(一)健康史

1. 既往史　评估患者何时曾患过什么疾病,既往发作状况,有无就医,是否维持治疗。

2. 现病史　此次发病有无明显诱因、发病的时间、就诊原因(主诉)、具体表现、对学习工作的影响程度、就医经过、现在身体状况(饮食、睡眠、生活能否自理、大小便、活动情况、心理状况)、已服药物等。

3. 个人史　评估患者生长发育过程如何,包括母孕期健康状况、成长及智力情况、学习成绩、就业情况、婚姻状况、有无烟酒及其他嗜好等,女性患者应评估月经史和生育史。

4. 家族史　家族成员中是否有抑郁症或心理问题的患者。

(二)社会心理评估

1. 患者病前性格特征,有哪些兴趣爱好;患者学习、工作、生活能力积极性如何;患者入院是否主动,治疗依从性如何;患者入院前应对悲伤和压力的方式方法是什么;患者是否承认自己有病,是否配合治疗。

2. 了解患者近期是否有生活事件的发生,如工作变动、婚变、亲人离世等,了解患者是否会觉得无助、无望及充满无力感,患者是否经常贬低自己。

3. 评估患者有无抑郁心境、快感缺失、无明显原因的持续疲劳感、睡眠障碍、食欲改变、躯体不适、自我评价低、自杀观念和行为;老年患者有无激越、焦虑、性欲低下、记忆力减退等症状。

(三)社会功能

了解患者病前的社会交往能力,人际关系是否和谐,对环境适应程度,学习、生活、工作任务完成情况等。

二、护理诊断

1. 有自杀的危险　与严重的抑郁悲观情绪有关。
2. 营养失调:低于机体需要量　与自责自罪观念、丧失生活信念、失眠、乏力、食欲不振有关。
3. 睡眠形态紊乱　与不安、悲观的情绪状态有关。
4. 个人应对无效　对生活、学习、工作丧失信心。

三、护理措施

(一)安全护理

抑郁症患者较为敏感自卑,入院时,护理人员要为患者提供良好的就医环境,对新患者要热情接待,主动介绍医院环境及病房的一些规章制度。同时取得患者的信任,妥善保管患者随身携带的危险物品,减少危险事件的发生。

(二)生活护理

抑郁症患者往往伴随胃肠功能下降,社交减退,对一切事物都不感兴趣,作为护理人员要耐心劝导,鼓励患者进食。对抑郁性木僵的患者,如不听劝说可对其实行鼻饲,一旦症状缓解要鼓励其进食。

(三)心理护理

新入院的患者往往有焦虑、恐惧心理,护理人员要主动接触患者,了解他们的基本需求。可通过温和、亲切的语言以及握手等非语言的接触,表达对患者的关心和支持;抑郁症患者反应迟钝、被动,护士要主动去接触,了解患者的爱好,鼓励患者参加各种文娱活动,表现好时要及时给予表扬和奖励;教会患者正确对待个人与家庭、社会的关系,达到心理、社会功能的全面恢复。

(四)加强巡视

抑郁症患者自杀率很高,自杀方式很隐蔽,不容易被发现,对严重抑郁患者一定要严加防护,避免意外发生。

(五)用药护理

护理人员应向患者讲解药物的作用及副作用,以解除患者的思想负担。留意患者是否藏药自杀,在患者服药后,一定要确保患者把药物服下方可离去。出院患者,嘱其按时服药,不能自行停药或减药。

四、护理评价

住院期间患者无意外事件的发生;患者能控制自己的情绪,人际关系得到改善;患者是否掌握简单的疾病知识,能对自己的疾病有客观的认识;患者服药依从性良好;患者能在不服药的情况下,每晚有 6~8 小时的不中断的睡眠;患者日常生活能够自理,睡眠改善,患者的社会交往能力和生活技能基本恢复正常;出院前,患者自我价值感增强。

五、实训技能

卧位的安置
(6-2)

更换卧位技术

项 目	实 训 内 容	评分标准
【目的】	1. 协助不能起床或不能自行移动的患者更换卧位,使患者感觉舒适。 2. 预防并发症,如压疮、坠积性肺炎等。 3. 检查、治疗和护理的需要。	5
【准备】	1. 护士准备:护士着装规范、洗手、戴口罩。 2. 物品准备:软枕数个。 3. 环境准备:病室清洁、保暖、光线良好。	20
【操作步骤】	1. 核对床号、姓名。 2. 向患者及其家属解释操作目的及有关注意事项。 3. 固定床轮。 4. 协助患者仰卧,两手放于腹部,将各种导管及输液装置等安置妥当,必要时将盖被折叠于床尾或一侧。 5. 翻身。 (1) 一人协助患者翻身侧卧法(适用于体重较轻的患者)。 ①先将患者肩部、臀部移近护士侧床沿,再将患者双下肢移近护士侧床沿,嘱患者屈膝。 ②护士一手扶肩,一手扶膝部,轻轻推患者转向对侧,使其背向护士。 (2) 两人协助患者翻身侧卧法(适用于体重较重或病情较重的患者)。 ①护士两人站于病床的同侧,一人托住患者的颈部、肩部和腰部,另一人托住臀部和腘窝,两人同时将患者抬起移向近侧。 ②分别扶患者的肩、腰、臀、膝部,轻轻将患者翻向对侧。 6. 再按侧卧位要求,在患者背部、胸前及两膝间放置软枕。 7. 记录翻身时间和皮肤情况。	60
【效果评价】	1. 护患沟通良好,患者做好准备。 2. 患者皮肤受压情况得到改善,护士动作轻稳、节力、协调,患者感觉舒适、安全,未发生并发症和意外。 3. 操作过程规范、准确、安全。	15
【注意事项】	1. 根据患者的病情及皮肤受压情况,确定翻身间隔的时间。如发现患者皮肤有红肿或破损时,应及时处理,增加翻身次数,同时记录于翻身卡上。 2. 如患者身上带有各种导管,翻身前应将各种导管安置妥当,翻身后应检查导管有无脱落、移位、扭曲、受压,以保持通畅。	

续表

项　　目	实 训 内 容	评 分 标 准
【注意事项】	3. 手术后患者翻身前,应检查伤口敷料是否潮湿或脱落,如已被分泌物浸湿,应先换药再翻身;颅脑术后的患者,头部转动过剧可引起脑疝,导致患者突然死亡,故翻身动作要轻,而且翻身后只能卧于健侧或平卧;如有骨牵引的患者,在翻身时不可放松牵引;石膏固定或伤口较大的患者翻身后应将伤口安置于合适的位置,防止受压。 4. 翻身时,护士应注意省力,让患者尽量靠近护士,使重力线通过支撑面保持平衡,缩短重力臂,达到省力、安全的目的。 5. 协助翻身时,不可拖拉,以免擦伤皮肤。	

 案例讨论6-2

1. 每 4～6 人一组,在教师的引导下,学生对案例导入 6-2 进行分组讨论。

2. 每组学生写出案例讨论报告交教师批阅。

3. 教师点评、归纳总结。

项目七　传染性疾病患者的护理

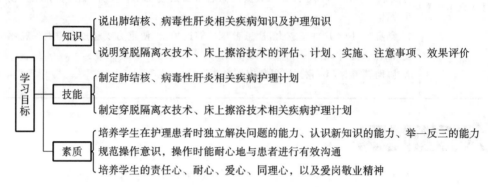

任务一　肺结核患者的护理

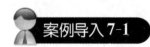

患者,男,30岁,技师,因低热咳嗽 1 个月来诊。患者于 1 个月前受凉后出现低热,下午明显,体温最高不超过 38 ℃,咳嗽,咳少量白色黏痰,无咯血和胸痛,自认为感冒,服用各种抗感冒药和止咳药,无明显好转,因工作忙未去医院检查,但逐渐乏力,工作力不从心,有时伴夜间盗汗。病后进食和睡眠稍差,体重稍有下降,二便正常。

既往体健,无结核和支气管、肺疾病史,无药物过敏史,平时不吸烟,有肺结核接触史。查体:T 37.8 ℃,P 86 次/分,R 20 次/分,BP 120/80 mmHg。一般状况无明显异常,无皮疹,浅表淋巴结无肿大,巩膜无黄染,咽(一),气管居中。右上肺叩诊稍浊,语颤稍增强,可闻及支气管肺泡呼吸音和少量湿啰音,心腹检查未见异常。

实验室检查:Hb 130 g/L,WBC 9.0×10^9/L,尿常规(一),粪便常规(一),PPD 试验强阳性。

问题:

1. 什么是肺结核,引起该病的致病原是什么?

2. 对该患者进行护理评估,列出现存的主要护理诊断,并制定相应的护理措施。

3. 当该患者出院时,你怎样为患者及其家属做健康指导?

肺结核是由结核分枝杆菌引起的肺部慢性传染性疾病。可侵及许多脏器,以肺部结核感染最为常见。排菌者为其重要的传染源。人体感染结核菌后不一定发病,当抵抗力降低或细胞介导的变态反应增强时,才可能引起临床发病。若能及时诊断,并予合理治疗,大多可获临床痊愈。

一、护理评估

(一)健康史

肺结核是由结核分枝杆菌感染引起的,飞沫传播是肺结核最重要的传播途径。传染源主要是痰中带菌的肺结核患者,尤其是未经治疗者。

1. 一般情况　患者的年龄,有无开放性肺结核密切接触史,是否接种过卡介苗,生活环境,居住条件等。

2. 家庭史　家庭中有无肺结核患者。

3. 既往史　既往健康状况,近期有无患其他急性传染病。

(二)身体状况

1. 症状

1) 全身症状　发热最常见,多为长期午后低热。部分患者有乏力、食欲减退、盗汗和体重减轻等全身毒性症状。

2) 呼吸系统症状

(1) 咳嗽、咳痰　肺结核最常见的症状。多为干咳或咳少量白色黏液痰。有空洞形成时,痰量增多;合并细菌感染时,痰呈脓性且量增多;合并厌氧菌感染时有大量脓臭痰;合并支气管结核时表现为刺激性咳嗽。

(2) 咯血　1/3～1/2 患者有不同程度的咯血,常伴随胸闷、喉痒、咳嗽。

(3) 胸痛　炎症波及壁层胸膜时可引起胸痛,为胸膜炎性胸痛,随呼吸运动和咳嗽而加重。

(4) 呼吸困难　当有大量胸腔积液时,引起呼吸困难。

2. 体征　病变范围小,可无异常体征。渗出性病变范围较大或干酪样坏死时可有肺实变体征,叩诊常呈浊音,语颤增强,肺泡呼吸音低和湿啰音。

3. 并发症　严重肺结核可并发自发性气胸、脓气胸、支气管扩张症、慢性肺源性心脏病。结核分枝杆菌随血行播散可并发淋巴结、脑膜、骨及泌尿生殖器官等肺外结核。

(三)实验室及其他检查

1. 白细胞计数　正常或轻度增高,血沉增快。

2. 痰结核分枝杆菌检查　确诊肺结核最特异的方法,也是制定化疗方案和考核疗效的主要依据。

3. 结核菌素试验　通常取 0.1 mL(SIU)结核菌素,在前臂掌侧下段做皮内注射,注射 48～72 小时后测量皮肤硬结的直径。硬结直径小于 4 mm 为阴性(一);5～9 mm 为弱阳性(＋);10～19 mm 为阳性(＋＋);达到 20 mm 或虽未达到 20 mm 但局部出现水疱、坏死或淋巴管炎为强阳性(＋＋＋)。

4. 影像学检查　胸部 X 线检查是诊断肺结核的常规首选方法,可以早期发现肺结核,可判断肺结核的部位、范围、病变性质、病变进展、治疗反应等,是判定疗效的重要方法,用于诊断、分型、指导治疗及了解病情变化。

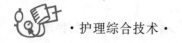

5. 纤支镜检查　对支气管结核的诊断有重要价值。

（四）心理社会评估

1. 患者及其家属的心理状态,对病情、隔离方法、服药等知识的了解程度。

2. 患者亲属对患者疾病的关心程度,家庭的经济承受能力及社会支持系统。

二、护理诊断

1. 知识缺乏　缺乏结核病治疗的相关知识。

2. 营养失调:低于机体需要量　与机体消耗增加、食欲减退有关。

3. 体温过高　与结核菌感染有关。

4. 疲乏　与结核病毒性症状有关。

5. 有孤独的危险　与患者被隔离有关。

6. 潜在并发症　大咯血、窒息。

三、护理措施

1. 指导患者坚持用药　①抗结核化疗对控制结核病起决定性作用,护士应向患者及其家属反复强调化疗的重要性及意义,督促患者按医嘱服药,坚持完成规则、全程化疗,以提高治愈率、减少复发;②向患者说明化疗药的用法、疗程、可能出现的不良反应及表现,督促患者定期检查肝功能及听力情况,如出现巩膜黄染、肝区疼痛、胃肠不适、眩晕、耳鸣等不良反应要及时与医生联系,不要自行停药,大部分不良反应经相应处理可以消除。

2. 正确留取痰标本　肺结核患者有间断且不均匀排菌的特点,故需多次查痰,应指导患者正确留取痰标本。通常初诊患者应留 3 份痰标本(即时痰、清晨痰和夜间痰),夜间无痰者,应在留取清晨痰后 2～3 小时再留 1 份。复诊患者应每次送检 2 份痰标本(夜间痰和清晨痰)。

3. 合理休息　合理休息可以调整新陈代谢,使机体各器官的功能得到调节与平衡,并使机体耗氧量降低,呼吸次数和深度亦降低,使肺获得相对休息,有利于病灶愈合。休息的程度与期限取决于患者的代谢功能、病灶的性质与病变趋势。

4. 制定膳食计划　肺结核是一种慢性消耗性疾病,宜给予高热量、高蛋白质、富含维生素和易消化饮食,忌烟酒及辛辣刺激性食物。多进食新鲜蔬菜和水果,以补充维生素。蛋白质可增加机体的抗病能力及机体修复能力,建议摄入鱼、肉、蛋、牛奶等优质蛋白质。同时,增加膳食品种,在食物中增加促消化、增进食欲的食物,选择合理的烹饪方式,提高患者的食欲。

5. 监测体重　监测体重的变化并记录,了解营养状况是否得到改善。

四、护理评价

经过治疗、护理,患者是否达到:呼吸道保持通畅,能进行有效咳嗽,痰容易咳出,呼吸功能改善,呼吸平稳;体温逐渐恢复正常;患者坚持用药,病情得以控制,饮食合理,住院期间未发生并发症,或发生时能被及时发现,并得到及时处理;患者及家属情绪稳定,并能够掌握结核病传染相关知识,做到积极防护并配合治疗与护理。

五、实训技能

穿脱隔离衣技术

穿脱隔离衣
(7-1)

项 目	实 训 内 容	评分标准
【目的】	保护患者及工作人员,避免互相传播疾病,避免感染和交叉感染的发生。	5
【准备】	1. 护士准备:护士着装规范、洗手、戴口罩。 2. 物品准备:隔离衣、手套、10％皂液、避污纸,无洗手池设施时备消毒液和清水各一盆。 3. 环境准备:病室清洁、安静、保暖。	20
【操作步骤】	1. 穿隔离衣: (1) 取衣:手持衣领取下隔离衣(衣领及隔离衣内面为清洁面),清洁面朝自己,将衣领的两端向外折,对齐肩缝,露出袖筒。 (2) 穿衣袖:一手持衣领,一手伸入袖,举起手臂将衣袖穿好,使一手露出;换手依法穿好另一袖,两手上举,将衣袖尽量抖下。注意衣袖勿触及头面部。 (3) 系领口:两手由衣领中央顺边缘向后,扣好领扣。 (4) 扣袖口:扣好袖口,此时手已污染。 (5) 系腰带:双手在腰带下约 5 cm 处,分别捏住两侧衣边的正面,两侧边缘对齐,向一侧折叠不暴露清洁面,一手按住,另一手持腰带绕至前面系好。 2. 脱隔离衣: (1) 解腰带:先解开腰带的活结,也可以在消毒双手后,脱袖包手解腰带。 (2) 解袖口:解开袖口,在肘部将部分衣袖塞入工作服袖内。 (3) 消毒双手 ①揉搓法:用快速手消毒剂揉搓双手 2 分钟即可。揉搓方法按卫生洗手七步进行。 ②消毒液浸泡刷手法:双手完全浸泡在消毒液中,相互搓擦。或用手刷反复刷洗,刷手的顺序:前臂—腕部—手背—手掌—手指—指缝—指甲。每只手刷 30 秒,再重复一次,共刷 2 分钟,再用皂液和流动水洗净。 (4) 解开领扣。 (5) 脱衣袖:一手深入另一侧衣袖内,拉下衣袖过手(避免手被污染),再用衣袖遮住的手拉另一衣袖的外面将袖拉下。 (6) 挂衣:手持衣领,将隔离衣两边对齐,挂在悬挂衣架上。挂在半污染区,清洁面在外;挂在污染区,污染面朝外。 (7) 污衣处理:脱下后,清洁面朝外卷好,放入污衣袋中。	60

续表

项　目	实训内容	评分标准
【效果评价】	1. 隔离衣穿戴平整,工作服全被遮盖。 2. 穿脱过程中有无菌观念,未污染隔离衣的清洁部分。 3. 操作过程规范、准确、安全。	15
【注意事项】	1. 隔离衣长短要合适,须全部遮盖工作服,有破洞或潮湿时不可使用。 2. 保持衣领清洁,系领子时污染的袖口不可触及衣领、头面部和帽子、口罩。 3. 穿隔离衣后,只限在规定区域内活动,不得进入清洁区。 4. 隔离衣每天更换,如有潮湿或污染,应立即更换。	

案例讨论7-1

1. 每4～6人一组,在教师的引导下,学生对案例导入7-1进行分组讨论。
2. 每组学生写出案例讨论报告交教师批阅。
3. 教师点评、归纳总结。

任务二　病毒性肝炎患者的护理

案例导入7-2

患者,男,44岁,已婚。主诉:反复乏力20年,加重1周,无明显食欲不振、恶心及厌油腻食物。体检时发现HBsAg(＋),确诊为慢性乙型病毒性肝炎。护理检查:T 36.4 ℃,R 19次/分,BP 120/70 mmHg。观察患者营养一般,神志清楚,面色晦暗。辅助检查:B超、心电图及各影像资料显示均无阳性体征。实验室检查乙肝三系统示:乙肝表面抗原阳性、乙肝表面核心抗体阳性。

问题:

1. 该患者乙型肝炎的传播途径是什么?病毒性肝炎分为哪几种类型?
2. 作为责任护士,请你对该患者进行护理评估,列出现存的主要护理诊断,并制定相应的护理措施。
3. 当该患者出院时,对该患者及其家属进行健康指导?

病毒性肝炎是由于多种肝炎病毒引起的以肝脏病变为主的一组传染病。临床上以疲乏、食欲减退,肝大、肝功能异常为主要表现,部分病例出现黄疸。目前,确定的肝炎病毒有甲型、乙型、丙型、丁型及戊型,各型病原不同,甲型及戊型主要表现为急性肝炎,而乙型、丙型及丁型可转化为慢性肝炎并可发展为肝硬化,且与肝癌的发生有密切的关系。

一、护理评估

(一) 健康史

目前,依据病毒类型分为甲、乙、丙、丁、戊五种肝炎病毒,分别简写为 HAV、HBV、HCV、HDV、HEV。

1. **甲型肝炎** 传染源主要是急性期患者和隐性感染者,甲型肝炎无病毒携带状态。甲型肝炎主要经粪-口传播,污染的水源、食物可导致暴发流行。成人甲型肝炎抗体阳性率达 80%,感染后免疫力可持续终生。

2. **乙型肝炎** 急、慢性乙型肝炎患者和病毒携带者均可传播乙型肝炎,慢性乙型肝炎患者和 HBsAg 携带者是乙型肝炎最主要的传染源,其中以 HBeAg、HBV DNA 阳性的患者传染性最强。血液传播是其主要的传播方式,还包括母婴传播、性接触传播以及生活密切接触传播。日常学习、工作或生活接触,如握手、拥抱、同住宿舍、同一餐厅用餐和共用厕所等无血液暴露的接触,不会传染 HBV。

3. **丙型肝炎** 传染源为急、慢性丙型肝炎患者和病毒携带者,病毒携带者传染性更强。传播途径与乙型肝炎相似。

4. **丁型肝炎** 传染源和传播途径与乙型肝炎相似。

5. **戊型肝炎** 传染源和传播途径与甲型肝炎相似。春冬季节高发,以隐性感染为主。

(二) 身体状况

各型肝炎根据病程的不同,分为急性肝炎(病程在 6 个月以内)和慢性肝炎(病程超过 6 个月)。甲、戊两种类型肝炎表现为急性肝炎,乙、丙、丁三种类型肝炎呈现急性肝炎或慢性肝炎表现,并可发展为肝硬化或肝癌。

1. **急性肝炎** 分为急性黄疸型肝炎和急性无黄疸型肝炎,潜伏期在 15~45 天之间,平均 25 天,病程为 2~4 个月。

2. **慢性肝炎** 既往有乙型、丙型、丁型肝炎或 HBsAg 携带史或急性肝炎病程超过 6 个月,而目前仍有肝炎症状、体征及肝功能异常者,可以诊断为慢性肝炎。常见症状为乏力、全身不适、食欲减退、肝区不适或疼痛、腹胀、低热,体征为面色晦暗、巩膜黄染、蜘蛛痣、肝掌、肝大、肝质地中等或充实感,有叩痛,脾大严重者,可有黄疸加深、腹腔积液、下肢水肿、出血倾向及肝性脑病,根据肝损害程度临床可分为以下几种类型。

(1) **轻度** 病情较轻,症状不明显或虽有症状和体征,但生化指标仅 1~2 项轻度异常者。

(2) **中度** 症状、体征居于轻度和重度之间。肝功能有异常改变。

(3) **重度** 有明显或持续的肝炎症状,如乏力、纳差、腹胀等,可伴有肝病面容、肝掌、蜘蛛痣或肝脾肿大,而排除其他原因且无门脉高压症者。实验室检查血清:谷丙转氨酶反复或持续升高;白蛋白降低或 A/G 异常,丙种球蛋白明显升高,凡白蛋白≤32 g/L,胆红素＞85.5 μmol/L,凝血酶原活动度 40%~60%,三项检测中有一项者,即可诊断为慢性肝炎重度。

3. **重型肝炎** 临床表现为肝衰竭症候群,有极度乏力,严重消化道症状,神经精神症状,出血等表现,也可伴随肝臭,中毒性鼓肠,肝肾综合征等表现。黄疸迅速加深,肝浊音界迅速缩小。

4.淤胆型肝炎　主要表现为梗阻性黄疸的特点,肝大,黄疸加深,全身皮肤瘙痒,大便颜色变浅或呈灰白色。

5.肝炎后肝硬化　严重肝炎的基础上发展为肝硬化,表现为肝功能异常及门静脉高压症状。

(三)实验室及其他检查

1.肝功能检测

(1)血清酶学检测　丙氨酸氨基转移酶(ALT)在肝细胞中的浓度比血清高 104 倍,只要有 1% 肝细胞坏死可使血清浓度升高 1 倍,急性肝炎阳性率达 $80\% \sim 100\%$。门冬氨酸氨基转移酶(AST)在心肌中浓度最高,故在判定对肝功能的影响时,首先应排除心脏疾病的影响。

(2)血清蛋白检测　慢性肝炎肝硬化时,常有白蛋白下降,球蛋白升高现象。

(3)血清胆红素检测　肝功损伤致胆红素水平升高,除淤胆型肝炎外,胆红素水平与肝损伤严重程度成正比。

(4)凝血酶原时间(PT)　能敏感反映肝脏合成凝血因子 Ⅱ、Ⅶ、Ⅸ、Ⅹ 的情况,肝病时 PT 长短与肝损伤程度成正相关。

2.肝炎病毒标志检测

(1)甲型肝炎　急性肝炎患者,血清抗-HAV IgM 阳性可确诊为 HAV 近期感染,抗-HAV IgG 阳性提示既往感染 HAV 且已有免疫力。

(2)乙型肝炎　HBsAg 阳性示 HBV 目前处于感染阶段,抗-HBs 为免疫保护性抗体阳性示已产生对 HBV 的免疫力。HBeAg 阳性为 HBV 活跃复制及传染性强的指标,被检血清从 HBeAg 阳性转变为抗-HBe 阳性表示病毒有缓解,复制减弱,感染性降低。在慢性轻度乙型肝炎和 HBsAg 携带者中 HBsAg、HBeAg 和抗-HBc 三项均阳性具有高度传染性指标难以转阴。血清中 HBV DNA 阳性,直接反映 HBV 活跃复制具有传染性。

(3)丙型肝炎　抗-HCV 为 HCV 感染标记,不是保护性抗体。

(4)丁型肝炎　HDAg、抗-HDA IgM、HDA RND 阳性有确诊意义。

(5)戊型肝炎　抗-HEV IgM、抗-HEV IgG 可作为 HEV 近期感染指标。

3.肝穿活组织检查　诊断各种类型病毒性肝炎的主要指标,亦是诊断早期肝硬化的确切证据,但由于这是创伤性检查尚不能普及,亦不作为首选。

4.超声及电子计算机断层扫描(CT)　超声检查应用非常广泛,是慢性肝炎、肝炎肝硬化的诊断指标,已明确并可帮助肝硬化与肝癌及黄疸的鉴别。CT 检查亦对上述诊断有重要价值。

(四)心理社会评估

1.心理社会状况　评估患者对疾病知识的认识程度。观察患者有无焦虑、抑郁、紧张等不良情绪,有无退缩、敌对反应等。了解患者对住院及隔离治疗的认识,有无孤立、被约束感。评估患者有无因不良情绪导致食欲不振、睡眠障碍等表现。了解患者患病后工作、学习是否中断,日常生活能力是否下降,家庭生活是否受到影响。

2. 社会支持系统　评估家庭成员对传染病患者的关怀程度,被隔离患者有无亲属或朋友探视,所在社区是否提供医疗保健服务、设施是否完善,患者是否享有医疗保障,能否承担医疗费用。

二、护理诊断

1. 活动无耐力　与肝功能受损、能量代谢障碍有关。
2. 营养失调:低于机体需要量　与食欲下降、呕吐、腹泻、消化和吸收功能障碍有关。
3. 有皮肤完整性受损的危险　与胆盐沉着刺激皮肤神经末梢引起瘙痒、肝衰竭导致大量腹水形成、长期卧床有关。
4. 有感染的危险　与免疫功能低下有关。
5. 潜在并发症　出血、干扰素治疗的不良反应、肝性脑病、肾衰竭。

三、护理措施

1. 休息与活动　急性肝炎、慢性肝炎活动期、肝衰竭患者应卧床休息,以降低机体代谢率,增加肝脏的血流量,有利于肝细胞修复。症状好转、黄疸减轻、肝功能改善后,逐渐增加活动量,以不感疲劳为度。
2. 饮食与营养　告知患者饮食治疗的重要性。肝功能受损时,糖原合成减少,蛋白质、脂肪代谢障碍。合理的饮食可以改善患者的营养状况,促进肝细胞再生和修复,有利于肝功能恢复。同时由于肝炎患者常有食欲不振、恶心、呕吐等症状,宜饮食清淡,食用易消化食物,注意饮食搭配合理,补充富含维生素的流质饮食,多食水果蔬菜,补充维生素。食欲差时也可静脉补充葡萄糖、脂肪乳、维生素等营养物质。

定期监测患者的体重以评估患者的营养状况,最好维持体重在病前水平或略有增加。评估每天进食量,监测有关指标如红细胞计数、血红蛋白水平等。随着病情好转,休息好,食欲改善,食量增加,应防止肥胖和脂肪肝。

3. 意识混乱患者的护理　躁动不安患者应加床栏,必要时使用约束带,以防坠床;经常修剪指甲,避免抓伤皮肤;尊重、理解患者的不正常行为,避免嘲笑,应向患者周围人做好解释工作,使其了解不正常行为为疾病表现。昏迷患者在进行常规护理的同时,保证呼吸道通畅,必要时给予吸氧,可用冰帽降低颅内压,使脑细胞代谢降低,保护脑细胞的功能。

4. 密切观察病情　注意观察意识变化,及时发现和处理前驱症状,如有言语不清、健忘、行为异常、嗜睡、扑翼样震颤等,及时对症处理。

四、护理评价

经过治疗、护理,患者是否达到:营养状况改善,饮食合理;日常生活能力提高,能完成日常生活活动。患者及家属情绪稳定,积极配合治疗护理。患者及家属了解疾病相关预防知识,能够正确对待自己的疾病。

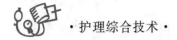

五、实训技能

床上擦浴技术

项　目	实 训 内 容	评分标准
【目的】	1. 保持患者皮肤清洁。 2. 使患者舒适、安全。 3. 保护患者皮肤。	5
【准备】	1. 护士准备:护士着装规范、洗手、戴口罩。 2. 物品准备:护理车上层有大毛巾 1 条、衣裤 1 套、扫床刷 1 套、大单、被套、枕套、中单、指甲刀、爽身粉、手消毒凝胶;护理车下层有便盆、尿布、温水桶(内盛 40～45 ℃热水)、污物桶、面盆。 3. 环境准备:病室清洁、温湿度适宜、关闭门窗、屏风遮挡。	20
【操作步骤】	1. 查对评估、解释:查对患者及其腕带信息,评估病情,确定擦浴时间,并向患者或家属解释目的和配合方法;询问患者是否需使用便器,需要时给予协助。 2. 倒水调温:将面盆放于床旁桌上,倒入温水至 2/3 盆,调试温度;根据病情放平床头及床尾支架,松开床尾盖被。 3. 洗脸擦颈部:将微湿小毛巾包在右手上,为患者洗脸及颈部,再用较干毛巾依次擦洗一遍;手套式持巾→眼睛(内眦→外眦)→额→鼻翼→脸颊→耳后→下颌→颈部→换水。 4. 胸腹:①脱衣:先健侧后患侧;②顺序:自上而下,肥皂毛巾擦(需要时)→湿毛巾擦→拧干毛巾擦;③肩部→锁骨中线→乳房→腋中线→下腹部;④胸骨上窝→脐部→耻骨联合,最后用大毛巾擦干。 5. 双手:①近侧→远侧;②颈外侧→肘部一手背;③腋窝→肘窝→手心;④协助侧卧(面向护士)→泡手→换水。 6. 背部:①协助患者侧卧;②颈后→背部→低尾部→大毛巾擦干;③穿衣(先患侧后健侧)→换水。 7. 下肢:①协助患者平卧位,脱裤子;②擦洗顺序为,髂嵴→大腿外侧→外踝;③腹股沟→大腿内侧→内踝;④臀下→腘窝→足跟一换水;⑤泡足(双足分别泡于盆中洗)用大毛巾擦干。 8. 会阴擦洗:臀下垫巾置便盆→左手戴手套→消毒阴阜→会阴(自上而下、由内向外)。 女:尿道口→阴道口→小阴唇→大阴唇→阴阜→大腿内侧→会阴→肛门。 男:尿道口周围绕阴茎旋转至根部→阴囊→肛门。 9. 脱手套、穿裤:先对侧后近侧,先患侧后健侧,妥善固定各种管道。 10. 梳头时枕上垫巾,修剪指、趾甲。 11. 协助患者取舒适体位,整理床单位。 12. 整理用物,分类放置。 13. 洗手,记录。	60

续表

项 目	实 训 内 容	评 分 标 准
【效果评价】	1. 护患沟通良好,患者做好准备。 2. 擦洗过程中注意患者的安全防护。 3. 患者卧位舒适,无不良反应。 4. 操作过程规范、准确、安全。	15
【注意事项】	1. 擦洗过程中关心患者,随时观察患者的病情变化,减少翻动和暴露;动作敏捷轻柔、协调、省力。 2. 擦洗过程中检查全身皮肤情况。 3. 会阴抹洗溶液:1:5000 高锰酸钾溶液;0.5%碘伏消毒液。	

 案例讨论7-2

1. 每 4～6 人一组,在教师的引导下,学生对案例导入 7-2 进行分组讨论。
2. 每组学生写出案例讨论报告交教师批阅。
3. 教师点评、归纳总结。

项目八　泌尿生殖系统疾病患者的护理

学习目标

- 知识
  - 说出肾小球肾炎、肾病综合征、慢性肾衰竭、尿路结石、前列腺增生、女性生殖系统炎症、外阴阴道手术、子宫内膜异位症、子宫腺肌病相关疾病知识及护理知识
  - 说明导尿技术、膀胱冲洗技术、阴道灌洗/冲洗技术、坐浴护理技术的评估、计划、实施、注意事项、效果评价
- 技能
  - 制定肾小球肾炎、肾病综合征、慢性肾衰竭、尿路结石、前列腺增生、女性生殖系统炎症、外阴阴道手术、子宫内膜异位症、子宫腺肌病相关疾病护理计划
  - 制定导尿技术、膀胱冲洗技术、阴道灌洗/冲洗技术、坐浴护理技术的护理计划
- 素质
  - 培养学生在护理患者时独立解决问题的能力
  - 规范操作意识，操作时能耐心地与患者进行有效沟通
  - 培养学生和谐观、诚信观，敢于拼搏、敢于吃苦、勇于创新精神

任务一　肾小球肾炎患者的护理

案例导入 8-1

患儿，男，6 岁，面部、眼睑水肿 3 天，伴尿少、尿色深入院。入院前 2 周曾有扁桃体炎，发热 2 天。体检：T 37.5 ℃，P 80 次/分，BP 130/90 mmHg，R 24 次/分。营养尚可，神志清楚，颜面水肿，咽微红，心肺无异常，肝肋下 1 cm，脾未及。尿常规：蛋白（＋＋），RBC 每高倍视野下 10 个，有颗粒管型。诊断为小儿急性肾小球肾炎。

问题：

1. 小儿急性肾小球肾炎常见感染什么病原体后引起？有何前驱感染史？

2. 典型临床表现有什么？常见严重病例有哪些？

3. 请你对此患儿进行护理评估、确定主要的护理诊断，制定相应的护理措施。

急性肾小球肾炎(acute glomerulonephritis，AGN)简称急性肾炎，主要表现为水肿、少尿、血尿、高血压。临床常见的急性肾小球肾炎多数发生于 A 组 β 溶血性链球菌感染之后，被称为急性链球菌感染后肾炎（APSGN）。本病多见于 5～14 岁小儿，男女比例为 2∶1，是儿科常见的免疫反应性肾小球疾病。一年四季均可发病，但以秋冬季较多，预后大多良好，较少转为慢性肾炎和慢性肾衰竭。本病为小儿时期的一种常见病，发病率占小儿泌尿系统疾病的首位。本病为自限性疾病，无特效疗法，主要是加

强护理(休息、饮食),清除体内残存的感染病灶,对症处理(利尿、降压)等。

一、护理评估

(一)健康史

多数患儿起病前1~3周有链球菌的前驱感染病史,如上呼吸道感染(化脓性扁桃体炎、咽炎),或皮肤感染(脓皮病),偶见猩红热。在秋冬季,上呼吸道感染是急性肾炎的主要前驱病,感染至肾炎发病的间隔时间为1~2周;夏季皮肤感染为主要前驱病,感染至肾炎发病的间隔时间为2~3周。

(二)身体状况

APSGN临床表现轻重不一,轻者可无临床症状,仅于尿常规检查时发现异常;重者可在起病2周内出现急性循环充血、高血压脑病、急性肾功能衰竭而危及生命。

1. 典型表现

(1)水肿、少尿 水肿是就诊的主要原因。初为晨起眼睑、面部水肿,呈非凹陷性,多为轻、中度水肿。在水肿的同时尿量明显减少。

(2)血尿 几乎所有患儿有血尿,其中30%~50%为肉眼血尿,肉眼血尿多在1~2周内消失,镜下血尿可持续数月,运动后或并发感染时可暂时加剧。

(3)高血压 30%~80%患儿有高血压,多为轻、中度增高,于病程1~2周后随尿量增多而降至正常。

2. 严重表现 少数病例在起病2周内可出现下列严重症状,应提高警惕,及时发现和处理。

(1)严重循环充血 由于水钠潴留,血浆容量增加而出现循环充血。患者表现为气急、发绀、频咳、端坐呼吸、咳粉红色泡沫样痰、两肺底湿啰音、心率增快,有时出现奔马律,肝脏肿大,颈静脉怒张。

(2)高血压脑病 由于血压骤升,超过脑血管代偿性收缩机制,脑血管痉挛或脑血管高度充血扩张而致脑水肿。血压往往在(150~160)/(100~110)mmHg。患者表现为剧烈头痛,呕吐,复视或一过性失明,严重者突然惊厥、昏迷。

(3)急性肾功能衰竭 由于少尿或无尿,患者出现暂时性氮质血症、代谢性酸中毒和电解质紊乱(高钾血症)。预后的好坏取决于尿量,一般3~5日后随着尿量增加,肾功能逐渐恢复正常。

(三)实验室及辅助检查

1. 尿常规 尿蛋白(+)~(+++),红细胞(++)~(+++),可见透明颗粒或红细胞管型。

2. 血常规 常有轻、中度贫血(与血容量增加、血液稀释有关),白细胞可正常或增高。

3. 血沉 多数轻度增快,提示疾病处于活动期,其增快与疾病的严重程度无关。一般2~3个月内恢复正常。

4. 免疫学检查 抗链球菌溶血素"O"(ASO)、抗透明质酸酶、抗脱氧核糖核酸酶滴度多数升高,是诊断APSGN的依据;血清补体测定CH_{50}、C_3早期下降,多于病后

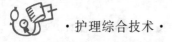

6～8 周恢复正常。

5. 肾功能检查　重症患儿可有血尿素氮和肌酐增高。

6. 肾脏 B 超检查　可见双侧肾脏弥漫性增大。

（四）心理、社会状况

患儿年龄较小者,往往对卧床休息难以配合。年长儿,除来自疾病和医疗上对活动及饮食严格限制的压力外,还有来自家庭和社会的压力,如不能与同伴玩耍、担心学习成绩下降等,会产生紧张、焦虑、抑郁、抱怨、悲观等心理;另外,因长期住院,担心家庭经济负担加重,患儿可产生失望、否认、对抗等心理,表现为隐瞒、说谎及不合作等。家长因缺乏本病有关知识,担心转为慢性肾炎影响患儿将来健康,可产生焦虑、失望和沮丧等心理,渴望寻求治疗方法。

二、护理诊断

1. 体液过多　与肾小球滤过率下降、水钠潴留、血容量增加有关。

2. 活动无耐力　与水钠潴留、血压升高有关。

3. 潜在合并症　严重循环充血、急性肾功能衰竭、高血压脑病。

4. 知识缺乏　与家长和(或)患儿缺乏对本病的认识有关。

三、护理措施

（一）休息

可减轻心脏负担,减少水钠潴留,减轻水肿,减少并发症。起病 2 周内应卧床休息,待水肿消退、血压正常、肉眼血尿消失,可下床轻微活动;血沉正常方可上学,但应避免剧烈体育活动;Addis 计数正常后恢复正常生活。

（二）饮食管理

可给予患儿易消化、高糖、高维生素、含适量脂肪的低盐或无盐饮食,少量多餐。有水肿、少尿及高血压者,应限制钠盐摄入,每日食盐量以 1～2 g 为宜,严重病例钠盐限制于每日 60 mg/kg;除了严重少尿或循环充血的患者之外,一般不必严格限水;有氮质血症时应限制蛋白质摄入,每日给予优质蛋白质 0.5 g/kg,同时供给高糖饮食以满足患儿热量需求;有肾功能衰竭时,禁食高钾食物。当尿量增加、水肿消退、血压正常时,应尽早恢复正常饮食,以保证患儿生长发育的需要。

（三）遵医嘱,配合治疗

（1）明显水肿、少尿,以及高血压或循环充血的患儿,均应使用利尿剂、降压药。利尿剂一般口服氢氯噻嗪,无效时静脉注射呋塞米;降压药有硝苯地平(心痛定)、利血平、硝普钠。

应用利尿剂前后应注意观察体重、尿量(色)、水肿、血压变化,并做好记录;观察有无脱水和低血容量、低钾血症、低钠血症等电解质紊乱表现。应用利血平时应定时检测血压,避免患儿突然起立,以防直立性低血压;硝普钠应新鲜配制,用黑纸或铝箔包裹遮光以免药物遇光分解变色,影响疗效,同时控制输液速度为 1 μg/(kg·min),严密监测血压、心率和药物副作用。

2. 早期使用对链球菌敏感的抗生素，以清除体内残存的细菌。一般青霉素疗程为 7~10 天。

（四）观察病情

1. 水肿观察　注意水肿程度及部位，每日或隔日测体重一次。

2. 尿量及尿色观察　每日做好液体出入量记录，每周 2 次尿常规检查。若持续少尿提示可能有急性肾功能衰竭；尿量增加、肉眼血尿消失则提示病情好转。

3. 并发症的观察　密切观察生命体征变化，若提示发生循环充血或高血压脑病，应立即配合医生救治。

（五）健康教育

1. 向家长和（或）患儿讲解饮食治疗、休息、定时测量血压和称体重的重要性，使家长和（或）患儿配合护理工作。

2. 指导家长按医嘱用药，介绍利尿剂、降压药可能出现的副作用，以消除患儿及家长的疑虑。

3. 出院时应指导患儿及家长 1~2 个月适当限制活动量，定期到医院查尿常规，随访半年。介绍本病的预防重点是防止链球菌感染，一旦发生急性扁桃体炎、脓皮病或猩红热，应及早使用青霉素 7~10 天，以彻底清除体内残余的链球菌。

4. 介绍本病的预后，如 95% APSGN 患儿能完全恢复，不再复发，仅少数患儿（5% 以下）发展为慢性肾炎和慢性肾功能衰竭。

四、护理评价

1. 评价患儿尿量有无增多，水肿有无消退。

2. 评价患儿血压有无控制，头痛有无缓解或消失，抽搐有无再次发作。

3. 评价患儿在起病 2 周内有无发生循环充血、肾功能衰竭或发生时有无及时发现和处理。

4. 评价家长和（或）患儿对本病的认识程度，能否配合护理工作。

五、实训技能

导尿技术

项　　目	实训内容	评分标准
【目的】	1. 为尿潴留患者引流出尿液，解除痛苦。 2. 协助临床诊断和检查。如留取未被细菌污染的尿标本做细菌培养；借助导尿管鉴别无尿或少尿；测量膀胱容量、压力及检查残余尿；进行尿道或膀胱造影等。 3. 为膀胱肿瘤患者进行膀胱腔内化疗。 4. 抢救危重、休克患者时正确记录尿量、测量尿比重，以观察病情变化。 5. 盆腔手术前排空膀胱，避免术中损伤。	5

项　目	实 训 内 容	评分标准
【目的】	6. 某些泌尿系统疾病手术后留置导尿管,便于持续引流和冲洗,并可减轻手术切口的张力,有利于伤口愈合。 7. 昏迷、截瘫或会阴部有伤口者保留导尿管以保持会阴部清洁干燥。 8. 尿失禁患者行膀胱功能训练。	5
【准备】	1. 护士准备　护士着装规范、洗手、戴口罩。 2. 物品准备　治疗盘内备无菌导尿包(内装治疗碗或弯盘2个,粗细不同的导尿管各1根,小药杯1个(内盛棉球),润滑油棉球瓶、标本瓶各1个,血管钳2把,纱布2块,洞巾1块);用于外阴清洁的治疗碗1个(内盛消毒液棉球数只,血管钳或镊子1把),弯盘1个,手套1只;无菌持物钳和容器1套,无菌手套1双,消毒溶液。男患者另增加纱布2块。屏风、便盆及便盆巾、一次性中单。 3. 环境准备　病室清洁、安静、保暖。	20
【操作步骤】	1. 女患者导尿技术　女性尿道短,长为3～5 cm,富于扩张性,尿道外口位于阴蒂下方,呈矢状裂。 (1) 洗手、戴口罩、备齐用物携至患者床旁。核对床号、姓名,向患者解释导尿目的和过程。酌情关闭门窗,用屏风遮挡。 (2) 嘱患者清洗外阴,不能自理者协助清洗。置便盆于床尾椅上,打开便盆巾。松开床尾盖被。协助患者脱去对侧裤腿,盖在近侧腿部,对侧大腿用盖被遮盖。协助患者取仰卧屈膝位,两腿略外展。垫一次性中单于患者臀下,治疗碗和弯盘置于外阴附近。 (3) 初步消毒外阴:用血管钳夹取消毒液棉球,自上而下、由外向内,依次擦拭阴阜→左、右大阴唇(一手戴手套分开大阴唇)→左、右小阴唇→尿道口。每个棉球限用一次。污棉球置弯盘内。脱手套,撤污物。 (4) 在治疗车上打开导尿包外层包布,将导尿包置于两腿之间,打开内层包布,用无菌持物钳夹取小药杯,放于导尿包包布内面边缘处,倒消毒液于药杯内。 (5) 戴无菌手套,铺洞巾。按操作顺序排列好用物,润滑导尿管前端。 (6) 再次消毒:一手分开并固定小阴唇,一手持血管钳夹取消毒液棉球,自上而下、由内向外,依次消毒尿道口→左、右小阴唇→尿道口。每个棉球限用一次。污物放于容器内,用后撤至一旁。 (7) 继续固定小阴唇,将无菌治疗碗放于孔巾口旁,嘱患者做深呼吸。用血管钳持导尿管轻轻插入尿道4～6 cm,见尿液流出再插入1 cm。松开固定小阴唇的手,固定导尿管,将尿液引入无菌弯盘内。 (8) 如需做尿培养,用无菌标本瓶接取尿液;若为尿潴留患者放尿,弯盘内盛满尿液后,夹闭导尿管,倒尿液于便盆内,打开导尿管继续放尿。 (9) 导尿毕,拔出导尿管,撤洞巾,擦外阴,脱下手套置弯盘内。清理用物。协助患者穿好裤子,整理床单位。	60

项　目	实　训　内　容	评分标准
【操作步骤】	（10）洗手、记录。将尿标本瓶贴标签后送检。 2. 男患者导尿技术：男性尿道长 18～20 cm，有两个弯曲（耻骨前弯和耻骨下弯），前弯是活动的，下弯是固定的；三个狭窄部（尿道内口、尿道膜部和尿道外口）。因此在导尿时，必须掌握这些解剖特点，使导尿管顺利插入。 （1）协助患者仰卧，两腿平放略分开，暴露会阴部，臀下垫一次性中单。 （2）初步消毒外阴：用血管钳夹消毒液棉球，先消毒阴阜、阴茎上侧及两侧，再用无菌纱布裹住并提起阴茎，消毒阴囊及阴茎下侧（自阴茎根部向尿道口擦拭），将包皮向后推，暴露尿道口，自尿道口由内向外依次擦拭尿道口、龟头及冠状沟数次。每个棉球限用一次，撤污物。 （3）打开导尿包，夹取小药杯，放于导尿包包皮内面边缘处，倒消毒液于药杯内。戴手套，铺洞巾，用物合理放置。润滑导尿管前端。 （4）提起阴茎，使之与腹壁成 60°角，使耻骨前弯消失。将包皮向后推，暴露尿道口，同前法消毒尿道口、龟头及冠状沟数次。污物放于容器内，用后撤至一旁。 （5）将无菌治疗碗放于孔巾口旁，嘱患者做深呼吸，用血管钳持导尿管，轻轻插入尿道 20～22 cm，见尿液流出，再继续插入 2 cm。固定导尿管，将尿液引入弯盘。 （6）其余步骤同女患者导尿术（8）～（10）。 3. 双气囊导尿管固定法： （1）同导尿法插入导尿管，见尿后再插入 4～6 cm。根据导尿管上注明的气囊容积向气囊内注入等量的生理盐水。先将导尿管向内送入少许，再向外轻轻提拉以证实导尿管已固定。 （2）气囊内只能注入生理盐水，不可注入气体，避免需长期留置导尿管时，因气体外逸、气囊变小而导致气囊后移，压迫膀胱颈及导尿管脱出。 （3）将导尿管尾端与集尿袋的引流管接头连接（引流管应留出足以翻身的长度），开放导尿管。 （4）用橡皮圈、安全别针将集尿袋的引流管固定在床单位上。将集尿袋妥善地固定在低于膀胱的高度。 （5）协助患者穿好裤子，取舒适卧位，整理床单位，清理用物。 （6）洗手、记录。 （7）停止留置导尿时，先排尽尿液，然后用注射器抽出气囊中的液体（或轻轻揭掉胶布），嘱患者深呼吸并放松，轻稳地拔出导尿管。 （8）拔管后应继续观察患者的排尿情况及其他反应。	60
【效果评价】	1. 护患沟通良好，患者做好准备。 2. 导尿管成功插入，插管过程中患者无不良反应。 3. 操作过程规范、准确、安全。	15

续表

项　　目	实　训　内　容	评分标准
【注意事项】	1. 耐心解释以取得合作。 2. 严格执行无菌技术,预防泌尿系统感染。 3. 选择光滑、粗细适宜的导尿管,插管动作要轻柔,避免损伤尿道黏膜。 4. 为女患者导尿时,若导尿管误入阴道应立即更换导尿管重新插入。 5. 操作过程中注意遮挡患者,保护患者自尊。 6. 对膀胱高度膨胀,且又极度虚弱的患者,第一次放尿不应超过 1000 mL,因为大量放尿,可使腹腔内压力突然降低,大量血液滞留于腹腔血管内,引起患者血压突然降低产生虚脱,另外膀胱突然减压可引起膀胱急剧充血,发生血尿。 7. 留置导尿管时应保持引流通畅。引流管应放置妥当,避免扭曲、受压、堵塞。密切观察尿液情况,发现尿液混浊、沉淀、有结晶时,应做膀胱冲洗。每周做尿常规检查一次。 8. 防止泌尿系统逆行感染: (1) 保持尿道口清洁。女患者用消毒液棉球擦拭外阴及尿道口,男患者用消毒液棉球擦拭尿道口、龟头及包皮,每天 1～2 次。 (2) 每日定时更换集尿袋,及时排空尿液,记录尿量。集尿袋不得超过膀胱高度并避免挤压,防止尿液反流。每周更换导尿管一次。 (3) 鼓励患者多饮水,并进行适当的活动。 9. 训练膀胱反射功能:拔管前采用间歇性夹管方式。每 3～4 小时开放一次,使膀胱定时充盈、排空,促进膀胱功能的恢复。 10. 患者离床活动时,导尿管及集尿袋应妥善安置。	

 案例讨论8-1

1. 每 4～6 人一组,在教师的引导下,学生对案例导入 8-1 进行分组讨论。
2. 每组学生写出案例讨论报告交教师批阅。
3. 教师点评、归纳总结。

任务二　肾病综合征的护理

 案例导入8-2

患者,女,26 岁,面部水肿,镜下血尿和蛋白尿 2 年,一个月来由于食欲下降未按医生规定限盐,饮水又偏多,一周来发现水肿加重,伴尿少,每日尿量 1000 mL 左右。查体:BP 140/100 mmHg,面色苍白,眼睑、颜面水肿,双下肢明显可凹陷性水肿,心肺腹未见异常,尿蛋白(＋＋＋),尿红细胞 20 个/高倍视野,血红蛋白 7 g/dL,肌酐清除率 15 mL/min,血 BUN 21 mmol/L(600 mg/dL),血肌酐 450 μmol/L(5 mg/dL)。

问题:

1. 结合所学，初步诊断患者是什么疾病，原因有哪些？

2. 典型临床表现是什么？常见严重病例有哪些？

3. 对此患者进行护理评估，确定主要的护理诊断，制定相应的护理措施。

肾病综合征(NS)是由各种肾脏疾病所引起的，以"三高一低"为特征的一组病症。"三高"是指尿蛋白增高、高度水肿、高脂血症。"一低"是指血浆清蛋白<30 g/L。

一、护理评估

（一）健康史

肾病综合征按病因可分为原发性和继发性两大类。原发性肾病综合征病因不明，主要发病机制为免疫介导性炎症所致的肾损害，可表现为微小病变、系膜增生性肾小球肾炎、膜性肾病、局灶节段性肾小球硬化、系膜毛细血管性肾小球肾炎等病理类型。继发性肾病综合征是指继发于全身性或其他系统疾病的肾损害，如系统性红斑狼疮、糖尿病、过敏性紫癜、肾淀粉样变性、多发性骨髓瘤等。

不同人群肾病综合征的常见病理类型和病因各有不同。

（二）身体状况

肾病综合征的基本特征是大量蛋白尿、低蛋白血症、(高度)水肿和高脂血症，即所谓的"三高一低"及其他代谢紊乱为特征的一组临床症候群。

1. 大量蛋白尿 大量蛋白尿是肾病综合征患者最主要的临床表现，也是肾病综合征最基本的病理生理机制。大量蛋白尿是指成人尿蛋白排出量大于3.5 g/d。正常情况下肾小球基底膜静电屏障作用和分子屏障作用阻碍血浆蛋白从肾小球毛细血管腔排出。肾病时，该屏障作用受损，肾小球毛细血管通透性增加，大量血浆蛋白由尿中丢失，形成大量蛋白尿。

2. 低蛋白血症 血浆白蛋白降至30 g/L以下。肾病综合征时大量白蛋白从尿中丢失，促进白蛋白肝脏代偿性合成和肾小管分解的增加。当肝脏白蛋白合成增加不足以克服丢失和分解时，则出现低白蛋白血症。此外，肾病综合征患者因胃肠道黏膜水肿导致饮食减少，蛋白质摄入不足、吸收不良或丢失，也是加重低白蛋白血症的原因。患者易产生感染、高凝、微量元素缺乏、内分泌紊乱和免疫功能低下等并发症。

3. 水肿 水肿是肾病综合征最突出的体征。肾病综合征时低白蛋白血症、血浆胶体渗透压下降，使水分从血管腔内进入组织间隙，造成水肿。

4. 高脂血症 低蛋白血症刺激肝脏合成脂蛋白(胆固醇、低密度和极低密度脂蛋白)增加，因其分子量较大，不能从肾小球滤出而在血中蓄积形成高脂血症。

5. 并发症 严重肾病综合征会继发感染、血栓形成、急性肾衰竭等并发症，其中感染是肾病综合征最常见的并发症，其他的包括长期高血脂引起的动脉硬化、冠心病等；长期大量蛋白尿引起蛋白质营养不良，儿童生长发育迟缓等。

（三）实验室及其他检查

1. 尿液检查 尿蛋白定性多为＋＋＋～＋＋＋＋，24小时尿蛋白定量大于50 mg/kg，或随意尿蛋白/尿肌酐>3.5。

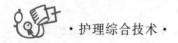

2. 血液检查　血浆总蛋白及白蛋白降低,总蛋白为 45～50 g/L,血浆白蛋白＜25 g/L,A/G 倒置;血胆固醇＞5.7 mmol/L;血沉增快。高凝状态和血栓形成时,血小板计数明显升高,血浆纤维蛋白原、尿纤维蛋白裂解产物增多。

（四）心理社会评估

本病病程长,易复发,部分患者可出现焦虑、悲观等不良情绪,评估时应注意了解患者的心理反应和患者的社会支持状况,如家庭成员的关心程度、医疗费用来源是否充足等。

二、护理诊断

1. 体液过多　与低蛋白血症致血浆、胶体渗透压下降等有关。
2. 营养失调:低于机体需要量　与大量蛋白尿、摄入减少及吸收障碍有关。
3. 有感染的危险　与机体抵抗力下降、应用激素和(或)免疫抑制剂有关。
4. 有皮肤完整性受损的危险　与水肿、营养不良有关。

三、护理措施

1. 休息　严重水肿的患者应卧床休息,以增加肾血流量和尿量,缓解水钠潴留。下肢明显水肿者,卧床休息时可抬高下肢,以增加静脉回流,减轻水肿。水肿减轻后,患者可起床活动,但应避免劳累。

2. 饮食护理　①限制钠盐摄入:予以少盐饮食,每天以 2～3 g 为宜。②液体入量视水肿程度及尿量而定。若每天尿量达 1000 mL 以上,一般不需严格限水,但不可过多饮水。每天尿量小于 500 mL 或有严重水肿者,需限制水的摄入量,重者应量出为入,每天液体入量不应超过前一天 24 小时尿量加上不显性失水量(约 500 mL)。③蛋白质:低蛋白血症所致水肿者,可给予优质蛋白质,但不宜给予高蛋白质饮食,因为高蛋白质饮食可致尿蛋白增多而加重病情。有氮质血症的水肿患者,则应限制蛋白质的摄入,一般给予 0.6 ～ 0.8 g/(kg·d)的优质蛋白质。慢性肾衰竭患者需根据GFR 来调节蛋白质摄入量。④热量:补充足够的热量以免引起负氮平衡,尤其低蛋白质饮食的患者,每天摄入的热量不应低于 125.6 kJ/(kg·d)。⑤其他:注意补充各种维生素。

3. 病情观察　记录 24 小时液体出入量,密切监测尿量变化;定期测量患者体重;观察身体各部位水肿的消长情况,观察有无胸腔积液、腹腔积液和心包积液;监测血压,观察有无急性左心衰竭和高血压脑病的表现;密切监测实验室检查结果,包括尿常规、肾小球滤过率、血尿素氮、血肌酐、血浆蛋白、血清电解质等。

4. 用药护理　遵医嘱使用利尿药,观察药物的疗效及不良反应。长期使用利尿药时,应监测血清电解质和酸碱平衡情况,观察有无低钾血症、低钠血症、低氯性碱中毒。利尿过快过猛可导致有效血容量不足,出现恶心、直立性低血压、口干、心悸等症状。此外,呋塞米等强效利尿药具有耳毒性,可引起耳鸣、眩晕以及听力丧失,应避免与链霉素等具有相同不良反应的氨基糖苷类抗生素同时使用。

5. 皮肤护理　观察皮肤有无红肿、破损和化脓等情况发生。水肿较重的患者应注意衣着柔软、宽松。长期卧床者,应嘱其经常变换体位,防止压疮发生,年老体弱者,可协助其翻身或用软垫支撑受压部位。

6. 健康指导 ①告知患者出现水肿的原因,水肿与钠水潴留的关系;②教会患者根据病情合理安排每天食物的含盐量和饮水量;③指导患者避免进食腌制食品、罐头食品、啤酒、汽水、味精、面包、豆腐干等含钠丰富的食物,并指导其使用醋和柠檬等增进食欲;④教会患者通过正确测量每天液体出入量、体重等评估水肿的变化;⑤向患者详细介绍有关药物的名称、用法、剂量、作用和不良反应,并告诉患者不可擅自加量、减量和停药,尤其是糖皮质激素和环磷酰胺等免疫抑制剂。

四、护理评价

患者的水肿是否消退或减轻;营养状况有无改善,饮食是否合理;是否能够积极采取预防措施,是否发生并发症,皮肤有无损伤或感染。

五、实训技能

膀胱冲洗技术

项　　目	实训内容	评分标准
【目的】	1. 使尿液引流通畅。 2. 清除膀胱内的血凝块、黏液、细菌等异物,预防膀胱感染。 3. 前列腺及膀胱手术后预防血块形成。	5
【准备】	1. 护士准备:护士着装规范、洗手、戴口罩。 2. 物品准备:消毒盘1套、引流袋1个、无菌纱布、棉签、冲洗液。 3. 环境准备:病室清洁、安静、保暖。	20
【操作步骤】	1. 密闭式冲洗法 (1)输液瓶冲洗:冲洗药液在输液瓶内,并悬挂在床旁输液架上,瓶高距患者骨盆100 cm左右,经输液管连接三腔气囊导尿管,接好引流袋,引流袋的位置低于床面。冲洗时先将引流管夹闭,以60滴/分速度输注冲洗液,每回注入100 mL之后夹闭输液管开放引流管,冲洗液流出,如此反复,每次冲洗3~4遍。 (2)持续膀胱冲洗法:经三腔气囊导尿管连接引流管,上接装有冲洗液的输液袋,下接引流袋,持续冲洗。 2. 开放式冲洗法 应用膀胱冲洗器或大注射器,每次冲洗时先将留置导尿管或膀胱造瘘管的接头分开,远端引流管接头用无菌纱布包好放在一边,导尿管或膀胱造瘘管末端消毒后用无菌纱布托住,将吸有冲洗液的冲洗器接在导管末端,缓慢注入冲洗液,然后自然流出或缓慢吸出。如此反复,直至流出液澄清为止。冲洗结束后,将远端引流管冲洗一次,然后接通导尿管或膀胱造瘘管继续引流。	60

项　　目	实 训 内 容	评分标准
【操作步骤】	3. 膀胱冲洗注意事项：常用冲洗液有 0.02％呋喃西林、0.02％雷佛奴尔（乳酸依沙丫啶）、3％硼酸及等渗盐水等，水温 35～37 ℃，膀胱有出血的用 4 ℃冷冲洗液，每日冲洗 2～3 次，每次药液 50～100 mL，膀胱手术后的冲洗液量不超过 50 mL，冲洗时观察患者反应，有鲜血流出或剧烈疼痛、回流量少于输注量等异常情况时应停止冲洗。 4. 操作流程： （1）评估患者： ①询问、了解患者病情，告知患者冲洗目的及配合方法。 ②了解患者尿液的性状，有无尿频、尿急、尿痛、膀胱憋尿感，是否排尽尿液及导尿管通畅情况。 （2）操作要点： ①洗手，戴口罩。 ②将膀胱冲洗液悬挂在输液架上，连接冲洗管与冲洗液，Y 形管一头连接冲洗管，另外两头分别连接导尿管和引流袋。连接前对各个连接部件进行消毒。 ③打开输液管，夹闭引流管，根据医嘱调节冲洗速度。 ④夹闭输液管，打开引流管，排出冲洗液。如此反复进行。 ⑤在持续冲洗过程中，观察患者的反应及冲洗液的量及颜色。评估冲洗液入量和出量，膀胱有无憋胀感。 ⑥冲洗完毕，取下输液管，消毒导尿管口引流袋，妥善固定，位置低于膀胱，以利于引流尿液。 ⑦协助患者取舒适卧位。	60
【效果评价】	1. 护患沟通良好，患者做好准备。 2. 尿液引流通畅，冲洗过程中患者无不良反应。 3. 操作过程规范、准确、安全。	15
【注意事项】	1. 严格执行无菌操作，防止医源性感染。 2. 冲洗时若患者感觉不适，应当减缓冲洗速度及量，必要时停止冲洗，密切观察，若患者感到剧痛或者引流液中有鲜血，应当停止冲洗，通知医师处理。 3. 冲洗时，冲洗液瓶内液面距床面约 60 cm，以便产生一定的压力，以利于液体流入，冲洗速度根据流出液的颜色进行调节，一般为 80～100 滴/分；如果滴入药液，须在膀胱内保留 15～30 分钟后再引流出体外，或者根据需要延长保留时间。 4. 寒冷季节，冲洗液应加温至 35 ℃左右，以防冷水刺激膀胱，引起膀胱痉挛。 5. 冲洗过程中注意观察引流管是否通畅。	

案例讨论 8-2

1. 每 4～6 人一组，在教师的引导下，学生对案例导入 8-2 进行分组讨论。

2. 每组学生写出案例讨论报告交教师批阅。

3. 教师点评、归纳总结。

任务三 慢性肾衰竭患者的护理

 案例导入 8-3

许先生,50 岁。因反复水肿 6 年,头痛、恶心、呕吐伴头晕、乏力 5 日入院。查体:T 36.6 ℃,P 80 次/分,R 20 次/分,BP 180/100 mmHg,神志清楚,皮肤黏膜苍白,呼吸深大,双下肢明显水肿。辅助检查:血红蛋白 60 g/L,尿蛋白(+++),蜡样管型 0～1 个/HP,尿红细胞 2～3 个/HP,血尿素氮 21 mmol/L,血清肌酐 714 μmol/L,血清钾 6.2 mmol/L。

问题:

1. 此患者最可能的医疗诊断是什么?

2. 应如何对该患者实施护理?

慢性肾衰竭(chronic renal failure,CRF)是各种原因致肾脏慢性进行性损害,使其不能维持基本功能,最终导致体内代谢产物潴留及水、电解质和酸碱平衡失调和全身各系统症状的一组临床综合征。

根据肾损害的程度,将慢性肾衰竭分为肾储备能力下降期、氮质血症期、肾衰竭期和尿毒症期(见表 8-1)。

表 8-1 慢性肾衰竭分期

分 期	肾储备能力下降期	氮质血症期	肾衰竭期	尿毒症期
肾小球滤过率	50%～80%	25%～50%	10%～25%	10%以下
内生肌酐清除率/(mL/min)	80～50	50～25	25～10	<10
血肌酐/(μmol/L)	正常	高于正常但小于450	450～707	>707
临床症状	无症状	通常无明显症状,可有轻度贫血、多尿和夜尿增多	贫血较明显,夜尿增多,水、电解质紊乱,有轻度胃肠道、心血管和中枢神经系统症状	肾衰竭晚期,临床表现和血生化异常十分显著

一、护理评估

(一)健康史

1. 原发性肾脏疾病 如慢性肾炎(最常见)和慢性肾盂肾炎、多囊肾等。

2. 继发性肾脏疾病　　如糖尿病肾病、高血压肾病、狼疮性肾炎等。

3. 梗阻性肾脏疾病　　如尿路结石、前列腺肥大等。

（二）身体状况

慢性肾衰竭的病变十分复杂，从无明显症状到尿毒症累及人体各脏器、各系统，可出现代谢紊乱，症状轻重不一。

1. 水、电解质和酸碱平衡失调　　可出现高钾血症或低钾血症、高钠血症或低钠血症、水肿或脱水、低钙血症、高磷血症、高镁血症和代谢性酸中毒等。

2. 各系统表现

（1）胃肠道表现　　食欲减退是常见的最早期表现。此外，恶心、呕吐、腹胀及腹泻也很常见。尿毒症晚期，由于唾液中的尿素被分解成氨，呼气常有尿味和金属味。晚期患者多由于胃黏膜糜烂或消化性溃疡而发生消化道出血。

（2）心血管系统表现　　①高血压和左心室肥大：高血压是慢性肾衰竭最常见的并发症，左心室病变是最常见的死亡原因。②心力衰竭：常见死因之一。其原因大多与水钠潴留及高血压有关。③心包炎：见于尿毒症终末期或透析不充分者，其表现同一般心包炎，心包积液多为血性，严重者出现心脏压塞。④动脉粥样硬化：患者常有高甘油三酯血症及轻度胆固醇升高，其动脉粥样硬化发展迅速，是主要的死因之一。

（3）血液系统表现　　①贫血：尿毒症患者必有的症状，主要原因为肾脏产生促红细胞生成素（EPO）减少、铁摄入不足、失血、毒素使红细胞寿命缩短、叶酸蛋白质缺乏等。②出血倾向：与血小板减少和聚集能力下降有关。主要表现为皮下出血、鼻出血、月经过多等。③感染：与白细胞趋化、吞噬和杀菌能力减弱有关。

（4）呼吸系统表现　　可出现尿毒症性支气管炎、肺炎及胸膜炎等。酸中毒时，呼吸深而长。

（5）神经、肌肉系统表现　　早期常有疲乏、失眠、注意力不集中等症状；后期出现性格改变、抑郁、记忆力下降、谵妄、幻觉及昏迷等。晚期患者常有周围神经病变，出现肢体麻木、腱反射消失及肌无力等。最常见的是肢端袜套样分布的感觉丧失。

（6）皮肤症状　　皮肤瘙痒是常见症状，有时难以忍受，可能与继发性甲状旁腺功能亢进症和皮下组织钙化有关。患者面色萎黄，轻度水肿，呈"尿毒症"面容，与贫血和尿素霜的沉积有关。

（7）肾性骨病　　临床上约有10%的慢性肾衰竭患者在透析前出现骨病症状，如纤维囊性骨炎、肾性骨软化症及骨质疏松症和骨硬化症等，可引起骨痛、行走不便和自发性骨折。

（8）内分泌失调　　患者常有性功能障碍，小儿性成熟延迟，女性患者性欲减退，肾衰竭晚期可闭经、不孕，男性患者性欲缺乏和阳痿。

（9）感染　　尿毒症患者易并发严重感染，以肺部和尿路感染常见，与机体免疫功能低下和白细胞功能异常有关。

（10）代谢失调及其他　　可有体温过低、糖类代谢异常、高尿酸血症、脂代谢异常等临床表现。

（三）实验室及其他检查

1. 血液检查　　Hb＜80 g/L，红细胞减少；血小板功能障碍；血沉加快。

2. 尿液检查 肾衰竭晚期出现少尿或无尿;等比重尿,尿比重固定在 1.010～1.012;不同程度蛋白尿;尿红细胞、白细胞阳性;颗粒和蜡样管型,有助于诊断。

3. 肾功能检查 Ccr 降低,Scr 和 BUN 升高。血钙浓度<2 mmol/L;血磷浓度>17 mmol/L。晚期酸中毒时 pH 下降。

4. B超检查 显示双肾缩小。

（四）心理社会评估

慢性肾衰竭患者因预后不佳,治疗费用昂贵,尤其是需要进行长期透析或做肾移植手术时,患者及家属心理压力大,可出现抑郁、恐惧、悲观和绝望等心理。

二、护理诊断

1. 营养失调:低于机体需要量 与长期限制蛋白质摄入、消化功能紊乱、水和电解质紊乱,以及贫血等因素有关。

2. 活动无耐力 与心脏病变、贫血,以及水、电解质和酸碱平衡失调有关。

3. 有皮肤完整性受损的危险 与水肿、皮肤瘙痒、凝血障碍及机体抵抗力低下有关。

4. 有感染的危险 与机体免疫功能低下、白细胞功能异常及透析有关。

5. 潜在并发症 水、电解质和酸碱平衡失调。

三、护理措施

（一）一般护理

1. 休息与活动 慢性肾衰竭患者以休息为主,尽量减少对患者的干扰,并协助其进行生活护理。对症状不明显、病情稳定的患者,可在护理人员或亲属的陪伴下活动,活动以不出现疲劳、胸痛、呼吸困难、头晕为度;症状明显、病情较重者,应绝对卧床休息,且应保证患者的安全与舒适,意识不清者,加床栏,防止患者跌落;长期卧床者,定时为患者翻身和做被动肢体活动,防止压疮或肌肉萎缩。

2. 饮食护理 在高热量的前提下,根据患者的肾小球滤过率（GFR）来调节蛋白质的摄入量。每日供给热量至少 125.6 kJ/kg,主要由糖类和脂肪供给。肾衰竭早期,应增加水分和盐分摄入;肾衰竭末期,限制水分和盐分摄入。补充钙、铁、维生素 B_{12} 和维生素 C 含量丰富的食物,避免摄入含钾丰富的食物。

（二）病情观察

严密监测患者的生命体征、意识状态;准确记录 24 小时液体出入量,每日定时测量体重;观察有无液体出入量过多的表现,有无各系统症状,有无电解质代谢紊乱和代谢性酸中毒表现,有无感染的征象。

（三）皮肤及口腔护理

指导患者注意个人卫生,勤洗澡、勤换内衣、勤剪指（趾）甲,保护好水肿部位的皮肤;皮肤瘙痒时遵医嘱应用止痒剂,嘱患者切勿用力搔抓;尿毒症患者口中常有尿素臭味,且易发生牙龈肿胀、口腔炎,每日早晚用 3%过氧化氢溶液擦洗口腔,进食后必须

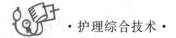

漱口,防止口腔及咽喉感染。

(四)用药护理

遵医嘱用药,观察药物疗效及不良反应。应用红细胞生成素时,注意有无头痛、高血压及癫痫发作等,定期查血常规。禁输库存血;使用骨化三醇治疗肾性骨病时,要随时监测血钙、血磷浓度,防止内脏、皮下、关节、血管钙化和肾功能恶化;应用必需氨基酸时,宜口服给药,若需静脉输入,应注意控制输液速度。输液过程中若有恶心、呕吐应给予止吐剂,同时减慢输液速度。切勿在氨基酸液内加入其他药物,以免引起不良反应。

(五)心理护理

护理人员应与患者及家属建立有效的沟通,鼓励家属理解并接受患者的改变,介绍本病的治疗进展,耐心解答患者的疑问,使他们能正确对待疾病,保持乐观情绪,积极配合治疗和护理。

(六)健康指导

1. 疾病知识指导。

2. 生活指导。

3. 用药指导。

四、护理评价

1. 患者营养状况有无改善。

2. 患者活动耐力有无增强,进行日常活动后有无不适感。

3. 患者水肿有无减轻;尿量、血尿素氮、肌酐是否恢复正常。

4. 患者及家属是否了解导致感染的危险因素、易感部位及预防措施,能否掌握预防感染的自我护理方法,有无感染发生,出现感染时能否及时发现和妥善处理。

5. 患者及家属能否及时预防和控制并发症。

案例讨论8-3

1. 在教师的引导下,学生对案例导入8-3进行分组讨论。

2. 学生以组为单位写出案例讨论报告交教师批阅。

3. 教师点评、归纳总结。

任务四　尿路结石患者的护理

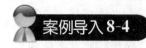**案例导入8-4**

患者,男,40岁,长途汽车司机。因活动后腰痛2年入院。腰痛经休息可以缓解,1日前腰痛加重并向会阴部放射,伴有恶心、呕吐,经休息不能缓解。既往体健。查体

生命体征平稳,急性痛苦面容,体形偏瘦。右侧肾区叩击痛(十)。脊柱无压痛,活动自如。尿常规检查,WBC(＋＋＋),RBC(＋＋＋)。腹部 B 超示肝胆脾正常,右肾结石,中度肾积水。临床诊断肾结石。

患者在急诊室予以解痉止痛和输液治疗。入院后 3 小时在全麻下行右肾盂切开取石术。术后恢复良好,4 天拔除导尿管,5 天拔除肾周引流管,10 天拔除输尿管支架管。

问题:

1. 如何对尿路结石患者进行护理评估?

2. 请问患者有哪些主要护理诊断?

3. 指导患者预防结石复发。

尿路结石包括肾结石、输尿管结石、膀胱结石和尿道结石。好发于 25～40 岁人群,男女比为 3∶1。肾结石和输尿管结石为上尿路结石,膀胱结石和尿道结石为下尿路结石。

一、护理评估

(一)健康史

1. 病因 上尿路结石以草酸钙结石多见,下尿路结石以磷酸镁铵结石多见。结石形成与以下原因有关:尿液中钙、草酸、尿酸等形成结石物质排出量增加;尿液酸碱性改变,酸性尿液中容易形成尿酸结石和胱氨酸结石,碱性尿液容易形成磷酸镁铵结石和磷酸钙结石;尿液中枸橼酸、焦磷酸、镁、某些微量元素等抑制结晶物质不足;尿液浓缩;尿路不畅、尿路感染、尿路异物。

2. 病理 尿路结石通常在肾和输尿管内形成。结石停留或排出过程中,可引起泌尿系统梗阻、感染和恶变。

(二)身体状况

1. 上尿路结石主要表现为与活动相关的肾区疼痛和血尿,有恶心、呕吐症状。结石移动或引起输尿管完全梗阻时,患者可出现肾绞痛,腹痛剧烈,呈阵发性发作,与活动明显相关,位于腰部或上腹部,并沿输尿管放射到腹股沟,检查有明显肾区叩击痛。

2. 下尿路结石中,膀胱结石典型症状是排尿突然中断,变换体位后又能继续排尿,排尿时疼痛向阴茎头部和远端尿道放射,变换体位后又能继续排尿,经常出现膀胱刺激症状;尿道结石表现为排尿困难,点滴状排尿伴尿痛,重者可发生急性尿潴留。

(三)实验室及其他检查

1. 实验室检查 尿常规可见镜下血尿。有时伴有较多白细胞,提示感染。尿液中可见尿结晶。必要时测定 24 小时尿钙、尿磷、尿酸、肌酐、草酸浓度。血液检查测定肾功能、血钙浓度、血磷浓度、肌酐、碱性磷酸酶、尿酸等。

2. 影像学检查 常用 X 线尿路平片、排泄性尿路造影、逆行肾盂造影、B 超等,能帮助确定结石部位、数目,了解尿路有无异物、梗阻等。

3. 内镜检查 输尿管肾镜、膀胱镜。用于其他方法不能确诊或需要同时进行治

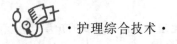

疗的病例。

（四）心理社会状况评估

了解患者和家属对尿路结石危害、治疗方法、治疗效果、可能发生的并发症、预防复发的健康知识的认知程度及所产生的心理反应；了解家庭经济状况及可利用的社会资源。

二、护理诊断

1. 疼痛　与尿路结石引起的尿路感染、损伤、梗阻等有关。
2. 体液不足　与恶心、呕吐、手术失血有关。
3. 有感染的危险　与结石梗阻、尿液淤积和侵入性诊疗有关。
4. 知识缺乏　与缺乏预防尿路结石复发知识有关。

三、护理措施

（一）治疗原则

1. 非手术治疗　适用于结石直径小于 0.6 cm、光滑、无尿路梗阻、无感染、纯尿酸或胱氨酸结石的患者。治疗方法有调节饮食与运动、使用药物解痉、抗生素预防感染、中医药溶石排石、体外冲击波碎石（ESWL）等。

2. 手术治疗　经内镜取石碎石的非开放性手术为首选。少数情况需要进行开放性手术（如输尿管或肾盂切开取石术、肾部分切除术、肾切除术、耻骨上膀胱切开取石术）治疗。

（二）非手术治疗护理

1. 配合紧急处理　肾绞痛急性发作时应尽快解痉止痛,遵医嘱使用阿托品、哌替啶、钙通道阻滞剂、吲哚美辛、黄体酮。卧床休息,叮嘱患者多饮水,必要时输液、应用抗生素预防尿路感染。严密观察治疗效果。

2. 生活指导　大量饮水以增加尿量,减少尿中晶体沉积、促进小结石排出、预防尿路感染,成人保持每日尿量 2000 mL 以上,尤其睡前及半夜饮水效果更好。适当进行跳跃运动以促进结石排出。

3. 饮食与营养　饮食结构应根据结石成分、生活习惯进行调整。对含钙结石者,要摄入高纤维素饮食,限制牛奶、奶制品、豆制品、巧克力、坚果等含钙高的食物,限制浓茶、菠菜、番茄、土豆、芦笋等含草酸高的食物,避免大量摄入动物蛋白质、精制糖和动物脂肪。对尿酸结石患者,限制摄入动物内脏、啤酒等含嘌呤高的食物。

4. 用药护理　使用抗生素期间检测白细胞变化;枸橼酸钾、碳酸氢钠可以碱化尿液,防治尿酸结石和胱氨酸结石,口服氯化铵可以酸化尿液,有利于防治磷酸钙结石及磷酸镁铵结石,预防结石增长和复发;别嘌呤醇可降低尿酸水平,D-青霉胺、乙酰半胱氨酸可降低胱氨酸水平以溶解结石;中草药和针灸治疗有促进结石排出的作用。

5. 护理体外冲击波碎石患者

（1）碎石前准备　治疗前 3 天忌食产气食物,前 1 天服缓泻剂,术日晨禁饮食。

（2）碎石后取患侧卧位,多饮水,适当运动和变换体位。若结石在肾下盏,则取头低位,叩击背部加速排石。

(3)观察病情 正常情况下会出现淡红色血尿,不必紧张。用纱布过滤尿液收集结石碎渣。

(4)如需再次碎石,需要在 1 周后进行。

(5)预防石街现象和尿路感染 巨大肾结石碎石后,短时间内大量小碎石充填淤堵输尿管,可引起石街现象,导致肾积水、肾功能不全,使尿路感染风险增大。预防方法是采取患侧侧卧位,通过输液增加尿量以利于排石。

(三)手术治疗的护理

1. 术后卧床与休息 一般术后卧床休息 2～3 天,肾实质切开者应卧床 2 周。上尿路结石术后取侧卧或半卧位以利于引流。输液并鼓励多饮水达到 3000 mL/d 左右。血压稳定者使用利尿剂增加尿量,以便冲洗尿路和改善肾功能。

2. 观察病情 观察和记录尿量、尿液颜色和肾功能。

3. 引流管的护理 引流管在泌尿外科应用广泛,护士要做好各种引流管的护理。标记引流管以防混淆,妥善固定、保持引流通畅,观察记录引流液,注意无菌操作。经皮肾镜微创手术取石,通常术后会留置肾造瘘管、输尿管支架管(双J管)、导尿管;而开放手术取石通常要留置肾周引流管、输尿管支架管和导尿管。肾造瘘管保留 3 周后试夹管,无异常可拔管;肾周引流管在引流液明显减少,无发热及血白细胞计数增高等感染征象后即可拔除;一般导尿管在术后 3～4 天拔除;双J管在术后 1 个月拔除,拔管前试夹管。

4. 膀胱冲洗 见后文。

5. 继续使用抗生素预防感染。

(四)健康教育

1. 预防结石的生成和复发是健康教育的重点。方法见非手术治疗的生活指导。

2. 定期做尿常规、X 线、B 超检查,发现有复发时及时就诊。

四、护理评价

1. 疼痛症状是否减轻或消失。

2. 体液是否正常,尿量及肾功能有无异常。

3. 有无感染征象。

4. 患者是否掌握了预防复发的知识。

案例讨论8-4

(1)每 4～6 人一组,在教师的引导下,学生对案例导入 8-4 进行分组讨论。

(2)每组学生写出案例讨论报告,交给教师批阅。

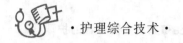

任务五 前列腺增生患者的护理

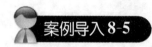

案例导入8-5

患者,男,83岁,教师。尿频、夜尿增多,进行性排尿困难6年余。无血尿,大便正常,体重无明显下降。有10年糖尿病病史,血糖控制尚可。半个月前,饮酒后出现急性尿潴留,急诊导尿缓解。检查尿路平片和腹部B超示"膀胱结石、前列腺增大伴钙化"。最大尿流率9.2 mL/s。曾经用坦洛新"哈乐"、非那雄胺治疗,疗效越来越差。

入院后进行充分术前准备,在硬膜外麻醉下行经尿道前列腺切除术＋膀胱电切取石术。摘除前列腺约40 g,取出结石1枚,约2.5 cm×1.8 cm大小,桑葚状。术后给予半流质饮食,保留导尿管,经耻骨上膀胱造瘘管持续膀胱冲洗,冲洗液颜色由深色逐渐变浅红色;给予静脉输入抗生素和止血药。患者术后恢复良好,于术后第3日停止膀胱冲洗,第6日拔除导尿管,第10日拔除膀胱造瘘管,第8日伤口拆线,无术后并发症发生。

问题:

1. 良性前列腺增生病程中出现急性尿潴留的诱因和处理方法是什么?

2. 请问患者有哪些主要的护理诊断?

3. 医嘱要求术后给予持续膀胱冲洗3～7日,有关护理措施有哪些?

良性前列腺增生简称前列腺增生,男性在35岁以后前列腺有不同程度增生,50岁以后可出现轻重不等的临床症状。

一、护理评估

(一)健康史

询问患者年龄、可能的发病诱因、家族史;有无心脑血管疾病、肺气肿及糖尿病伴发。

1. **病因** 老龄和有功能的睾丸是发病基础。

2. **病理** ①尿路梗阻:围绕尿道的前列腺腺体部分,纤维细胞增生,腺体肥大,使尿道弯曲、伸长、受压而发生机械性梗阻;围绕膀胱颈增生的富含 α-肾上腺素能受体的平滑肌收缩可引起功能性梗阻。②为克服梗阻,膀胱逼尿肌增强其收缩力,出现代偿性肥大,肥大的逼尿肌不稳定收缩,使膀胱内高压,患者出现尿失禁;逼尿肌失代偿则不能排空膀胱,出现尿潴留,严重时有充溢性尿失禁。③长期排尿困难使膀胱高度扩张或膀胱内压增高,可发生膀胱输尿管反流,最终引起肾积水和肾功能损害。④由于梗阻后膀胱内尿液潴留,容易继发感染和结石。

(二)身体评估

患者最初表现是尿频、夜尿增加,最重要的症状是进行性排尿困难,严重者会发生慢性尿潴留、充溢性尿失禁。在前列腺增生的任何阶段,受凉、劳累、饮酒、服用某些药物等可使前列腺突然充血水肿、膀胱痉挛,患者发生急性尿潴留。

（三）实验室及其他检查

1. 直肠指诊　重要的检查方法,可发现前列腺增大、表面光滑、质韧、有弹性、边缘清楚、中央沟消失。

2. B超检查　经腹或经直肠B超检查可测量前列腺体积,可显示增生的腺体是否突入膀胱,可测量残余尿。

3. 尿动力学检查　最大尿流率小于15 mL/s,说明排尿不畅;小于10 mL/s提示梗阻严重,必须治疗。

4. PSA(前列腺特异性抗体)测定　有助于与前列腺癌的鉴别。

（四）心理社会状况评估

了解患者和家属对疾病过程、治疗方法、治疗效果、可能发生的并发症的认知程度及所产生的心理反应;了解家庭经济状况及可利用的社会资源。

二、护理诊断

1. 排尿形态异常　与膀胱出口梗阻、逼尿肌损害有关。
2. 焦虑　与排尿异常、对手术和预后担忧有关。
3. 知识缺乏　与缺乏生活护理知识有关。
4. 潜在并发症　膀胱结石、尿路感染、痔疮、腹外疝、肾功能不全、术后出血、TUR综合征、尿失禁等。

三、护理措施

（一）治疗原则

(1) 对梗阻较轻或难以耐受手术治疗的患者,采取非手术治疗。以药物治疗为主。常用α-肾上腺素能受体阻滞剂如特拉唑嗪、非那雄胺。也可以使用5α-还原酶抑制剂和植物药。

(2) 对梗阻严重、药物治疗无效、曾经发生急性尿潴留,或因此而引起痔疮、腹外疝等情况,均应手术治疗。最常用的是微创手术,方法有经尿道前列腺汽化电切术(TURP)和经尿道前列腺激光剜除术。经典的手术有耻骨上经膀胱前列腺切除术、耻骨后前列腺切除术等。

(3) 对有尿路感染、肾积水、肾功能不全者,应先留置导尿管或行膀胱造瘘引流尿液,择期手术。

(4) 姑息治疗可放入尿道支架。

（二）非手术治疗护理

加强心理支持;遵医嘱用药;配合导尿或膀胱造瘘;生活指导。指导患者避免受凉,保持心情愉快,摄取易消化、营养丰富食物,忌烟酒及刺激性食物,多饮水勤排尿,保持大便通畅。

（三）手术治疗护理

1. 术前护理　患者年龄往往比较大,所以术前除了常规检查外,还应全面检查

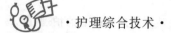

心、肝、肾、肺等重要器官功能;训练深呼吸、有效咳嗽、床上活动和排便等。

2. 术后护理

(1)一般护理　严密观察病情变化,早期发现并发症;术后为了避免三腔气囊导尿管移位要求平卧2天。牵引三腔气囊导管时下肢外展15°、伸直、制动。术后以易消化、多纤维饮食为宜,防止便秘。嘱患者大量饮水,2500~3000 mL/d,使尿液排出增加,起到自然冲洗尿路的目的;常规使用抗生素预防感染。

(2)各种留置管的护理　三腔气囊导尿管的护理、膀胱造瘘管护理。注意拔管时间:三腔气囊导尿管一般留置3~5天,耻骨上前列腺切除术后留置5~7天,耻骨后前列腺切除术后留置7~9天;术后10~14天拔除膀胱造瘘管。

(3)膀胱冲洗　见后。

(4)膀胱痉挛的护理　膀胱痉挛可引起阵发性剧痛、诱发膀胱出血。治疗方法:使用自控镇痛泵;使用药物硝苯地平、地西泮;异搏定加入生理盐水内做膀胱冲洗。

(5)并发症护理　①术后出血:术后出现浅色血尿是正常现象,但如果呈鲜红色、逐渐加重或有血块提示有活动性出血,应及时协助处理。术后1周逐渐离床,避免用力和便秘,禁止灌肠和肛管排气,以免刺激前列腺窝引起迟发性出血。②TUR综合征:也称电切综合征。TUR术中大量低渗冲洗液被吸收引起血容量急剧增加,形成稀释性低钠血症。患者可在术后短时间内出现肺水肿、脑水肿、心力衰竭的严重临床表现。一旦发现上述情况,立即减慢输液速度,给予利尿剂、脱水剂等对症治疗。③尿失禁:拔除三腔气囊导尿管后可出现尿频和尿失禁,一般在术后1~2周症状可缓解。为减轻症状可做腹肌、盆底肌锻炼以增强控尿能力,理疗和针灸也有作用。

(四)健康教育

1. 术后2个月内避免剧烈运动以防继发性出血。术后3~6个月内还可能有排尿异常,嘱患者多饮水、勤排尿,等前列腺窝修复好后会减轻或消失。

2. 定期做尿常规、尿流率检查及残余尿量测定。

3. 指导个别长期尿失禁患者锻炼盆底肌。

四、护理评价

1. 患者尿频、排尿困难症状缓解。

2. 无膀胱结石、尿路感染、肾功能损害;无术后出血、TUR综合征、尿失禁发生。

3. 患者掌握了生活中避免诱发膀胱痉挛的方法。

4. 患者的焦虑恐惧情绪减轻或消失。

案例讨论8-5

1. 每4~6人一组,在教师的引导下,学生对案例导入8-5进行分组讨论。

2. 每组学生写出案例讨论报告,交给教师批阅。

3. 教师点评,归纳总结。

┃任务六　女性生殖系统炎症患者的护理┃

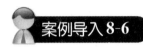
案例导入 8-6

　　患者,李某,已婚,36 岁。自诉白带增多,外阴瘙痒伴灼热感 1 周来院。患者就诊时很紧张,担心自己的妇科病会影响夫妻感情,反复询问医生需要多久才可以治好。体检:阴道黏膜充血(＋＋),有散在红色斑点,白带呈泡沫状,灰黄色,质稀薄,有腥臭味。临床考虑滴虫性阴道炎。

　　1. 为了确诊,还应做哪些检查?

　　2. 该患者主要的护理诊断是什么?

　　3. 该患者应如何进行健康宣教?

　　(一)滴虫性阴道炎

　　1. 病因　阴道毛滴虫感染引起,适宜环境 25～40 ℃,pH 5.2～6.6。

　　2. 临床表现

　　(1)症状　白带增多(灰黄色、黄白色)。典型白带为稀薄的泡沫状,合并细菌感染时可有臭味(黄色或绿色脓性)伴随外阴瘙痒灼热疼痛、性交痛。

　　(2)体征　阴道黏膜充血、潮红,有散在出血点,可见草莓样宫颈。后穹隆处有大量白带,呈灰黄色、黄白色稀薄液体或黄绿色脓性分泌物,具腥臭味。

　　3. 处理原则　全身治疗加局部治疗,首选甲硝唑。

　　(二)外阴阴道假丝酵母菌性阴道病

　　1. 病因　由假丝酵母菌感染所致。为条件致病菌,阴道酸碱性在 pH 4.0～4.7(通常小于 4.5)时易发病。

　　2. 临床表现

　　(1)症状　外阴瘙痒,甚至奇痒、灼痛,可见抓痕及浅表溃疡。急性期:白带增多,典型者呈白色稠厚凝乳状或豆渣样。

　　(2)体征　阴道黏膜红肿、糜烂,并附着白色膜状物,强行擦拭露出红肿黏膜面甚至浅表溃疡、糜烂。

　　3. 处理原则　消除诱因,维持阴道正常酸碱性,抑制病原体生长;以局部治疗为主,首选抗真菌药。

一、护理评估

　　(一)健康史

　　询问患者既往史,病情发作与月经周期的关系;了解既往治疗经过、个人卫生习惯;询问性伴侣的健康状况及有无不洁性交史;了解患者有无糖尿病病史、雌激素应用史或者广谱抗生素使用史等。

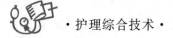

（二）身体状况

1. 滴虫性阴道炎 患者主要症状是白带增多伴有外阴瘙痒灼痛，典型白带为稀薄泡沫样。

2. 外阴阴道假丝酵母菌病 患者主要症状是外阴瘙痒甚至奇痒，急性期白带增多，呈稠厚豆渣样或凝乳状。

（三）实验室及其他检查

（1）滴虫性阴道炎检查：阴道黏膜是否充血、潮红，有无散在出血点。

（2）外阴阴道假丝酵母菌病检查：阴道黏膜是否红肿、糜烂，并附有白色膜状物。

（3）悬滴法检查白带：如考虑滴虫感染，分泌物加生理盐水即可进行镜检；如考虑白色念珠菌感染，可在分泌物中加 10％氢氧化钾溶液进行镜下观察。

（四）心理社会评估

患者因为疾病反复发作不易治愈而焦虑、无助，要注意了解性伴侣是否愿意同时治疗；患者有无引起阴道炎的诱因等，是否影响患者的治疗；注意评估患者的家庭支持是否有力。

二、护理诊断

1. 舒适改变 与分泌物增多引起局部刺激有关。
2. 组织完整性受损 与炎性分泌物刺激引起搔抓致皮肤破损有关。
3. 焦虑 炎症反复发作。
4. 知识缺乏 与患者缺乏有关预防知识有关。

三、护理措施

（一）用药护理

（1）对于滴虫性阴道炎患者，遵医嘱首选甲硝唑，注意药物的副作用，阴道用药时注意灌洗液的温度、浓度，避免黏膜损伤。已婚女性需要夫妻同治，未婚女性注意全身用药。连续 3 次月经干净后查白带阴性者方为治愈。

（2）对于外阴阴道假丝酵母菌患者，如有糖尿病需控制血糖，长期应用广谱抗生素者停用抗生素。局部治疗时用 2％～4％碳酸氢钠，注意药液温度、浓度。嘱患者注意复查肝功能。

（二）心理护理

鼓励患者坚持治疗，按时用药，勤洗内裤，洗浴的毛巾、盆都要用沸水消毒 5～10 分钟；注意休息，避免过度劳累。

（三）健康教育

避免用过度搔抓、摩擦、热水洗烫等方式止痒；不滥用强刺激性激素类外用药，不用强碱性肥皂或洗浴剂反复清洗外阴或冲洗阴道。

四、护理评价

1. 患者自诉分泌物减少,无瘙痒,身体舒适。
2. 患者熟悉疾病基础知识,能进行自我保健。

五、实训技能

阴道灌洗/冲洗技术

项　　目	实训内容	评分标准
【目的】	1. 控制及治疗炎症,促进阴道血液循环。 2. 清洁阴道,减少阴道分泌物。 3. 妇科手术前准备,减少感染。	5
【准备】	1. 护士准备　护士着装规范、洗手、戴口罩。 2. 用物准备　量杯、消毒灌洗筒、橡皮管、灌洗头(头上有控制冲洗压力和流量的调节开关)、灌洗液、输液架、弯盘、一次性中单、便盆、一次性手套、窥阴器、卵圆钳、消毒大棉球、水温计。 (1) 常用溶液:0.025%碘伏溶液;0.2%苯扎溴铵(新洁尔灭)溶液;生理盐水(2%～4%碳酸氢钠溶液);2.5%乳酸溶液;4%硼酸溶液;0.5%醋酸溶液:1:5000高锰酸钾溶液等。 (2) 滴虫性阴道炎:1:5000高锰酸钾溶液;2.5%乳酸溶液;0.5%醋酸溶液。 (3) 念珠菌性阴道炎:2%～4%碳酸氢钠溶液。 (4) 老年性阴道炎:2.5%乳酸溶液;0.5%醋酸。 (5) 术前准备:1:1000碘液;碘伏。 (6) 非特异性阴道炎:用一般消毒液和生理盐水灌洗。 (7) 温度:温度41～43 ℃;灌洗温度38～41 ℃。 液量500～1000 mL。 3. 患者准备　向患者解释以取得配合,必要时协助小便,排空膀胱。 4. 环境准备　关闭门窗,用屏风遮挡。	20
【操作步骤】	1. 洗手、戴口罩,备齐用物携至床旁,核查患者并再次解释。 2. 行会阴擦洗,嘱患者保持膀胱截石位。 3. 灌洗桶挂于距床沿60～70 cm处,连接灌洗筒上的橡皮管和灌洗头。 4. 打开灌洗头开关,排出管内气体,灌洗外阴,患者自觉温度适宜时,左手分开小阴唇,右手持灌洗头轻轻插入阴道6～8 cm。 5. 将灌洗头上下左右移动,冲净穹隆部及阴道侧壁。 6. 灌洗液剩100 mL时,折住橡皮管,退出灌洗头,协助患者坐起,稍加腹压使阴道内液体流净。 7. 撤离便盆,用消毒大棉球蘸干外阴水迹,协助患者穿衣,置患者于舒适卧位。 8. 清理用物,洗手并记录。	60

续表

项　　目	实 训 内 容	评分标准
【效果评价】	1. 护患沟通良好。 2. 操作方法正确，动作温柔，无黏膜损伤出血及其他并发症。 3. 患者理解灌洗的目的和意义。	15

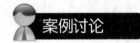

1. 学生每 4～6 人一组，教师引导对案例导入 8-6 进行讨论。
2. 每组学生写出案例讨论报告交教师批阅。
3. 教师进行点评、归纳、总结。

任务七　外阴阴道手术患者的护理

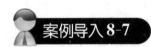

　　邱女士，68 岁，多产妇，绝经 18 年。近 2 年下腹坠胀并有块状物脱出至阴道口。妇查：

　　阴道前壁明显膨出，宫颈外口位于处女膜缘，表面有较大溃疡形成。临床考虑子宫脱垂合并阴道壁膨出。临床医生告诉患者需要手术治疗，患者非常害怕手术，怕自己有危险。

　　1. 请判断该患者子宫脱垂的程度，并针对该患者提出主要的护理诊断。
　　2. 该患者手术后宜采取什么体位？
　　3. 请你对该患者术后进行健康教育。

　　子宫从正常位置沿阴道下降，宫颈外口达坐骨棘水平以下，甚至子宫全部脱出于阴道口以外，称为"子宫脱垂"。常伴发阴道前后壁脱垂。分娩损伤为子宫脱垂最主要的病因，还包括产褥期过早重体力劳动，长时间腹压增加如长期慢性咳嗽、排便困难、盆腔内有巨大肿瘤或大量腹腔积液等，尤其发生在产褥期，盆底组织发育不良或退行性病变均可以导致子宫脱垂。

一、护理评估

（一）健康史

　　了解患者有无分娩时间过长，阴道助产、外阴及阴道损伤史；注意评估患者身体状况，有无负压增加的慢性疾病，如慢性便秘、咳嗽、盆腹腔肿瘤等。

（二）身体评估

　　1. 下坠感及腰背酸痛：Ⅱ～Ⅲ度可有腰骶部酸痛、下坠感；蹲位、活动及重体力劳动后加重。

2. 阴道有肿物脱出：阴道口有肿物脱出，休息时可回缩。因长期暴露摩擦，宫颈和阴道壁可见充血、水肿，不能还纳，有溃疡。

3. 排尿及排便异常：并发膀胱、尿道、直肠膨出者易发生尿路感染。

4. 子宫脱垂依据临床表现分为三度。

Ⅰ度轻型：宫颈外口距处女膜不足 4 cm，但未达处女膜缘。

重型：宫颈已达处女膜缘，但未超出，在阴道口可以看到宫颈。

Ⅱ度轻型：宫颈脱出阴道口外，但宫体还在阴道内。

重型：宫颈和部分宫体脱出阴道口外。

Ⅲ度：宫颈和宫体全部脱出阴道口外。

（三）实验室及其他辅助检查

1. 妇科检查。

2. 压力性尿失禁检查。

（四）心理社会评估

子宫脱垂患者长期腰骶部酸痛及行动不便，不能从事重体力劳动，大小便不畅，性生活受影响，扰乱了患者的工作和生活，患者常出现焦虑、情绪低落、悲观失望等。

二、护理诊断

1. 焦虑　与长期子宫脱垂影响生活、工作有关。

2. 慢性疼痛　与子宫下垂牵拉韧带或宫颈、阴道壁溃疡有关。

3. 组织完整性受损　与宫颈及阴道壁膨出暴露在阴道口外有关。

三、护理措施

（一）一般护理

1. 支持治疗　加强营养，增强体质，适当安排休息和工作，避免重体力劳动；积极治疗慢性咳嗽、便秘等引起腹压增加的疾病，保持大便通畅。

2. 盆底肌肉锻炼　教会患者缩肛运动，以增加盆底肌肉群的张力，用力收缩盆底肌肉 3 秒后放松，每次 10～15 分钟，每天 2～3 次。

（二）放置子宫托的护理

选择合适型号，以放入后不脱出又无不适感为宜。

子宫托每日晨起放入阴道，晚上睡前去除消毒备用，避免放置过久造成生殖道瘘。上托以后，分别于第 1、3、6 个月时到医院检查 1 次，以后每 3～6 个月检查一次。

（三）手术前后的护理

根据不同手术，做好相应的术前准备和术后护理。

1. 术前准备　术前 5 天开始进行阴道准备。Ⅰ度子宫脱垂患者每日用 1∶5000 高锰酸钾溶液或 2‰聚维酮碘液坐浴，每天 2 次；Ⅱ度、Ⅲ度子宫脱垂的患者，每日阴道冲洗 2 次，有溃疡者局部涂 40％紫草油或抗生素软膏，然后戴上无菌手套将脱垂的

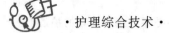

子宫还纳于阴道内,并让患者在床上平卧半小时。嘱勤换会阴垫。

2. 术后护理　按照外阴阴道手术术后常规护理,取平卧位卧床休息 7～10 天;导尿管留置 10～14 天;不做增加腹压的动作;术后口服缓泻剂预防便秘,摄入无渣饮食;保持会阴清洁,每日擦洗会阴 2 次,注意观察阴道分泌物情况;遵医嘱用抗生素预防感染。

（四）心理护理

主动与患者交流,鼓励其说出烦忧并进行安慰;做好家属工作,让其关心、理解患者,协助患者早日康复。

（五）健康指导

术后休息 3 个月,禁止盆浴及性生活,半年内避免重体力劳动。

四、护理评价

1. 患者能否说出减轻焦虑的措施,焦虑是否减轻或消失。

2. 患者疼痛是否得到缓解或消除。

3. 患者组织完整性是否恢复,受损程度是否减轻。

五、实训技能

坐浴护理技术

项　　目	实 训 内 容	评 分 标 准
【目的】	清洁外阴,改善局部血液循环,消除炎症,有利于组织恢复	5
【准备】	1. 护士准备:护士着装规范、洗手、戴口罩。 2. 物品准备:坐浴盆 1 个,41～43 ℃ 的温开水 2000 mL,30 cm 高的坐浴架 1 个,无菌纱布或小毛巾 1 块。坐浴液的配制方法如下。①滴虫性阴道炎:用酸性溶液坐浴,如 1∶5000 高锰酸钾溶液、1％乳酸溶液、0.5％醋酸溶液。②外阴阴道假丝酵母菌病:用碱性溶液坐浴,如 2％～4％碳酸氢钠溶液。③老年性阴道炎:用酸性溶液或一般消毒溶液坐浴,如 1％乳酸溶液或 0.5％醋酸溶液或 0.1％苯扎溴铵。 3. 外阴炎、非特异性炎症及外阴阴道手术的术前准备:用 1∶5000 高锰酸钾溶液、0.05％聚维酮碘溶液、0.1％活力碘、0.1％苯扎溴铵或洁尔阴、肤阴洁等中成药。 4. 环境准备:病室清洁、安静、保暖。	20
【操作步骤】	1. 将坐浴盆放置于坐浴架上,内装坐浴液(根据病情按比例配制好)2000 mL。 2. 患者排空膀胱后全臀浸泡于溶液中,一般 20 分钟。 3. 结束后用干纱布擦干外阴,消毒浴盆。 4. 根据水温不同,分为三种。 (1) 热浴水温在 41～43 ℃,适用于急性炎症有渗出性病变者,可先熏后坐,持续 20 分钟左右。	60

续表

项 目	实 训 内 容	评 分 标 准
【操作步骤】	（2）温浴水温在 35～37 ℃,适用于慢性盆腔炎、术前准备。 （3）冷浴水温在 14～15 ℃,适用于膀胱、阴道松弛等。持续 2～5 分钟即可,刺激肌肉神经,使其张力增加,改善血液循环。	60
【效果评价】	1. 护患沟通良好,患者做好准备。 2. 坐浴后患者炎症、水肿等症状有所改善,坐浴过程中患者无不良反应。 3. 操作过程规范、准确、安全。	15
【注意事项】	1. 月经期、阴道流血者,孕妇及产后 7 日内的产妇禁止坐浴。 2. 坐浴液应严格按比例配制　浓度过高易造成黏膜灼伤,浓度太低影响疗效。 3. 温度不能过高,以免烫伤皮肤。 4. 坐浴前先将外阴及肛门周围擦洗干净。 5. 坐浴时全臀应全部浸于药液之中。 6. 注意保暖,以免受凉。	

案例讨论

1. 学生每 4～6 人一组,教师引导对案例导入 8-7 进行讨论。
2. 每组学生写出案例讨论报告交教师批阅。
3. 教师进行点评、归纳、总结。

任务八　子宫内膜异位症和子宫腺肌病患者的护理

案例导入 8-8

张某,女,30 岁,婚后 3 年未孕。平素月经规律,近 2 年出现进行性痛经,行输卵管通液检查显示通畅,妇科检查:子宫正常大小,后位,不活动,后壁有触痛性小结节,左附件触及 4 cm×3 cm×3 cm 包块,不活动,有压痛。临床考虑子宫内膜异位症。

1. 为进一步确诊,应首选的检查是什么?
2. 该患者主要的护理诊断是什么?
3. 对于该疾病的发生,在健康宣教中需注意哪些方面?

1. 子宫内膜异位症　具有生长功能的子宫内膜组织(腺体和间质)出现在子宫腔被覆膜以外的其他部位,好发于育龄妇女。
2. 子宫腺肌病　具有生长功能的子宫内膜组织(腺体和间质)出现在子宫肌层。

一、护理评估

(一)健康史

评估患者的年龄,月经周期及经量,了解有无痛经、性交痛和不孕等;有无多次妊娠分娩史、过度刮宫史;有无宫颈狭窄、阴道闭锁等致经血逆流因素。

(1)子宫内膜异位症的病因不明,人们认为可能和宫颈管狭窄、经血逆流等有关。

(2)子宫腺肌病和多次妊娠、分娩对子宫壁的创伤和慢性子宫内膜炎有关。分为弥漫型和局限型。

(二)身体评估

1. 子宫内膜异位症 以继发性、进行性加重的痛经为典型症状,多于月经开始前1~2日出现,月经第一日最剧烈,以后逐渐减轻,并持续整个月经期。疼痛部位多为下腹部和腰骶部,并可向会阴、肛门、大腿放射;约30%患者出现深部性交痛,可伴有不孕。

2. 子宫腺肌病 临床部分病例无明显症状,40%~50%患者出现月经量过多,经期延长,一般超过80 mL;可有15%~30%患者出现痛经,多于月经前1周开始,直至月经结束。

(三)实验室及其他检查

1. 子宫内膜异位症查体 后位子宫,粘连固定。在子宫直肠窝、子宫骶韧带或宫颈后壁常可触及1~2个或更多触痛性结节。附件区有囊性偏实不活动包块。若巧克力囊肿破裂,患者可出现腹膜刺激征。

2. 子宫腺肌病查体 子宫多呈均匀性增大,一般不超过孕12周子宫大小,质地较硬,可有压痛。

(四)心理社会评估

疾病病程长,疗效不显著或对痛经的恐惧,或因为性交痛、不孕等影响夫妻感情,导致患者焦虑、紧张,对治疗缺乏信心。

二、护理诊断

1. 知识缺乏 缺乏子宫内膜异位症和子宫腺肌病的相关知识。

2. 焦虑 与疼痛、不孕、病程长、疗效不肯定、担心疗效有关。

3. 疼痛 与异位内膜病灶引起痛经与持续性下腹痛有关。

4. 营养失调:低于机体需要量 与经期延长、经量增多、失血过多有关。

三、护理措施

(一)子宫内膜异位症

1. 用药护理

(1)假孕疗法:口服避孕药是最早用于治疗子宫内膜异位症的激素类药物,或者使用高效孕激素,注意性激素的用药护理。

（2）假绝经疗法：注意药物的不良反应。

（3）用药过程中出现不良反应时需坚持用药，避免随意停药。

2. 手术治疗包括保守性、半根治和根治手术，嘱患者注意定期复查，如为卵巢异位症诱发的急腹症，则需做好有关手术的配合。

3. 对于痛经采取对症护理，减轻不适。

4. 加强心理护理，讲解疾病有关知识，要求患者规范治疗，增强患者治愈的决心。

5. 做好健康教育：防止经血逆流；避免医源性异位内膜种植；适龄婚育和药物避孕。

（二）子宫腺肌病

1. 缓解疼痛：注意经期保暖及休息，避免劳累，避免食用过凉、辛辣食物。

2. 心理护理：积极提供心理支持并鼓励患者及时表述内心感受。

3. 药物治疗的患者要按时用药，避免随意停服或漏服；手术患者要做好术前、术中及术后的护理。

4. 加强心理护理，增强战胜疾病的信心。

5. 做好健康教育：

（1）月经期及月经干净后 3 日内禁忌性生活。

（2）经期注意卫生，避免剧烈运动。

（3）宣传介绍计划生育措施及选择恰当的避孕方法，尽量减少和避免宫腔内侵入性操作，如人工流产与刮宫等。

四、护理评价

1. 患者痛经是否减轻。

2. 患者的情绪是否稳定，焦虑、恐惧等是否得到改善。

3. 患者的性生活是否恢复正常。

4. 患者的营养状况是否得到改善。

案例讨论

1. 学生每 4～6 人一组，教师引导对案例导入 8-8 进行讨论。

2. 每组学生写出案例讨论报告交教师批阅。

3. 教师进行点评、归纳、总结。

项目九　损伤、中毒患者的护理

说出烧伤、骨折、腹部损伤、理化因素所致的损伤中暑、有机磷农药中毒相关疾病知识及护理知识

知识

说明换药护理技术、骨折固定的护理、腹腔引流管护理技术、洗胃技术的评估、计划、实施、注意事项、效果评价

学习目标

技能

制定烧伤、骨折、腹部损伤、理化因素所致的损伤中暑、有机磷农药中毒相关疾病护理计划

制定换药护理技术、骨折固定的护理、腹腔引流管护理技术、洗胃技术的护理计划

培养学生在护理患者时独立解决问题的能力

素质

规范操作意识，操作时能耐心地与患者进行有效沟通

培养学生不忘初心，牢记使命，让学生树立强烈的责任感和使命感

┃任务一　烧伤患者的护理┃

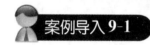案例导入9-1

患者，男，30岁，体重70 kg。因火焰烧伤半小时入院。查体：P 120次/分、R 30次/分、BP 90/65 mmHg，神志清楚，痛苦呻吟。鼻毛已烧焦，嘴唇轻度外翻，双肺呼吸音粗糙，未闻及干、湿啰音。患者左前臂和右大腿、小腿可见大量大小不等的水疱，基底潮红、水肿明显、剧痛；头面颈部、右上臂、右前臂、前胸、后背和左小腿可见较小的水疱，基底红白相间，渗出较多、肿胀明显；双手呈焦黄色，可见树枝状静脉栓塞网。

问题：

1. 如何判断患者受伤情况？

2. 请问患者有哪些主要护理诊断？

3. 如何正确护理烧伤患者？

烧伤为热力损伤的总称，包括热（火焰、热液、蒸汽、热固体）、光、化学腐蚀剂（强酸、强碱、磷）、放射线、电等所致损伤。

一、护理评估

（一）健康史

了解患者烧伤原因和性质、受伤时间、现场情况、有无吸入性损伤；迅速评估有无合并危及生命的损伤；现场采取的急救措施、效果如何，途中运送情况。了解患者营养

状况,有无呼吸系统疾病、高血压、糖尿病等慢性疾病史,是否长期使用皮质激素类或接受化学治疗、放射治疗。

(二)身体评估

1. 局部表现 ①Ⅰ度(红斑):皮肤红斑,干燥、灼痛,无水疱。②Ⅱ度(水疱):浅Ⅱ度红肿明显,疼痛剧烈;有大小不一的水疱,疱壁薄,创面基底潮红;深Ⅱ度水肿明显,痛觉迟钝,拔毛痛;水疱较小,疱壁较厚,创面基底发白或红白相间;③Ⅲ度(焦痂):痛觉消失,创面无水疱,干燥如皮革样坚硬,呈蜡白或焦黄色甚至炭化,形成焦痂,痂下可见树枝状栓塞的血管。

2. 全身表现 重度烧伤患者早期易发生低血容量性休克。之后可出现体温升高;红细胞减少,贫血;血红蛋白尿;免疫功能下降,易发生感染。严重者并发多器官功能衰竭。

3. 烧伤面积 手掌法和新九分法。新九分法面积估算口诀"三三三五六七、十三十三会阴一、双臀五双足七、小腿十三大腿二十一"。发部、面部、颈部均为3%,双手、双前臂、双上臂分别为5%、6%、7%,躯干前、躯干后、双大腿分别为13%、13%、21%,会阴部1%,双臀5%、双足7%(成年女性足部和臀部各为6%)。患者自己五指并拢的手掌面积为体表面积的1%。

4. 烧伤程度 ①总面积(不含Ⅰ度烧伤)小于或等于9%为轻度烧伤。②总面积为10%~29%,或Ⅲ度面积小于10%为中度烧伤。③总面积为30%~49%,或Ⅲ度面积为10%~19%,或存在休克、吸入性烧伤、复合伤时为重度烧伤。④总面积超过50%,或Ⅲ度面积超过20%,或已有严重并发症者为特重烧伤。用于小儿烧伤时,面积在此标准上减半。

(三)实验室及辅助检查

1. 血常规检查 可了解有无血液浓缩、贫血,有无感染。

2. 血生化和动脉血气分析 有利于早期发现并发症,急性肾衰竭、ARDS等。

(四)心理社会状况评估

评估患者和家属对烧伤治疗和预后的认知、对急性事件的应对能力;评估患者的心理特点,有无因烧伤所致的畸形和功能障碍出现的恐惧、焦虑、绝望、无助等负性情绪,甚至自杀的意念。评估患者及家庭对治疗及康复费用的经济承受能力。评估患者对康复期功能锻炼知识的知晓程度。

二、护理诊断

1. 疼痛 与热力损伤皮肤末梢及局部炎症有关。
2. 有窒息的危险 与头面部、呼吸道或胸部等部位烧伤有关。
3. 体液不足 与烧伤创面渗出液过多、血容量减少有关。
4. 皮肤完整性受损 与烧伤损伤有关。
5. 有感染的危险 与创面的存在、休克的打击、全身免疫功能低下有关。
6. 营养失调:低于机体需要量 与烧伤后机体高分解状态、能量摄入不足有关。
7. 恐惧焦虑 与烧伤现场刺激、担忧毁容或残疾、费用超出承受能力有关。

8. 潜在并发症　急性肾衰竭、急性呼吸窘迫综合征、应激性溃疡。

三、护理措施

(一)治疗原则

1. 现场急救　迅速脱离致热源,小面积烧伤立即用冷水连续冲洗或浸泡;保持呼吸道通畅;保护创面;安慰和鼓励患者保持情绪稳定,酌情使用镇静、镇痛药物;处理合并伤,安全转运。

2. 防治休克　轻症者可适量口服淡盐水或烧伤饮料(100 mL 液体中含食盐 0.3 g、碳酸氢钠 0.15 g、糖适量);静脉补液是防治休克的主要措施。重症者应尽快建立静脉通道,给予补液治疗。

3. 处理创面　主要目的是清洁保护创面,减轻损害与疼痛;及时闭合创面,防治感染,促进创面愈合;减少瘢痕产生,最大限度地恢复功能。主要措施有初期清创、包扎疗法、暴露疗法、手术疗法等。深度烧伤创面愈合慢或难以愈合,且瘢痕增生可造成畸形并引起功能障碍,应早期采取切痂、削痂和植皮的措施。

4. 防治感染　改善机体防御功能,正确处理创面,合理应用抗生素。

5. 加强营养支持,防治并发症。

(二)临床护理

1. 疼痛的护理　正确处理创面、防止感染、遵医嘱使用镇静止痛剂、安置患者于舒适环境、护理操作规范轻柔均有助于减轻患者疼痛不适。

2. 维持有效呼吸　及时清除呼吸道分泌物,保持呼吸道通畅,给氧。

3. 维持有效循环血量。

(1)为重度烧伤患者迅速建立起 2~3 条静脉通道。①补液总量:伤后第一个 24 小时,创面丢失量应每 1% 烧伤(Ⅱ度、Ⅲ度)面积、每千克体重补液 1.5 mL(儿童为 1.8 mL,婴儿为 2 mL),另加每日生理需要量 2000 mL(儿童 60~80 mL/kg,婴儿 100 mL/kg)。第二个 24 小时创面丢失量为第一个 24 小时的一半,生理需要量不变。②补液种类:补液时胶体液和电解质溶液比例一般为 1:2,广泛深度烧伤及小儿烧伤的比例改为 1:1。胶体液首选血浆,电解质溶液首选平衡盐液,生理需要量一般用 5%~10% 葡萄糖溶液。③输液速度:第一个 8 小时输入丢失量的 1/2,剩余液体在后面 16 小时输入。生理需要量均匀输入。

(2)按"先晶后胶,先盐后糖,先快后慢,种类交替"原则输液,并根据患者的病情,随时调整输液速度和种类。

(3)严密观察补液效果。根据动脉血压、中心静脉压、心率、尿量、末梢循环、精神状态等判断液体复苏的效果。

4. 加强创面护理,促进愈合。

(1)包扎疗法护理　包扎疗法适用于四肢浅度烧伤、小面积烧伤或病室条件较差时。患肢置于功能位并适当抬高;包扎松紧适宜,注意观察肢体末梢血液循环情况;保持敷料清洁和干燥,密切观察创面,及时发现感染征象并处理。

（2）暴露疗法护理 适用于头面部、臀部、会阴部及大面积烧伤或创面严重感染时。严格遵守消毒隔离制度。保持创面干燥。定时翻身或使用翻身床,交替暴露受压创面,避免创面长时间受压而影响愈合。适当约束肢体,防止抓伤。

（3）植皮手术护理 术后供皮区包扎或半暴露,抬高患肢,保持供皮区敷料清洁,防止受压。若需移动植皮肢体,应以手掌托起,切忌拉动;大腿根部植皮区要防止大小便污染。受皮区于术后 5 天更换敷料,观察局部愈合情况。

（4）特殊烧伤部位的护理 眼部、耳部、鼻部、会阴部烧伤时,注意清洁,及时清除分泌物,防止局部受压。

5. 防治感染 感染是烧伤患者致畸和死亡的主要原因。护理时要严密观察创面和生命体征变化,及时发现感染征象;采取必要的消毒隔离措施,防止交叉感染;遵医嘱及早应用抗生素。

6. 营养支持 予以高蛋白质、高热量、高维生素、清淡易消化饮食,少量多餐。必要时经肠内或肠外补充营养。

7. 心理护理 利用社会支持系统的力量,乐观对待疾病,树立战胜疾病的信心。鼓励患者积极参与社交活动和工作,放松精神和促进康复。

8. 并发症的观察和护理。

（三）健康教育

1. 宣传防火、灭火和自救等安全知识。

2. 指导康复训练,最大限度地恢复机体的生理功能。

3. 创面愈合过程中,可能出现皮肤干燥、痒痛等,告知患者轻拍可减轻症状,勿搔抓。

4. 指导毁容或功能障碍患者在合适时间接受整形手术治疗。

四、护理评价

1. 患者呼吸道是否通畅,呼吸是否平稳。

2. 是否血容量恢复,生命体征平稳。

3. 创面愈合情况。

4. 感染是否得以预防,或被及时发现与控制。

5. 能否正确面对伤后自我形象的改变,逐渐适应外界环境及生活。

五、实训技能

换药护理技术

项　　目	实训内容	评分标准
【目的】	动态地观察伤口变化,及时调整伤口护理方案。改善伤口环境,敷以有效的药物,控制感染。保护新生的肉芽组织,促进伤口愈合	5

项 目	实训内容	评分标准
【准备】	1. 护士准备:护士着装规范、洗手、戴口罩。 2. 物品准备:常用敷料,如各种医用敷料、棉球、棉签、无菌手套、绷带、胶布、弹力网帽等。药品类,如70%或75%酒精、活力碘、生理盐水、3%过氧化氢、0.02%呋喃西林、10%～20%鱼石脂软膏、止痛消炎软膏等。器械类,如镊子、血管钳、线剪或组织剪、探针、刮匙等。另外还有用物换药台、换药床、无影灯、污物桶。 3. 环境准备:病室清洁、安静、保暖。	20
【操作步骤】	1. 护士询问病情,查看病历。 2. 洗手、戴口罩。向患者解释清楚,安排适当体位,谢绝陪护人员入内,暴露换药部位,注意保护患者的隐私。 3. 揭外层敷料,伤口有血液或渗出液时戴手套取下。方法是:由外向内顺毛发生长方向轻轻取下。内层敷料用镊子取下,若黏住伤口,用生理盐水浸湿软化后,顺伤口长轴方向缓慢取下,检视其气味、引流液等。 4. 评估伤口。按目前国际上最常用的分期法评估,即伤口外观颜色分期:黑色伤口、黄色伤口、红色伤口、粉红色伤口。 (1) 黑色和黄色伤口:缺乏血液供应的坏死组织,软或硬的结痂,有或无渗出液,创面有腐肉、感染。常见于压疮、下肢静脉溃疡、糖尿病足、烧烫伤不愈合伤口、手术延期愈合伤口,或其他急性伤口的延期愈合。 (2) 红色和粉红色伤口:有健康血流的肉芽组织,清洁,正在愈合当中。常见于手术切口、急性清洁伤口、小面积浅度烧伤、擦伤。 5. 再次洗手,根据伤口评估情况准备用物,原则是先用后取,后用的先取防止浪费和污染。 6. 将换药用物置于治疗盘中,放在操作方便的位置上。 7. 处理伤口创面: (1) 黑色和黄色伤口: ①伤口清创,采用自溶无痛清创加手术清创相互配合,多次少量分期分批地清除伤口的坏死组织;②消毒、清洁伤口,选择药物和医用敷料包扎伤口,必要时用绷带固定。 (2) 红色和粉红色伤口:消毒伤口后,用生理盐水清洁伤口上的消毒液,然后用合适的敷料覆盖伤口,保护和促进伤口肉芽组织生长。 8. 向患者介绍或交代伤口情况及下次换药时间,让患者做到心中有数。处理用物。沾有血渍的剪刀、镊子等先浸泡消毒,再行清洗消毒。污染敷料倒入医用垃圾袋由医院统一处理。	60
【效果评价】	1. 护患沟通良好,患者做好准备。 2. 正确评估伤口,换药、包扎过程中患者无不良反应。 3. 操作过程规范、准确、安全。	15

续表

项　　目	实　训　内　容	评　分　标　准
【注意事项】	1. 环境清洁、安静,对所需用物按先后顺序备好。防止浪费和污染。 2. 严格执行无菌技术操作原则,正确评估伤口情况,发现伤口异常,及时报告医生处理。 3. 操作熟练,减轻疼痛,注意保护患者隐私。 4. 镊子不可混用。一把夹无菌敷料,另一把接触伤口。特殊感染伤口用过的污物做特殊处理。	

 案例讨论9-1

(1) 每4～6人一组,在教师的引导下,学生对案例导入9-1进行分组讨论。

(2) 每组学生写出案例讨论报告,交给教师批阅。

(3) 教师点评,归纳总结。

┃任务二　骨折患者的护理┃

 案例导入9-2(1)

患者,女,60岁,晨练时跌倒,右手掌撑地后手腕部剧烈疼痛,不敢活动,遂来院就诊。体检右手腕明显肿胀畸形。X线检查显示桡骨远端向背侧和桡侧移位,被诊断为桡骨下端伸直型骨折,给予右手腕部骨折复位及石膏绷带固定。

问题:

1. 护理评估时该患者有哪些特有体征?

2. 请对患者进行术后康复指导。

3. 石膏绷带如何护理?

 案例导入9-2(2)

患者,女,56岁,在雪地行走时不慎滑倒,臀部着地。受伤后其左大腿根部疼痛严重,患者不敢活动,无法自行站立行走,急诊入院,X线检查显示左股骨颈骨折,远端骨折线与两髂肌连线的夹角(Pauwels角)为60°,内收型骨折。患者接受了人工全髋关节置换术,手术顺利,准备出院。

问题:

1. 如何对股骨颈骨折患者进行护理评估?

2. 如何对患者进行出院指导?

骨的连续性和完整性中断即为骨折。创伤性骨折原因包括直接暴力、间接暴力、疲劳性骨折。骨骼疾病可导致病理性骨折。根据骨折的程度和形态分为不完全性骨折(裂缝骨折和青枝骨折)和完全性骨折(横形骨折、斜形骨折、螺旋形骨折、粉碎性骨折、扦插形骨折、压缩性骨折和骨骺损伤)。根据骨折处皮肤、筋膜或骨膜的完整性分为开放性骨折和闭合性骨折。

一、护理评估

(一)健康史

询问患者年龄、性别、婚姻、职业和运动爱好。了解受伤的时间、原因、部位、受伤时的体位、症状和体征、搬运方式、急救情况,有无昏迷史和其他部位复合伤等。有无骨质疏松、骨折、骨肿瘤病史或手术史。

(二)身体状况

1. 局部表现 ①一般表现:疼痛和压痛,肿胀和淤斑、功能障碍。②特有体征:畸形、反常活动、骨擦音或骨擦感。肱骨髁上骨折肘部向后突肘呈半屈曲位,但肘后三点关系正常;桡骨下端伸直型骨折有枪刺刀样或餐叉样畸形。

2. 并发症 ①早期并发症:休克、脂肪栓塞综合征、内脏器官损伤、周围组织损伤、骨筋膜室综合征等。②晚期并发症:坠积性肺炎、压疮、下肢深静脉血栓形成、感染、损伤性骨化、创伤性关节炎、关节僵硬、急性骨萎缩、缺血性骨坏死和缺血性肌挛缩等。

(三)实验室及其他检查

1. X线检查 骨折最常用的检查方法,要进行正、侧位摄片。
2. CT或MRI检查 了解脊椎骨折有无伤及脊髓、髋臼的骨折块移位情况。

(四)心理社会状况评估

评估患者对疾病的认知程度,对治疗方案和疾病预后有何顾虑和思想负担;评估患者的朋友及家属对其关心和支持程度。评估患者术后有无焦虑、抑郁等负性情绪;康复训练和早期活动是否配合;对出院后的继续治疗是否了解。

二、护理诊断

1. 疼痛 与骨折部位神经损伤、软组织损伤、肌肉痉挛和水肿有关。
2. 躯体活动障碍 与骨折、牵引或石膏固定有关。
3. 有外周神经和血管功能障碍的危险 与骨和软组织损伤、外固定不当有关。
4. 有皮肤完整性受损的危险 与长期卧床、骨骼突起部位受压有关。
5. 有感染的危险 与开放性骨折、手术创伤和抵抗力下降有关。
6. 有失用综合征的危险 与长期卧床、肢体制动、畸形愈合有关。
7. 知识缺乏 缺乏骨折治疗、手术前后护理及功能锻炼等知识有关。
8. 潜在并发症 休克、脂肪栓塞综合征、骨筋膜室综合征、静脉血栓栓塞症、缺血性骨坏死、关节僵硬等。

三、护理措施

治疗原则:复位、固定与功能锻炼是骨折治疗的三大原则。

(一)急救护理

1. 抢救生命　首先处理休克、昏迷、呼吸困难、窒息或大出血等可能威胁患者生命的骨折合并伤。

2. 包扎止血　绝大多数伤口出血可用加压包扎止血,大血管出血时可用止血带止血。使用充气止血带时,记录所用压力和时间。创口用无菌敷料或清洁布类包扎,以减少再污染。若骨折端已戳出伤口并已污染,又未压迫重要血管或神经,则不应现场复位,以免将污物带到伤口深处。若在包扎时骨折端自行滑入伤口内,应做好记录,以便入院后清创时进一步处理。

3. 妥善固定　妥善的固定可以防止骨折断端活动,减轻疼痛,并便于搬运。对闭合性骨折,在急救时不必脱去患肢的衣裤和鞋袜,患肢肿胀严重时可用剪刀将患肢衣袖和裤脚剪开。骨折有明显畸形,并有穿破软组织或损伤附近重要血管神经的危险时,可适当牵引患肢,使之变直后再行固定。

4. 迅速转运　略。

(二)非手术治疗/术前护理

1. 病情观察　观察患者意识和生命体征,患肢固定和愈合情况,患肢远端感觉、运动和末梢血液循环等。若发现休克、脂肪栓塞综合征、骨筋膜室综合征等骨折早期并发症征象,或下肢深静脉血栓形成、感染、损伤性骨化等骨折晚期并发症征象,应及时报告医师,采取相应处理措施。

2. 疼痛的观察和护理　若因伤口感染引起疼痛,应及时清创并遵医嘱应用抗生素;缺血性疼痛须及时解除压迫,松解外固定;如已经发生压疮,应及时行压疮护理;如发生骨筋膜室综合征,需及时手术,彻底切开减压。

疼痛较轻时可鼓励患者听音乐或看电视以分散注意力,也可用局部冷敷或抬高患肢的方式来减轻水肿以缓解疼痛,热疗和按摩可减轻肌肉痉挛引起的疼痛,疼痛严重时可遵医嘱给予吗啡、哌替啶、强痛定等镇痛药物。护理操作时动作应轻柔准确,严禁粗暴搬动骨折部位,以免加重疼痛。

3. 患肢缺血护理　骨折局部内出血、包扎过紧、不正确使用止血带或患肢严重肿胀等原因均可导致患肢血液循环障碍。应严密观察肢端有无剧痛、麻木、皮温降低、皮肤苍白或青紫、脉搏减弱或消失等血液灌注不足表现。一旦出现应对因对症处理,如调整外固定松紧度,定时放松止血带等。若出现骨筋膜室综合征,应及时切开减压,严禁局部按摩、热敷、理疗或使患肢高于心脏水平,以免加重组织缺血和损伤。

4. 生活护理,提高生活自理能力　指导患者在卧床和患肢固定制动期间进行力所能及的活动,为其提供必要的帮助,如协助进食、进水、排便和翻身等。

5. 积极预防并发症　①对长期卧床的患者,定时给予翻身拍背、按摩骨隆突处,并鼓励患者咳嗽、咳痰,防止压疮及坠积性肺炎的发生;鼓励患者多饮水以增加尿量,冲刷尿路,预防泌尿系统感染。②适当抬高患肢,以利于静脉回流,防止或减轻患肢肿胀。③骨折或软组织损伤后患肢局部发生反应性水肿、骨折局部内出血、感染、血液循环障碍等也会造成伤肢不同程度的肿胀,应迅速查明引起肿胀的原因,及时对症处理。④对于夹板、石膏等外固定物过紧致患肢肿胀伴有血液循环障碍的,应及时松解,并观察有无神经损伤。⑤严重肿胀时,要警惕骨筋膜室综合征的发生,及时通知医生做相应处理。

6. 体位与活动　骨折复位后,遵医嘱将患肢维持于固定体位。肱骨干骨折手法复位外固定后用悬吊带悬吊前臂于胸前6～8周;肱骨髁上骨折者悬吊前臂于胸前4～5周;桡骨下端骨折者悬吊上肢3～4周;股骨颈骨折者保持患肢外展中立位。

7. 加强营养支持　指导患者进食高蛋白质、高钙和高铁的食物,多饮水,防止便秘。老年人要增加晒太阳时间以促进机体对钙和磷的吸收,促进骨折修复。不能到户外晒太阳者要注意补充维生素 D。

8. 指导功能锻炼　在保证牢固固定的前提下,应循序渐进地进行患肢功能锻炼,以促进骨折愈合,预防并发症发生。

（三）术后护理

1. 术后早期维持肢体于固定体位(如抬高患肢),鼓励患者积极进行功能锻炼,早期下床活动。

2. 及时拆除外固定,促进肿胀消退,预防压疮、下肢深静脉血栓形成、关节僵硬和急性骨萎缩等。

3. 股骨颈骨折　人工股骨头置换术后1周开始进行髋关节活动,2～3周可扶双拐下地不负重行走,3个月后弃拐行走。术后为预防关节脱位,应避免屈髋大于90°,避免下肢内收超过身体中线的动作:①避免下蹲、坐矮凳、坐沙发、跪姿、过度弯腰拾物、盘腿、交叉腿站立、跷二郎腿或坐位时向侧方弯腰等动作;②侧卧时应健肢在下,患肢在上,两腿间夹枕头;③患者平时应坐高椅,排便时使用坐便器,上楼时健肢先上,下楼时患肢先下。

（四）健康教育

1. 告知患者股骨颈骨折愈合时间较长,无论是否接受手术治疗,都需要长期、循序渐进地进行患肢功能锻炼。指导家属如何协助患者完成各种活动。股骨颈骨折患者尽量不做或少做容易磨损关节的活动,如爬山、爬楼梯和跑步等。避免在负重状态下反复做髋关节伸屈动作,或做剧烈跳跃和急停急转运动。肥胖患者应控制体重,预防骨质疏松,避免过多负重。若人工关节置换术后多年关节松动或磨损,可在活动时出现关节疼痛、跛行、髋关节功能减退等表现。

2. 复诊指导　告知患者若骨折远端肢体肿胀或疼痛明显加重,肢体感觉麻木、肢端发凉,夹板、石膏或外固定器械松动等,应立即到医院复查并评估功能恢复情况。

四、护理评价

1. 患者骨折部位是否疼痛减轻或消失,感觉舒适。

2. 骨折肢端是否维持正常的组织灌注,皮肤温度和颜色是否正常,末梢动脉搏动是否有力。

3. 能否在不影响牵引或固定的情况下有效移动。

4. 患者是否有效预防了压疮、感染和误用症状。

5. 患者自理能力有无提高。

6. 患者能否复述骨折后并发症的预防和康复锻炼的相关知识。

7. 是否采取了预防措施预防并发症，或被发现和处理。

五、实训技能

骨折固定的护理技术

项　目	实 训 内 容	评 分 标 准
【目的】	1. 石膏绷带固定：石膏吸水后由于其特有的可塑性、硬固度，可使骨科患者肢体固定、制动，以达到治疗的目的。 2. 小夹板固定：布带对夹板的约束力，固定垫对骨折断端的效应力，肢体肌肉收缩时所产生的内在动力，使肌肉内动力因骨折所致的失衡重新恢复平衡。 3. 牵引术：利用牵引力与反牵引力的作用，达到使骨折复位与固定的双重目的。	5
【准备】	1. 护士准备：护士着装规范、洗手、戴口罩。 2. 物品准备：石膏绷带、棉垫、长板、桶或盆、绷带、剪刀、石膏剪、石膏撬、石膏锯等，小夹板，胶布、海绵带、枕颌带、盆骨牵引带、牵引用具。 3. 环境准备：病室清洁、安静、保暖。	20
【操作步骤】	▲石膏绷带固定 1. 石膏卷浸泡挤压：备 40 ℃温水，将石膏卷平放下去，待石膏绷带在水中发出的气泡停止后取出，从两端向中间轻轻挤压，挤出多余的水后即可使用。 2. 骨隆突部位放置衬垫：在骨隆突处放置衬垫，将衬垫平放在肢体与石膏之间。 3. 石膏绷带包扎法： (1) 制作石膏条：在木板上按所需长度与宽度将浸泡后的石膏绷带迅速摊开，折叠成石膏条进行包扎。在包扎时，将石膏条平贴在小腿后侧及足跖侧进行包绕，包绕时松紧要适宜。石膏绷带粘贴上去时，每一圈应盖住前一圈的 1/3 合成一个整体。边缘、关节、骨折部加厚。肢体圆周上粗下细不等时，须用手打褶裥，褶裥要打得平整。石膏绷带包扎时不可反折。 (2) 包扎时应将患肢手指、足趾露出，便于观察肢端的血液循环、感觉及运动情况，同时便于手指、足趾的功能锻炼。	60

项　　目	实　训　内　容	评分标准
【操作步骤】	（3）石膏的拆除：用石膏剪剪开石膏壳。剪开石膏壳前用铅笔画出切开线路或范围，将软组织向下压，由近心端剪开到关节部。由于关节部角度限制，可用石膏刀。切割时，可在石膏切割线上滴少量水。用石膏刀切开石膏壳。用撑开器将切、剪开的石膏壳撑开。 ▲小夹板固定 1. 两垫固定法：将两平垫分别置于两骨折端原有移位的一侧，以骨折线为界，两垫不能超过骨折线。 2. 三垫固定法：骨折复位后，一垫置于骨折成角移位的尖角处，另两垫置于尽量靠近骨干两端的对侧，三垫形成杠杆力。 3. 四垫固定法：骨折移位时，一垫置于骨折成角移位的尖角处，另两垫置于尽量靠近骨干两端的对侧，三垫形成杠杆力，四垫置于骨折成角处。骨折复位后，先从患肢远端开始向近端包扎内衬绷带，用以保护皮肤不受小夹板摩擦，然后安放小夹板。先放对骨折起主要固定作用的两块小夹板，以绷带包扎绕两圈或再放置其他小夹板。小夹板外再用绷带包扎覆盖，维持其位置，从近侧到远侧捆扎横带，横带绕肢体两周后结扎。结扎后横带结头能上下移动 1 cm，则松紧合适。 ▲牵引术 1. 皮肤牵引： ①皮肤牵引胶布制作：取胶布宽 5～7 cm，长度长出肢体远端 8 cm，在胶布中央贴一块比肢端稍宽，且在中央挖一孔洞的扩张板，由中央穿一牵引绳备用。将胶布两侧端纵向撕开，长达胶布的 2/3，粘贴时稍分开，使牵引力均匀分散在肢体上。②下肢皮肤牵引：剃汗毛，洗净，涂护肤膏。③胶布粘贴的范围：大腿牵引自中上 1/3 至踝关节上方；小腿牵引自胫骨结节下缘至足缘。胶布贴紧后，绷带自远端向近端包绕。半小时后用加重锤进行牵引，牵引力不超过 5 kg。④海绵带牵引：将海绵带平放于肢体后按紧尼龙扣，用加重锤进行牵引，牵引力不超过 5 kg。⑤枕颌带牵引：枕颌带前面托住下颌，后侧托住枕骨隆突，牵引力不超过 5 kg。 2. 骨盆牵引：胸部系牵引带向上牵引，骨盆系牵引带向下牵引，牵引带在骨盆两侧对侧，一侧力量不超过 10 kg，足侧系滑轮，床脚垫高15 cm。 3. 骨盆兜带牵引：将兜带从后方包住骨盆，前方两侧各系一牵引绳，交叉至对侧上方滑轮上进行悬吊牵引。 4. 脊柱兜带悬吊牵引：当胸腰椎楔形压缩性骨折时，在胸腰部用兜带从后方包住，前方两侧各系一牵引绳牵引。 5. 颅骨牵引：头部与躯干保持中立位，勿扭曲，牵引重量为体重的1/12。 6. 胫骨结节牵引：在胫骨结节顶端下、后各 2 cm 处，由外向侧进针进行牵引。牵引重量为体重的 1/12。	60

续表

项　目	实训内容	评分标准
【操作步骤】	(7) 踝上牵引:在内踝上方 3 cm 处由内侧向外侧垂直进针,牵引重量为体重的 1/12。 (8) 跟骨牵引:踝关节处于中立位,自内踝尖与跟骨后下缘连线的中点,由内侧向外侧进针。牵引重量为体重的 1/12。	60
【效果评价】	1. 护患沟通良好,患者做好准备。 2. 固定方法得当,能起到治疗作用,操作过程中患者无不良反应。 3. 操作过程规范、准确、安全。	15
【注意事项】	1. 石膏绷带: (1) 固定石膏卷浸泡时应平放,不可直立放入水中,每次只应放入一个。衬垫不可有皱褶,尤其在关节部位应将衬垫修剪、铺平缝好。石膏绷带固定完成后应切去多余部分,充分显露肢体。 (2) 将肢体抬高以利于静脉血液和淋巴液回流。上肢可以用托板或悬吊架吊起,下肢可以用枕头垫起,使肢体高于心脏平面 20 cm。 (3) 指导患者进行有效的功能锻炼,防止肌肉萎缩。若病情允许,可在石膏拆除后当日进行。 2. 小夹板固定: (1) 衬垫大小、厚薄要合适,形状应与体形吻合。放置部位应正确。 (2) 注意观察肢体血液循环情况。 (3) 坚持按摩,提高皮肤耐磨性,指导功能锻炼。 (4) 经常调整夹板松紧度,特别是在肿胀消退后。 3. 牵引术: (1) 患者卧硬板床,床头侧板、脚侧床板升高,以防患者牵引侧下滑。 (2) 牵引绳以光滑、结实无弹性的绳带为宜,长短要合适。滑车应转动灵活,槽沟深,以便牵引绳在槽沟内滑动。 (3) 牵引锤必须有重量标志,以便根据病情选择合适的重量。上文所提的各部位的牵引重量仅供参考,应根据患者的实际情况进行调整,一旦牵引重量调试完成,不得随便增减。 (4) 双下肢悬吊牵引用于 3 岁以下小儿,牵引重量以臀部离床一拳为准。3 岁以上者禁止使用此法以免造成肢体缺血坏死。 (5) 皮肤过敏者禁用胶布牵引。 (6) 用枕颌带牵引时,若无脊椎骨折或脱位,可行卧位、半卧位、坐位牵引,观察呼吸情况,防止带子下滑引起窒息。牵引力不超过 5 kg。 (7) 首次牵引时,做好交接班并严密观察患肢的血液循环情况。 (8) 用海绵带牵引时,松紧要适当,将牵引带调整至肢体对称位置进行牵引。 (9) 牵引针暴露处,首次用碘伏消毒,结痂后即可不做特殊处理。 (10) 牵引绳处不得放置被褥、衣物等,牵引砣要悬空,防止牵引弓突然脱落。颅骨牵引时床边备枕颌带,防止牵引弓突然脱落。颅骨牵引过程中每天根据牵引情况旋紧固定螺丝一圈,以免牵引弓松动。	

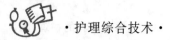

骨折术后早期功能锻炼技术

项 目	实 训 内 容	评分标准
【目的】	促进患肢血液循环,以利于消肿和稳定骨折。	5
【准备】	1. 护士准备:护士着装规范、洗手、戴口罩。 2. 环境准备:病室清洁、安静、保暖。	20
【操作步骤】	1. 锁骨骨折:握拳、伸指、分指、腕屈伸、腕绕环、肘屈伸、前臂内外旋等主动练习,幅度尽量大,逐渐增加用力程度。骨折后 2 周可增加捏小球运动。骨折后 3 周可于仰卧位做头与双肘支撑的挺胸练习。骨折愈合解除外固定后,应全面进行肩关节锻炼,但在骨折 2 周内应避免做大幅度的肩内收与前屈练习。 2. 肱骨干骨折:固定后即可做伸屈指、掌、腕关节活动,患肢做主动肌肉收缩活动,伤后 2~4 周除继续进行以上训练外,还应逐渐做肩、肘关节活动。活动肩、肘关节:将健手托住患肢腕部,做肩、肘前屈、后伸动作,然后屈曲肘关节,同时上臂后伸。旋转肩关节:患者身体向患侧倾斜,肘关节屈曲 90°以上,健手握住患侧手腕部,做肩关节旋转动作,即画圆圈动作。外展、外旋运动:上臂外展、外旋,用手摸自己的头后部。双臂轮转:患肢屈肘,前臂置于胸前,掌心向后、向上;健侧上肢伸直,外展于体侧,掌心向下。患肢向外上方经外下方再向内画弧圈,回至原处,同时健侧上肢向下经内上方向外画弧圈,回至原处。如此循环往复。此法可使肩、肘、腰、腿、颈部都能得到锻炼。以上锻炼方法每次 15 分钟,每天 3~4 次。 3. 尺桡骨骨折:固定后即可做伸屈指、掌、腕关节活动,患肢做主动肌肉收缩运动锻炼肩、肘关节。伤后 2~4 周肿胀消除后除继续进行以上锻炼外,还应逐渐做肩、肘关节运动,其方法是将健手托住患肢腕部,做肩、肘前屈、后伸动作,然后屈曲肘关节,同时上臂后伸。骨折愈合后的锻炼:骨折愈合后,增加前臂旋转活动及用手推墙动作,使上、下骨折端产生纵轴挤压力。 4. 腕指关节功能锻炼:可取用腕屈伸法、腕侧偏法、腕部回旋法、抓空握拳法、手捻双球法等进行锻炼。 5. 股骨颈骨折:骨折复位固定后即可早期做趾与踝关节的主动伸屈、旋转练习,股四头肌静止收缩,每天 3~4 次,每次 10 下。术后第 2 周开始在保持股骨不旋转、不内收情况下做髋与膝关节主动屈伸运动。3 周后可主动做屈伸患肢运动,方法是坐在床边,小腿下垂,双脚踩地或脚蹬地,练习用双臂撑起上身和抬起臀部。在骨折恢复期,术后 1 个月要加强髋、膝、踝部的肌力,以恢复行走能力,加强下肢的稳定性。主要方法是进行坐位与站位转换练习,以锻炼髋关节、踝关节。 6. 股骨粗隆间骨折:功能锻炼方法与股骨颈骨折相同,但进程可适当加快。	60

续表

项　目	实 训 内 容	评分标准
【操作步骤】	7. 股骨干骨折：骨折早期，做下肢股四头肌静止收缩，踝关节伸屈练习。4 周后可以坐在床边练习髋、膝、踝部的主动运动（锻炼方法同股骨颈骨折）。 8. 髌骨骨折：术后早期疼痛稍减轻后，患者即可开始练习股四头肌静止收缩，髋、膝、踝、趾关节主动运动。固定后 3～5 天可进行两腿直腿抬高和膝关节屈伸的练习，扶拐进行患肢负重练习。石膏固定的患者，4～8 周可去除石膏，此时可做髌骨倾向被动运动的练习，可做主动屈膝活动的练习，6～8 周可负重行走。 9. 胫腓骨骨折：外固定后早期，疼痛减轻即刻进行股四头肌静止收缩练习，进行髌骨被动运动及足部跖趾关节和趾间关节活动的练习。外固定去除后，伤口愈合，可充分进行下肢各个关节活动的练习，并逐步去拐行走。增加髋、膝、踝关节活动的练习，可做起立与坐下练习，健肢站立，患肢做髋屈伸、内收练习。 10. 肩关节脱位：即日开始在胸前固定位做指、腕、肘关节的主动练习，每个动作重复 5～6 次，可每天增加抗阻练习和在悬吊带内做肩前屈、内收和内旋的摆动练习，即患者用健侧肢体缓慢推动患肢做外展与内收活动，活动范围内患肩不疼痛。去除悬吊带后进行以下练习：一是做肩外展、后伸和外旋的主动运动练习，动作应缓慢、柔和，幅度逐渐扩大；二是做肩前屈、内收、内旋的练习。3 周后患者可进行弯腰、垂臂、甩肩锻炼，即患者弯腰 90°，患肢自然下垂，以肩为顶点做圆锥形环转运动，开始范围小，逐渐扩大画环的范围。4 周后患者可做手指爬墙和手高举摸头顶练习。即患者面对或健侧身体对墙而立，患手摸墙，用手指交替上爬直至肩关节上举完全正常。手高举摸头顶是指患侧手摸头顶后逐渐向对侧移动，患侧手越过头顶触到对侧耳朵，或练习用患手触摸对侧肩胛骨，使肩关节功能完全恢复正常。 11. 肘关节脱位：固定期间可做伸指、握拳等练习，同时在外固定保护下做肩、腕关节活动的练习。外固定去除后，练习肘关节屈伸，增强肘关节周围肌力。	60
【效果评价】	1. 护患沟通良好，患者及其家属做好准备。 2. 骨折早期患者能坚持完成功能锻炼，锻炼过程中患者无不良反应。 3. 操作过程规范、准确、安全。	15
【注意事项】	1. 功能锻炼要坚持，活动幅度和力量要循序渐进，锻炼时应以主动运动为主。 2. 被动运动时动作应轻柔，以不引起剧烈疼痛为度，以免引起骨化性肌炎而加重关节僵硬。	

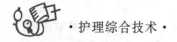

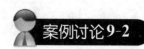

（1）每4～6人一组，在教师的引导下，学生对案例导入9-2进行分组讨论。

（2）每组学生写出案例讨论报告，交给教师批阅。

（3）教师点评，归纳总结。

任务三　腹部损伤患者的护理

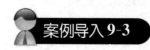

　　患者，男，31岁，因高空坠落、全身疼痛被急诊送入院。查体未见肢体畸形、异常活动、骨擦音。在完善检查过程中，病情较为稳定。下午2时后突感右上腹剧烈疼痛，呈持续性、刀割样，短时间内腹痛逐渐扩至全腹，并出现头晕、心悸，面色苍白，肢端发凉。查体：T 36.8 ℃，P 110 次/分，R 28 次/分，BP 100/70 mmHg。全腹压痛、反跳痛、肌紧张，右上腹最为明显；腹部移动性浊音阳性，肠鸣音消失。超声检查显示为肝破裂。

　　请问：

　　1. 导致患者出现剧烈腹痛以及腹膜刺激征的可能原因是什么？

　　2. 为进一步明确诊断，应做何种辅助检查？

　　3. 针对患者的剧烈腹痛，护士应紧急采取哪些护理措施？

　　腹部损伤是指各种物理、化学和生物的外源性致伤因素作用于机体，导致腹壁和（或）腹腔内部组织器官结构完整性受损，同时或相继出现的一系列功能障碍。根据腹壁有无伤口，腹部损伤分为开放性损伤和闭合性损伤两大类。

一、护理评估

（一）健康史

　　重点询问外伤史，受伤时间、地点、致伤因素和作用部位等情况；受伤后有无腹痛、腹胀、恶心、呕吐、便血等表现；另外还需询问患者年龄、性别、婚姻、职业、饮食情况，女性患者月经情况；了解受伤情况、病情变化及治疗经过。有无结核病、糖尿病、高血压等病史；有无腹部手术史及药物过敏史。

（二）身体评估

　　1. 实质性脏器损伤　肝、脾、胰、肾等实质性脏器或大血管损伤时，主要临床表现是腹腔内（或腹膜后）出血，导致血容量不足甚至休克。腹痛多呈持续性，一般不是很剧烈；腹膜刺激征不严重，可伴有明显腹胀和移动性浊音。但合并胆管、胰管断裂，胆汁或胰液漏入腹腔可出现剧烈的腹痛和明显的腹膜刺激征。

　　脾是腹腔内脏中最容易受损的器官，患者左上腹疼痛，腹膜刺激征轻。真性脾破裂最多,会导致不易停止的腹腔大出血,患者容易发生失血性休克;被膜下破裂和中央型破裂会形成血肿,但要注意在1~2周内有可能突然转为真性破裂而出现大出血。

肝破裂比较常见,原有肝硬化者更易发生。完全性肝破裂时,患者常出现失血性休克,有呕血、黑便,有右侧腹痛。腹膜刺激征明显,有移动性浊音,肠鸣音消失。

车把、方向盘的暴力直接撞击上腹部可能引起胰腺损伤,上腹部疼痛明显,常发生胰液漏引起弥漫性腹膜炎,死亡率高。

2.空腔脏器损伤 胃肠道、胆道、膀胱等空腔脏器破裂时,患者主要表现为弥漫性腹膜炎,伴有消化道症状(恶心、呕吐、呕血或便血等)及稍后出现的全身性感染症状。最突出的体征是腹膜刺激征,可有气腹征,肝浊音界缩小或消失。随腹膜炎发展,患者可出现肠麻痹、腹胀或感染性休克。直肠损伤者常出现鲜红色血便。

小肠损伤及穿孔在临床上多见,腹膜刺激征严重,早期出现弥漫性化脓性腹膜炎。

十二指肠损伤发生率低,但由于解剖关系复杂,处理比较困难。可能还伴有胰腺、大血管损伤,死亡率比较高。

3. 全身情况 评估患者生命体征是否平稳;有无烦躁不安、面色苍白、出冷汗、脉搏细速、血压不稳等早期休克征象;有无很快出现体温升高、腹痛加重等腹部感染表现;是否合并胸部、颅脑、四肢及其他部位损伤。

（三）实验室及其他检查

1. 实验室检查 腹腔内实质性脏器破裂出血时可出现红细胞、血红蛋白、红细胞比容等下降,白细胞计数略有升高。空腔脏器破裂时可出现白细胞计数和中性粒细胞比值明显上升。胰腺损伤时,血、尿淀粉酶多有升高。泌尿系统损伤时,尿常规检查可发现血尿。

2. 影像学检查 超声检查、X线检查、CT检查、MRI检查对腹腔内脏器损伤的诊断有重要意义。

3. 诊断性腹腔穿刺和腹腔灌洗术 诊断阳性率可达90%以上。观察穿刺液外观,进行涂片、培养、细胞学检查和淀粉酶测定;抽出不凝血提示为实质性脏器或大血管破裂所致的内出血;抽出血液迅速凝固,多因穿刺针误入血管所致;穿刺液中淀粉酶升高考虑胰腺或胃十二指肠损伤。

4. 腹腔镜检查 可直接观察脏器损伤的部位和程度,确诊率高,并且可施行腹腔镜下手术治疗,快速可靠。

（四）心理社会评估

损伤发病突然、病情较重,重点评估患者和家属对意外事件应对能力,有无焦虑、恐惧甚至悲观绝望;了解家庭经济情况及对医疗费用的承受能力。

二、护理诊断

1. 体液不足 与血液或体液丢失、有效循环血容量减少有关。

2. 疼痛 与腹部损伤、腹膜受刺激有关。

3. 体温过高 与损伤导致腹腔内继发感染有关。

4. 恐惧、焦虑 与发病突然、病情较重、担心预后有关。

5. 潜在并发症　低血容量休克、腹腔感染、腹腔脓肿、肠粘连等。

三、护理措施

(一)治疗原则

(1)急救处理　首先处理对生命威胁最大的损伤,其次要控制明显的外出血,处理开放性气胸或张力性气胸,迅速恢复循环血容量,控制休克和进展迅速的颅脑损伤。对开放性腹部损伤者,妥善处理伤口,及时止血,若有肠管脱出,可用消毒碗或用生理盐水浸湿的干净纱布覆盖保护,切勿强行还纳。但大量肠管脱出时应尽量还纳,以免加重休克。

(2)闭合性腹腔内脏损伤时,应做好紧急手术前准备。对诊断尚未明确者,应严密观察病情变化,如有下列情况,及时行剖腹探查术:①腹痛、腹胀及腹膜刺激征加重;②膈下有游离气体;③红细胞计数下降,有内出血危险;④腹腔穿刺抽出气体、不凝血液或肠道内容物;⑤全身情况呈恶化趋势;⑥经抗休克治疗后病情无好转等。

(3)非手术治疗　禁食、持续胃肠减压、补液、输血、应用广谱抗生素、营养支持等;诊断不明确者禁用吗啡类止痛剂。

(4)手术治疗　包括全面探查、止血、修补、切除有关病灶及清除腹腔内残留液体、放置引流管。

(二)非手术/术前护理

1. 严密观察病情变化　①每15～30分钟测定一次生命体征;②评估患者皮肤黏膜、意识情况;③每30分钟进行一次腹部评估,注意腹痛、压痛、腹膜刺激征的程度和范围变化;④准确记录24小时的输液量、呕吐量、胃肠减压量等,观察每小时尿量变化,必要时测定中心静脉压;⑤每30～60分钟进行静脉血实验室检查一次,掌握红细胞计数、白细胞计数、血红蛋白和红细胞比容的变化;⑥及时获取穿刺液或灌洗液的检验结果。

2. 维持体液与营养平衡　补充足量的平衡盐溶液、电解质等,防治水、电解质及酸碱平衡失调,使收缩压升至90 mmHg以上。对已经休克者,快速打开2条及以上静脉通道,监测血压和中心静脉压,记录24小时液体出入量。对禁食患者给予肠外营养支持可提高其抵抗力,有利于康复。

3. 缓解疼痛　①绝对卧床休息,尽量取半卧位,以放松腹肌、减轻疼痛。不随意搬动患者,以免加重伤情。②诊断未明确者,禁用吗啡类镇痛药,但可通过分散患者的注意力、改变体位等来缓解疼痛。③对有胃肠道破裂可能的患者,禁饮、禁食、禁灌肠,进行胃肠减压。可以减轻腹胀、减少消化液漏出,减轻腹痛。

4. 抗感染、降体温　遵医嘱合理使用抗生素。

5. 心理护理　根据患者情况做好心理疏导,争取配合。

6. 术前准备　一旦决定手术,应争取时间尽快进行必要的术前准备。

(三)术后护理

1. 病情观察　严密监测生命体征变化,腹痛缓解后又突然加重,患者烦躁不安、面色苍白、四肢冰冷、生命体征不平稳,或引流管不断地有鲜血流出,或血红蛋白和红细胞比容降低,要考虑受损器官再出血。嘱患者平卧,给予止血药,做好术前准备。

2. 体位与活动 麻醉清醒、血压平稳者改为半卧位。鼓励患者多翻身与早期下床活动,促进肠蠕动,预防肠粘连。

3. 禁食、胃肠减压 待肠蠕动恢复、肛门排气后停止胃肠减压,若无腹胀不适可拔除胃管。从进少量流质饮食开始,根据病情逐渐过渡到半流质饮食,再过渡到普食。

4. 静脉补液 禁食及饮食恢复期间应进行静脉补液,维持水、电解质和酸碱平衡。禁食期间做好口腔护理。

5. 用药护理 术后继续使用有效的抗生素,预防或控制腹腔内感染。

6. 腹腔引流的护理 ①妥善固定与标注引流管,保持引流通畅,引流管不能高于腹腔引流出口,引流管根部要常规换药护理;②普通引流袋每日更换,抗反流型引流袋可2～3日更换1次,更换时严格遵守无菌操作原则;③观察并记录引流液的性质和量,若发现引流液突然减少,患者伴有腹胀、发热,应及时检查管腔有无堵塞或引流管是否滑脱;④及时拔管。

7. 防治并发症 术后常见并发症是腹腔脓肿。表现为术后数日,患者体温持续不退或下降后又升高,伴有腹胀、腹痛、呃逆、直肠或膀胱刺激症状,白细胞计数和中性粒细胞比值明显升高;腹腔引流管引流出较多混浊或有异味液体;超声或CT检查有利于确诊。

护理措施:遵医嘱使用抗生素;做好脓肿切开引流或物理疗法的护理配合;给予高热量、高维生素饮食或肠内外营养支持。

（四）健康教育

1. 普及各种急救知识,在发生意外事故时,能进行简单的急救或自救。加强安全宣传,避免意外损伤发生。

2. 复诊指导 指导患者遵医嘱定期复查,若出现腹痛、腹胀、肛门停止排气排便等不适,及时就医。适当活动,预防术后肠粘连。

四、护理评价

1. 评价患者体液平衡是否得以维持,生命体征稳定。
2. 评价患者腹痛是否缓解或减轻。
3. 评价患者焦虑与恐惧情绪是否减轻,情绪是否稳定。
4. 腹腔感染、腹腔脓肿或粘连性肠梗阻等并发症是否得以预防,或得到及时发现和处理。

五、实训技能

腹腔引流管护理技术

项 目	实训内容	评分标准
【目的】	将腹腔内渗出液、脓液等引流出体外,以减少毒素的吸收,防止感染扩散和腹腔脓肿形成。保证缝合部位的良好愈合,减少炎症的发生,同时可以观察有无术后并发症出现。	5

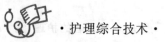

续表

项　目	实 训 内 容	评 分 标 准
【准备】	1. 护士准备:护士着装规范、洗手、戴口罩。 2. 物品准备:治疗车包括安尔碘、无菌棉签、无菌手套 1 副、无菌纱布 2 块、无菌引流袋 1 个、防水垫 1 块、洗手液、口罩、弯盘、止血钳、胶带、安全别针、治疗盘、黄色垃圾桶、量筒。 3. 环境准备:病室清洁、通风、温湿度适宜。	20
【操作步骤】	1. 洗手,戴口罩。 2. 再次核对,携用物至病房,核对患者姓名,做好解释。 3. 更换引流袋: (1) 协助患者取半卧位或平卧位。 (2) 充分暴露引流管,将防水垫置于引流管下方,放置弯盘、戴手套。 (3) 止血钳夹闭引流管近端,取出新引流袋备用。 (4) 在无菌纱布的保护下分离引流袋与引流管。 (5) 消毒棉签沿引流管内口由内向外消毒 2 遍。 (6) 在无菌纱布的保护下将新的引流袋与引流管连接。 (7) 取下止血钳,观察引流是否通畅。 (8) 将换下引流袋中的引流液倒入量筒里,计量。引流袋弃于黄色垃圾桶。 (9) 脱手套。 4. 固定:将引流管用胶带"S"形固定于皮肤,防止滑脱;连接管用安全别针固定于衣服或床单上。 5. 整理用物,分类放置。 6. 洗手,正确记录引流液的色、质、量。	60
【效果评价】	1. 护患沟通良好,患者做好准备。 2. 引流通畅,伤口敷料无渗液。 3. 操作过程规范、准确、安全。	15
【注意事项】	1. 妥善固定,在近腹端使用记号笔进行标记。 2. 引流管标识清晰。注明引流管名称、留置日期、时间、外露长度,将标识固定在引流管末端 2~3 cm 处(约两指宽)。 3. 保持引流管通畅,防止扭曲、受压、折叠,避免引流管脱出。 4. 每 2 小时挤压引流管一次。挤压时一手在引流管穿出腹部皮肤 10~15 cm 处反折,另一手呈半拳状握住近腹端引流管,即示指、中指、无名指、小指指腹及大鱼际用力,快速挤压引流管数次,然后双手同时松开,反复操作即可。 5. 观察引流液的颜色、性质、量,手术后 6 小时内重点观察,若每小时引流血性液体量多于 200 mL,提示活动性出血,立即告知医师处置。 6. 预防感染: ①更换引流袋时严格无菌操作。 ②保持引流管周围皮肤清洁干燥,如有渗血、渗液及时通知医师。	

续表

项 目	实训内容	评分标准
【注意事项】	③引流袋低于腹壁戳孔,防止引流液反流导致逆行感染。 ④引流袋每周至少更换 2 次,引流液超过 3/4 时及时更换,禁止随意打开引流袋下端开关,破坏引流密闭环境。 7. 做好宣教,告知患者及家属放置引流管的目的、重要性及注意事项,取得配合,避免非计划拔管的发生。	

案例讨论9-3

(1) 每 4~6 人一组,在教师的引导下,学生对案例导入 9-3 进行分组讨论。

(2) 每组学生写出案例讨论报告,交给教师批阅。

(3) 教师点评,归纳总结。

| 任务四 中暑患者的护理 |

案例导入9-4

患者,女,39 岁。于某年 7 月下旬持续高温 1 周后突感头晕、头胀、头痛、恶心。休息片刻后觉发热、面红、气急、心悸、全身乏力,便躺下睡觉。晚上 7 时,患者颜面潮红,呼之能醒,反应迟钝,急诊入院。查体:T 41 ℃(肛温),P 122 次/分,R 28 次/分,血压 130/80 mmHg,意识模糊,查体不合作,颜面潮红,瞳孔稍大,对光反应迟钝,全身皮肤干燥,颈软,两肺呼吸音粗,心率 122 次/分,律齐,神经系统查体各种反射减弱。辅助检查:血、尿、粪常规正常,血糖 5.4 mmol/L。

问题:

1. 该患者可能发生了什么? 为什么?

2. 如何对该患者进行急救?

中暑是指在高温和热辐射的长时间作用下,机体体温调节障碍,水、电解质代谢紊乱及神经系统功能损害的症状的总称。

中暑的病因如下。

1. 在高温作业的车间工作,如果再加上通风差,则极易发生中暑。

2. 农业及露天作业时,受阳光直接暴晒,再加上大地受阳光的暴晒,使大气温度再度升高可引起中暑。

3. 空气中湿度的增强易诱发中暑。

4. 在公共场所,人群拥挤集中,产热集中,散热困难,也易出现中暑。

中暑的发生不仅和气温有关,还与湿度、风速、劳动强度、高温环境、暴晒时间、体质强弱、营养状况及水盐供给等情况有关。实验证明,导致中暑发生的条件如下:相对湿度 85%,气温 30~31 ℃;相对湿度 50%,气温 38 ℃;相对湿度 30%,气温 40 ℃。

一、护理评估

(一)身体评估

1. 先兆中暑　高温环境中,大量出汗、口渴、头昏、耳鸣、胸闷、心悸、恶心、四肢无力、注意力不集中,体温不超过 37.5 ℃。

2. 轻度中暑　具有先兆中暑的症状,同时体温在 38.5 ℃以上,并伴有面色潮红、胸闷、皮肤灼热等症状;或者皮肤湿冷、呕吐、血压下降、脉搏细而快的现象。

3. 重症中暑　除以上症状外,发生昏厥或痉挛;或不出汗,体温在 40 ℃以上,是中暑中情况最严重的一种,如救治不及时将危及生命。重症中暑又可分为四种类型:热衰竭、热痉挛、热射病和日射病。

(1) 热衰竭　常常发生于老年人及一时未能适应高温的人。主要症状为头晕、头痛、心慌、口渴、恶心、呕吐、皮肤湿冷、血压下降、晕厥或神志模糊。体温基本正常或稍微偏高。

(2) 热痉挛　多发生于大量出汗及口渴,饮水多而盐分补充不足致血中氯化钠浓度急速明显降低时。这类中暑发生时肌肉会突然出现阵发性痉挛,体温多正常。

(3) 热射病　在高温环境中从事体力劳动的时间较长,身体产热过多,而散热不足,导致体温急剧升高。发病早期有大量冷汗,继而无汗、呼吸浅快、脉搏细速、躁动不安、神志模糊、血压下降,逐渐向昏迷伴四肢抽搐发展;严重者可产生脑水肿、肺水肿、心力衰竭等。

(4) 日射病　在烈日的直接暴晒下,强烈的日光穿透头部皮肤及颅骨引起脑细胞受损,进而造成脑组织充血、水肿;由于受到伤害的主要是头部,所以最开始出现的不适就是剧烈头痛、恶心呕吐、烦躁不安,继而可出现昏迷及抽搐。

(二)实验室及其他检查

1. 血常规　血白细胞计数升高,以中性粒细胞升高为主。

2. 尿液检查　可出现不同程度的尿蛋白、血尿、管型尿改变。严重者常可出现肝、肾、胰、横纹肌损害。尿液分析有助于发现横纹肌溶解和急性肾衰竭。

3. 血液检查　可有高钾血症、低钠血症、低氯血症。血尿素氮、血肌酐升高提示肾功能损害。有凝血功能异常时,常考虑弥散性血管内凝血。

(三)心理社会评估

因患者缺乏相关疾病知识、自我防护和保健意识,评估患者有无烦躁、焦虑心理;有无因本病使工作受到影响。

二、护理诊断

1. 体液不足　与中暑引起大量出汗、血容量不足有关。

2. 体温过高　与中暑引起高热有关。

3. 急性意识障碍　与中暑引起脑组织充血、水肿有关。

4. 焦虑　与患者缺乏相关疾病知识、自我防护和保健意识有关。

5. 潜在并发症:心力衰竭。

三、护理措施

(一)保持有限降温

保持室温在 20～25 ℃,准确执行降温措施。冰袋放置位置准确,及时更换,防止冻伤,用酒精擦拭时应顺着动脉方向,用拍打方式摩擦背、臀及四肢;冰水降温过程中必须用力按摩患者四肢及躯干;老年人、新生儿、休克或心力衰竭等患者不能耐受 4 ℃冰浴,可选用 15～16 ℃冷水浴。遵医嘱使用氯丙嗪静脉滴注时,滴速要求严格按医嘱操作,严密观察血压变化。

(二)密切观察病情变化

观察降温效果;监测患者脉搏、呼吸、血压、神志变化和皮肤出汗情况,防止虚脱、衰竭的发生;观察与高热同时存在的其他症状。

(三)防止肺水肿

循环衰竭或原有心脏病患者输液速度不可过快,以免发生肺水肿。

(四)常规护理

昏迷者应按昏迷护理常规进行护理,保持呼吸道通畅,进行吸氧、吸痰、定时翻身。做好口腔、皮肤护理。

(五)心理护理

消除患者焦虑心理,向其解释治疗措施及目的,使其能积极配合治疗。同时做好其家属的思想工作,给予精神支持,以协助护理人员消除其不良心理。

(六)健康教育

(1)加强防暑降温知识的宣传,外出戴防晒帽,对高温气候耐受差的老年人、产妇、体弱多病者,更应做好防暑降温工作,出现中暑症状时应及时治疗。

(2)高温作业工人、夏季在田间劳动的农民,每天补充含盐 0.3％饮料。

四、护理评价

(1)是否帮助患者及时补充水钠,使血容量得到纠正。

(2)是否给予患者及时降温,体温是否恢复正常。

(3)是否能迅速缓解患者脑组织水肿,患者意识是否清醒。

(4)是否通过宣教提高了患者自我防护意识和保健意识。

(5)是否积极防治并发症,有无并发症发生。

案例讨论9-4

(1)每 4～6 人一组,在教师的引导下,学生对案例导入 9-4 进行分组讨论。

(2)每组学生写出案例讨论报告,交给教师批阅。

(3)教师点评,归纳总结。

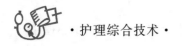

任务五　有机磷农药中毒患者的护理

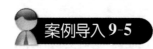案例导入9-5

　　患者,男,43岁,农民。晚12时20分由亲友抬入急诊室就诊。患者于当日下午1—6时在果园喷洒对硫磷。晚8时左右,感到乏困,进食较平时少。在随后看电视时感觉看不清楚图像,大约10时感到头痛、眼痛、腹痛,随之呕吐,全身出汗。家人不明白患者说话的意思而送其入院。查体:瞳孔呈针尖样缩小,两嘴角不时有唾液流出,呼吸频率32次/分,心率132次/分,血压156/92 mmHg,血胆碱酯酶活力42%。

　　问题:

　　1.该患者可能发生了什么?

　　2.如何对该患者进行急救?

　　有机磷农药属有机磷酸酯或硫代磷酸酯类化合物,对人畜均有毒,多呈油状或结晶状,有大蒜样臭味。有机磷农药中毒是指有机磷农药短时间内进入人体,抑制胆碱酯酶的活性,引起乙酰胆碱蓄积,使胆碱能神经受到持续冲动,导致先兴奋后衰竭的毒蕈碱样、烟碱样和中枢神经系统等症状,严重患者可因昏迷和呼吸衰竭而死亡。

一、护理评估

(一)健康史

　　询问患者有无口服、喷洒或其他方式的有机磷杀虫剂接触史,应了解毒物的种类、剂量及中毒途径、时间和经过。

　　1.生产、运输、保管和使用农药不当　生产过程中,设备、工艺落后或管理不善,出现跑、冒、滴、漏;包装时,徒手操作;运输和销售时,包装破损;使用时,缺乏个人防护、施药器械溢漏、逆风喷洒、衣服和皮肤污染后未及时清洗等。

　　2.生活性中毒　服毒自杀、误服农药;摄入被污染的水源、食物等。

(二)身体评估

　　1.潜伏期　经皮肤吸收多在2～6小时出现多汗、流涎、烦躁不安等,呼吸道吸入或口服后5～10分钟出现恶心、呕吐、腹痛等症状;吸入者出现视物模糊、呼吸困难等症状。

　　2.主要临床表现

　　(1)毒蕈碱样症状　出现最早,主要表现为平滑肌痉挛和腺体分泌增加。恶心、呕吐、腹痛、腹泻、流涎、多汗、视物模糊、瞳孔缩小、呼吸道分泌物增加、支气管痉挛、呼吸困难、肺水肿、大小便失禁等。可用阿托品对抗。

　　(2)烟碱样症状　骨骼肌兴奋,出现肌纤维震颤。常由小肌群开始。如眼睑、颜面、舌肌等逐渐发展为肌束颤动、牙关紧闭、全身抽搐等,而后肌力减退、呼吸肌麻痹。

　　(3)中枢神经系统症状　头痛、头晕、乏力、共济失调、烦躁不安、意识模糊、谵妄、抽搐、昏迷,呼吸抑制致呼吸停止。

3. 次要临床表现

(1) 中毒后"反跳"　中毒后恢复期,约1周内,突然再次昏迷,甚至发生肺水肿或突然死亡。多见于中、低毒类有机磷农药中毒患者。与残留毒药重新吸收或解毒药停用过早或减量过快有关。

(2) 中间型综合征　急性中毒后1～4天可发生屈颈肌和四肢近端肌肉、脑神经支配的部分肌肉及呼吸肌的肌力减弱或麻痹,称为"中间期肌无力综合征"。包括抬头、肩外展、屈髋和睁眼困难,眼球活动受限,复视,面部表情肌运动受限,声音嘶哑,吞咽和咀嚼困难,可因呼吸肌麻痹而死亡。与胆碱酯酶长期抑制,影响神经肌肉接头突触后功能有关。

(3) 迟发性神经病　病情恢复后2～3周出现四肢肌肉萎缩、下肢瘫痪等运动和感觉神经障碍。与神经靶酯酶被抑制并老化有关。

4. 中毒分级

(1) 轻度中毒　有头晕、头痛、恶心、呕吐、多汗、胸闷、视物模糊、无力、瞳孔缩小。血胆碱酯酶活性50%～70%。

(2) 中度中毒　上述症状加重,还有肌束颤动、瞳孔明显缩小、轻度呼吸困难、流涎、腹痛、腹泻、步态蹒跚、意识清楚或模糊。血胆碱酯酶活力30%～50%。

(3) 重度中毒　除上述症状外,还有肺水肿、昏迷、呼吸麻痹或脑水肿、大小便失禁等。血胆碱酯酶活性30%以下。

(三) 实验室及其他检查

1. 血胆碱酯酶(CHE)活力测定　诊断本病的特异性实验室指标,对于判断中毒程度、疗效及患者预后均极为重要。亦可作为慢性中毒者的生化监测指标。一般正常人血胆碱酯酶活力为100%,降至70%以下即有意义,但需注意的是血胆碱酯酶活力下降程度并不与病情轻重完全平行。

2. 尿中有机磷农药分解产物测定　对硫磷、甲基对硫磷中毒患者,尿中排出对硝基酚,敌百虫中毒患者尿中排出三氯乙醇,检测尿中的对硝基酚或三氯乙醇有助于中毒的诊断。

(四) 心理社会评估

因患者缺乏相关疾病知识、自我防护和保健意识,评估患者有无焦虑心理。严重病情者,评估患者及家属有无恐惧心理。

二、护理诊断

1. 气体交换受损　与毒物引起呼吸道分泌物增多、支气管痉挛、肺水肿及呼吸麻痹有关。

2. 急性意识障碍　与毒物作用于中枢神经系统和脑水肿有关。

3. 情境性自我贬低　与学业、事业、家庭、婚姻等受到挫折、失去生活信心有关。

4. 潜在并发症　阿托品中毒。

三、护理措施

(一)迅速清除毒物

迅速脱离中毒现场,脱去污染的衣服、鞋帽。

用肥皂水或清水清洗污染的皮肤、毛发和指甲(注意甲床缝隙),眼部污染者用清水或 2%碳酸氢钠溶液清洗。

口服中毒者应尽早催吐洗胃。用清水或 1:5000 高锰酸钾溶液(乐果、对硫磷禁用)或 2%碳酸氢钠(敌百虫禁用)溶液反复洗胃,洗胃要彻底(洗出液澄清、无味为止,洗胃液总量 10 L 左右)。

洗胃后,可予以持续胃肠减压,通过负压吸引胃内容物,减少毒物吸收。洗胃后用50%硫酸钠溶液 30~50 mL 导泻。

(二)解毒药物的护理

1. 使用了阿托品治疗的患者的观察与护理 注意阿托品足量不等于过量。更不要误认为阿托品用量越大疗效越好。不应机械定时、定量地重复用药。不应把"瞳孔扩大"和"神志由昏迷转清醒"作为阿托品化(表 9-1)的必备指标。应逐渐减量,切忌突然停用。

表 9-1 阿托品化与阿托品中毒的主要区别

	阿 托 品 化	阿 托 品 中 毒
神经系统	意识清醒或模糊	谵妄、昏迷 幻觉、双手抓空
皮肤	颜面潮红、干燥	紫红色、干燥
瞳孔	由小扩大不再小	极度扩大
体温	正常或轻度升高	高热
心率	增快但在 120 次/分以下 脉搏快而有力	心动过速甚至室颤

阿托品中毒患者表现为兴奋、狂躁、谵妄、幻觉、双手抓空、抽搐、高热、心动过速、瞳孔散大,甚至昏迷、呼吸中枢麻痹而死亡。应注意观察神经系统、皮肤、瞳孔、体温、心率,防止阿托品用量过大。一旦发生阿托品中毒应立即停药,可用毛果芸香碱或新斯的明等拮抗。避免过早停用或急于减量,以防出现"反跳"现象。

2. 长效托宁(盐酸戊乙奎醚)护理 轻度、中度和重度中毒,首次使用剂量分别为 1.0~2.0 mg、2.0~4.0 mg 和 4.0~6.0 mg,根据症状重复半量给药。长效托宁剂量充足的标准以口干、皮肤干燥和气管分泌物消失为主。

3. 使用胆碱酯酶复能剂进行治疗的患者的观察与护理 早期使用、首次足量(血胆碱酯酶活力为 50%~60%)、合并用药、注意配伍禁忌、防止药液外漏(解磷定不宜肌注)、注意副作用、密切观察,防止中毒(肌肉震颤、抽搐、昏迷及呼吸持久抑制等)。用药过多、过快可引起呼吸抑制,应立即停药,用大量维生素 C 及补液来解毒及促进排泄,施行人工呼吸或气管插管加压给氧。

4. 使用解磷定注射液进行治疗的患者的观察与护理 用药后 1 小时可重复半量给药。观察口干、面红、瞳孔扩大、心率增快等不良反应,过量或误用可出现头昏、头痛、烦躁不安、尿潴留。

（三）防止"反跳"与迟发性猝死

1. "分秒必争"地清除毒物。

2. 解毒剂应尽早、及时、足量应用,并观察阿托品化,减量不宜过快、停药不宜过早。

3. 进行血生化及肝、肾、心、脑功能监测。

4. 定期观察胆碱酯酶活性,降低到 50％以下时使用胆碱酯酶复能剂。

5. 观察反跳先兆:胸闷、流涎、出汗、言语不清、吞咽困难等,应通知医生,再次阿托品化。

（四）心理护理

护士应了解患者服药或染毒的原因,根据不同的心理特点进行疏导,以诚恳的态度为患者提供情感上的支持,认真做好家属的思想工作。

（五）健康教育

（1）加强安全使用有机磷农药的宣传教育。

（2）改进生产工艺及施药器械,生产过程应尽可能密闭化、自动化,并加强通风排毒措施,杜绝跑、冒、滴、漏。

（3）施药要严格执行规定和法规。

（4）有关人员定期体检,监测全血胆碱酯酶活力。

四、护理评价

（1）患者是否呼吸困难减轻或消失,呼吸道是否通畅。

（2）意识障碍程度是否减轻。

（3）患者能否说出中毒后的心理感受,患者是否重新建立生活信心。

（4）有无并发症发生。

五、实训技能

洗胃技术

项　　目	实训内容	评分标准
【目的】	1. 解毒:清除胃内毒物或刺激物,减少毒物吸收,还可利用不同灌洗液进行中和解毒,用于药物或食物的急性中毒。 2. 减轻胃黏膜水肿:幽门梗阻患者,通过洗胃将胃内滞留物洗出,减轻滞留物对胃黏膜的刺激,可减轻胃黏膜水肿和炎症。 3. 为手术或某些检查前的准备,如胃、十二指肠术前准备等。	5

项　　目	实 训 内 容	评分标准
【准备】	1. 护士准备:护士着装规范、洗手、戴口罩。 2. 物品准备:治疗盘内放洗胃管、量杯、水温计、压舌板、镊子、棉签、弯盘、50 mL注射器、听诊器、手电筒、胶布、纱布、石蜡油、检验标本容器、毛巾、塑料围裙或橡胶单、输液架、输液瓶、输液导管、Y型三通管、调节器、电动吸引器(5000 mL以上容量的储液瓶),必要时备张口器。水桶2只(1只盛洗胃液,1只盛污水)。洗胃溶液:根据毒物性质选择。温度25～38 ℃,量10000～20000 mL。 3. 环境准备:病室清洁、安静、保暖。	20
【操作步骤】	▲口服催吐洗胃技术 1. 备齐用物携至病床旁。 2. 核对,解释,以取得合作。 3. 选取合适体位,中毒较轻者取坐位或半卧位。围好围裙,有义齿者取下,污物桶置座位前或床头下方。 4. 患者自饮大量的灌洗液后引吐,必要时用压舌板压其舌根引起呕吐,如此反复进行,直至吐出的灌洗液澄清无味为止。 5. 协助患者漱口、洗脸,必要时更换衣裤,卧床休息。 6. 整理床单位,清理用物。 7. 记录灌洗液名称、量及呕吐物的量、颜色、气味、性质和患者情况等,必要时留标本送检。 ▲漏斗胃管洗胃技术 1. 用石蜡油润滑胃管前端,由口腔插入45～55 cm,证明胃管在胃内后,胶布固定。 2. 置漏斗低于胃部水平的位置,挤压橡胶球,抽尽胃内容物,必要时留取标本送检。 3. 举漏斗高过头部30～50 cm,将洗胃液缓慢倒入漏斗300～500 mL,当漏斗内尚余少量溶液时,迅速将漏斗降至低于胃部的位置,利用虹吸作用引出胃内灌洗液于盛水桶中。如引流不畅可挤压橡胶球形成负压,抽出胃内容物。如此反复灌洗直至洗出液澄清无味。 4. 整理床单位,清理用物。 5. 记录。 ▲电动吸引器洗胃技术 1. 接通电源,检查吸引器功能。 2. 将灌洗液倒入输液瓶内,挂于输液架上,夹紧输液管。 3. 插胃管,证实在胃内后固定。 4. 开动吸引器,负压保持在13.3 kPa左右,以免损伤胃黏膜,吸出胃内容物。必要时将吸出物送检。	60

项　　目	实　训　内　容	评 分 标 准
【操作步骤】	5. 吸尽胃内容物后,将吸引器关闭。夹住引流管,开放输液管,使洗胃液流入胃内 300～500 mL(洗胃液一次不可超 500 mL。过多可由口鼻腔内涌出,有引起窒息的危险;也有可能引发急性胃扩张,若突然胃扩张,易兴奋迷走神经,引起反射性心搏骤停;还可使胃内压升高,促进毒物进入肠道,加速毒物吸收)。 6. 夹紧输液管,开放引流管,开动吸引器,吸出灌洗液。 7. 如此反复灌洗至洗出液澄清无味为止。在洗胃过程中,如患者感到腹痛,灌洗出的液体呈血性或出现休克现象,应立即停止,及时与医生联系,采取相应的措施。 ▲注洗器洗胃技术 1. 备齐用物,携至患者床前,向患者解释,以便取得合作。 2. 患者取坐位或半坐位,围橡胶单和治疗巾于胸前。 3. 插胃管,证实胃管在胃内后固定。 4. 用注洗器吸尽胃内容物,注入洗胃液约 200 mL,再抽出弃去,如此反复冲洗,直至洗净为止。 5. 冲洗完毕,患者呼气时反折胃管,迅速拔出。 6. 整理床单位,清理用物。 7. 记录。 ▲自动洗胃机洗胃技术 1. 接通电源,检查自动洗胃机。 2. 插胃管,证实在胃内后固定。 3. 将已配制的洗胃液倒入水桶,将 3 根橡胶管分别与机器的药管(进液管)、胃管、污水管相连,药管的另一端放入洗胃液桶内,污水管的另一端放入空水桶内,胃管的另一端与患者胃管相连,调节药量流速。 4. 按"手吸"键,吸出胃内容物,再按"自动"键,机器对胃自动冲洗。如发现食物堵塞管道,水流缓慢,不流或发生故障,可交替按"手冲"和"手吸"键,重复冲吸数次直至管道通畅,再按"手吸"键,吸出胃内残留液体后,按"自动"键,自动洗胃即继续进行。 5. 洗毕,拔出胃管,协助患者漱口、洗脸、整理用物。 6. 自动洗胃机处理,将洗胃机三管(药管、胃管、污水管)同时放入清水中,按"清洗"键清洗各管腔后,将各管同时取出,待机器内水完全排尽后,按"停机"键关机。 7. 记录。	60
【效果评价】	1. 护患沟通良好,患者及其家属做好准备。 2. 准确将胃管插入患者胃内,插管后顺利进行洗胃,胃管无脱出。 3. 操作过程规范、准确、安全。	15

续表

项　目	实 训 内 容	评 分 标 准
【注意事项】	1. 插管动作应轻、稳、准,尽量减少对患者的刺激。 2. 若为强碱、强酸等腐蚀性物质中毒,则禁忌洗胃,以免造成穿孔。可遵医嘱给予药物或物理性拮抗剂,如牛奶和豆浆。 3. 一次灌入量以 300～500 mL 为宜,过多则使胃容积增大,胃内压明显大于十二指肠内压,促使胃内容物进入十二指肠,使毒物吸收加速,同时,灌入量过多也会引起液体反流,导致咳嗽、误吸或窒息;过少则洗胃液无法与胃内容物充分混合,不利于彻底洗胃,延长了洗胃时间。 4. 洗胃并发症征象:患者疼痛,洗出血性液体或出现休克现象。发生上述现象,应立即停止洗胃,与医生共同采取相应的急救措施。 5. 幽门梗阻患者洗胃,可在饭后 4～6 小时再进行或空腹进行。其胃内潴留量＝洗出量－灌入量。	

 案例讨论9-5

(1) 每 4～6 人一组,在教师的引导下,学生对案例导入 9-5 进行分组讨论。

(2) 每组学生写出案例讨论报告,交给教师批阅。

(3) 教师点评,归纳总结。

项目十 肌肉骨骼系统和结缔组织疾病患者的护理

学习目标

知识 —— 说出血源性化脓性骨髓炎患者的护理、脊椎骨折与脊髓损伤、类风湿关节炎、系统性红斑狼疮相关疾病知识及护理知识

说明关节腔闭合式连续冲洗术、热疗技术的评估、计划、实施、注意事项、效果评价

技能 —— 制定血源性化脓性骨髓炎、脊椎骨折与脊髓损伤、类风湿关节炎、系统性红斑狼疮相关疾病护理计划

制定关节腔闭合式连续冲洗术、热疗技术的护理计划

素质 —— 认识新知识的能力、举一反三的能力

规范操作意识，培养学生独立解决操作过程中出现问题的能力

培养学生的责任感和使命感，提升学生的文化自信

任务一 血源性骨髓炎患者的护理

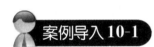

患儿，男，10 岁。因外伤后右大腿肿痛、活动受限 4 天，加重伴寒战、高热 1 天入院。患儿 3 天前玩耍时不慎跌伤右腿，当时右侧大腿疼痛，但能忍受，未予治疗。1 天后患儿出现发热，体温 38.2 ℃，家长凭经验认为孩子感冒发烧，给予"泰诺"降温。今日出现寒战、高热，体温达 40 ℃，伴右大腿剧痛遂来院就医。检查见双侧扁桃体肿大；右大腿局部皮温高，压痛明显。

辅助检查：血常规示 Hb 100 g/L，WBC 14×10^9/L，中性粒细胞占 85%；血清 CRP 106 mg/L（正常水平为 20 mg/L 以下）；X 线未见异常；右大腿下端脓肿分层穿刺，于骨膜下穿刺抽出脓性液体。

问题：

1. 该患儿的评估重点是什么？

2. 该患儿目前的主要护理诊断是什么？

3. 患儿将实施脓肿开窗减压＋闭式灌洗引流手术，术前、术后护理要点有哪些？

急性血源性骨髓炎是身体其他部位化脓性病灶中的细菌经血流传播引起骨膜、骨皮质和骨髓的急性化脓性炎症。急性血源性骨髓炎若在急性感染期未能彻底控制，反复发作，遗留死骨、死腔和窦道，可形成骨性包壳，而成为慢性血源性骨髓炎。

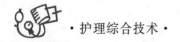

一、护理评估

（一）健康史

最常见致病菌是金黄色葡萄球菌，其次是 β 溶血性链球菌，另外还有流感嗜血杆菌、大肠埃希菌等。好发于儿童，男孩多于女孩。患者常常先有身体其他部位感染，如疖、痈、中耳炎、扁桃体炎。本病好发于长骨干骺端，由于儿童长骨干骺端滋养血管为终末血管，血流缓慢，细菌容易滞留而引起急性感染。外伤是本病诱因。

急性血源性骨髓炎病理特点是脓肿、骨质破坏、骨吸收和死骨形成，同时出现反应性骨质增生。早期以骨质破坏为主，晚期以死骨形成为主。慢性血源性骨髓炎病理特点是病灶区域内有死骨、死腔、骨性包壳和窦道。

（二）身体状况

评估患者的生命体征、意识、营养状态、饮食情况等。有无全身中毒症状，如发热、畏寒等。了解局部有无红、肿、热、痛及其范围；疼痛的部位、性质和持续时间；创面有无异常分泌物或窦道；局部活动情况，关节是否处于减轻疼痛的非功能位，有无关节强直。了解手术中情况，评估患者术后感觉、运动和各项功能恢复情况。评估患者是否出现并发症，患者是否按计划进行功能锻炼，功能恢复情况如何，患者有无活动障碍引起的并发症。

1. 急性血源性骨髓炎起病急骤，寒战高热，体温达 39 ℃以上，小儿可有烦躁不安、呕吐或惊厥等，重者有昏迷或感染性休克。局部患肢剧痛；局部红、肿、热、压痛；可有骨膜下脓肿。易发生病理性骨折，出现相应体征。

2. 慢性血源性骨髓炎静止期可无症状，急性发作时有疼痛和发热。长期病变使患肢增粗变形，邻近关节畸形。可见经久不愈的瘢痕和窦道。

（三）实验室及其他检查

1. 血常规检查　白细胞计数增高，中性粒细胞分类计数增高，严重者出现核左移现象。血培养可获致病菌。

2. 局部脓肿分层穿刺　抽出脓液即可确诊。

3. X线检查　2周后，干骺端模糊，呈散在虫蛀样骨破坏，有骨膜反应。

4. CT检查　可发现骨膜下脓肿。

5. MRI检查　可明确早期血源性骨髓炎的诊断，对病变范围判断有重要价值。

（四）心理社会评估

患者和家属对疾病的过程、治疗和护理的了解和期望程度；患者及家属的心理状况，对术后护理的配合情况，饮食、功能锻炼知识的掌握情况等。

二、护理诊断

1. 疼痛　与炎性刺激及骨髓腔内压力增高有关。

2. 体温过高　与急性感染有关。

3. 组织完整性受损　与化脓性感染和骨质破坏有关。

4. 躯体移动障碍　与患肢疼痛及制动、病理性骨折等有关。

5. 营养失调:低于机体摄入量　与食欲减退、高热、慢性化时长期排脓有关。

三、护理措施

(一)处理原则

早期诊断与治疗,尽快控制感染,防止炎症扩散,及时切开减压引流脓液,防止死骨形成及演变为慢性血源性骨髓炎。非手术治疗包括全身支持治疗,抗感染治疗,局部制动。手术治疗方式分为局部钻孔引流术或开窗减压引流术,慢性血源性骨髓炎以手术治疗为主,原则是清除死骨和肉芽组织、消灭死腔和切除窦道。

(二)术前或非手术治疗的护理

1. 缓解疼痛　抬高患肢,限制患肢活动,缓解肌肉痉挛,减轻疼痛。遵医嘱早期、联合、足量使用抗生素。注意药物副作用和给药剂量,抗生素用至症状消失、体温正常后 3 周。

2. 维持正常体温　给患儿进行物理降温。

3. 避免意外伤害　患肢做持续皮牵引或用石膏托固定于功能位,防止畸形和病理性骨折。

4. 加强营养支持　高热量、高维生素、高蛋白质饮食。必要时反复小量输鲜血。

5. 加强皮肤护理　慢性血源性骨髓炎有窦道形成时,预防窦道周围皮肤糜烂。

(三)手术后的护理

1. 保持闭式负压灌洗引流管的有效引流:妥善固定引流装置,保持引流管与一次性负压引流袋(瓶)连接紧密,并处于负压状态;切开引流术后患者一般会放置两根引流管做持续冲洗与引流。抗生素溶液做 24 小时持续冲洗,置于低位的引流管接负压引流袋(瓶),冲洗管的输液瓶高于伤口 60～70 cm,引流袋(瓶)低于伤口 50 cm;观察引流液的颜色和性状、量,保持出入量的平衡;根据冲洗后引流液的颜色和清亮程度调节灌洗速度。一般钻孔或开窗引流术后 24 小时内连续快速灌洗,以防血块堵塞,以后每 2 小时快速冲洗一次,引流液颜色变淡时逐渐减少冲洗液的量,维持冲洗直至引流液清亮为止。若出现滴入不畅或引流液突然减少,应检查是否有血凝块堵塞或管道受压扭曲;待体温下降、引流液连续 3 次培养阴性方可拔管。

2. 进行患肢主动运动,以促进伤口愈合。早期练习踝关节跖屈、背伸和旋转运动,股四头肌等长收缩运动。

3. 慢性血源性骨髓炎伤口的护理,应及时更换敷料。

4. 心理护理:向患者及家属说明治疗方法和目的,树立战胜疾病的信心,督促患者和家属按照医嘱完成正规治疗疗程。

(四)健康教育

改善患者的营养状况;每日进行患肢肌肉等长收缩练习及关节被动或主动活动;学会使用辅助器械;按医嘱联合足量应用抗生素治疗;慢性血源性骨髓炎还要定期复诊换药。

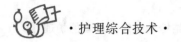

四、护理评价

1. 患者疼痛、发热消失,舒适感增加。
2. 有无骨折发生,抗生素使用中有无严重副作用。
3. 营养状况是否良好,是否影响血源性骨髓炎愈合。
4. 患者是否掌握肢体功能康复的方法。

五、实训技能

关节腔闭合式连续冲洗术

项　　目	实 训 内 容	评分标准
【目的】	应用于血源性骨髓炎或化脓性关节炎和关节手术后感染的患者。连续闭合冲洗可以更彻底地清除坏死组织及炎症,防止继发感染,促进伤口愈合,并保持关节腔内一定的液体充盈,避免关节粘连。	5
【准备】	1. 护士准备:护士着装规范、洗手、戴口罩。 2. 物品准备:进水管、引流管、无菌冲洗液、引流袋。 3. 环境准备:环境安静、安全、舒适、减少人员走动。 4. 患者准备:协助患者采取便于操作的合适体位。	20
【操作步骤】	1. 连续冲洗法:进水管 24 小时点滴冲洗液至关节腔或骨髓腔内,引流管持续不断地将冲洗液排出。 2. 间歇保留冲洗法:根据医嘱将冲洗液滴入关节腔内,保留 30 分钟后,通过引流管排出。冲洗次数根据医嘱进行。	60
【效果评价】	1. 护患沟通良好,患者做好准备。 2. 详细指导患者进行关节腔冲洗期间的注意事项。 3. 操作过程规范、准确、安全。	15
【注意事项】	1. 患肢抬高,保持冲洗管道的通畅,以防管道扭曲而影响疗效。 2. 冲洗液瓶应有明显标记,避免误为静脉补液。 3. 准确记录液体出入量,根据病情决定入量,持续 24 小时冲洗。 4. 观察引流液的色、性质、量,术后 24 小时可有较多渗血,应较快滴入冲洗液,每隔 2～3 小时可加快滴注 30 秒,也可在第 1 天、第 2 天加快滴速达 80～100 滴/分,以免渗血凝固或脱落的坏死组织堵塞管腔。 5. 加强生命体征和局部切口观察,如体温正常,切口局部无炎症,吸出液清澈无混浊,可根据医嘱拔管,拔管时先拔除进水管,继续吸引 1～3 天后切口内无渗出物时可拔除引流管。 6. 保持切口局部清洁、干燥,如有渗出及时更换敷料。 7. 应积极让患者进行关节的主动和被动功能锻炼。	

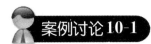

案例讨论10-1

（1）每4～6人一组,在教师的引导下,学生对案例导入10-1进行分组讨论。

（2）每组学生写出案例讨论报告,交给教师批阅。

（3）教师点评,归纳总结。

│任务二 脊椎骨折和脊髓损伤患者的护理│

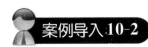

案例导入10-2

患者,男,34岁,工人。不慎从5 m高处坠落致头颈部伴四肢活动受限入院。受伤时后颈部、肩部着地,昏迷约5分钟后苏醒,主诉头部、颈部疼痛,四肢不能活动,失去知觉。入院后查体:T 37 ℃,P 90次/分,R 20次/分,无发绀。枕部及后颈部肿胀、压痛,四肢肌力1～3级,反射均消失,痛觉敏感。排尿困难。X线、CT、MRI摄片示颈4、5椎体压缩性骨折伴前脱位,椎间盘突出伴脊髓挫伤。

入院后医嘱予吸氧、心电监护、保留导尿管、抗炎、脱水、止血、抗破伤风、颈托外固定、行颅骨骨牵引等处理后,患者上肢肌力明显改善。继续治疗和观察,做好术前准备工作。

问题:

1. 如果受伤当时迅速坐小型轿车将患者送往医院的急诊室,是否妥当?

2. 请提出护理诊断。

3. 患者第3天体温升至40 ℃,请你分析一下是何原因? 如何护理?

脊椎骨折约占全身骨折的6.4%,其中以胸腰段脊椎骨折最多见。脊椎骨折可以并发脊髓或马尾神经损伤,特别是颈椎骨折-脱位合并有脊髓损伤者,往往能严重致残甚至危及生命。脊髓损伤平面以下感觉、运动、反射完全消失,膀胱、肛门括约肌功能完全丧失称为完全性截瘫,部分功能丧失称为不完全性截瘫。颈段脊髓损伤后,尤其是第4～5颈椎节段以上损伤,可致四肢瘫痪;肋间肌麻痹时呼吸困难,膈肌麻痹时呼吸停止,故称高位截瘫。

一、护理评估

（一）健康史

骨折绝大多数由间接暴力引起,例如高处坠落时头、肩、足着地;弯腰时重物落下打击头、肩、背。垂直方向的分力可导致椎体压缩性骨折,水平方向分力较大则可同时发生脊椎脱位。

脊柱的骨折、脱位、退行性病变、结核及肿瘤等均可损伤脊髓。病理上脊髓损伤分为脊髓震荡、脊髓挫裂伤与出血、脊髓受压、脊髓断裂、马尾神经损伤。根据损伤程度分为完全性瘫痪和不完全性瘫痪。

（二）身体状况

1. 脊椎骨折　骨折局部疼痛、肿胀、脊柱活动受限。腹膜后血肿刺激自主神经时可出现腹胀、肠鸣音减弱等。检查发现局部压痛明显，有叩痛和脊柱畸形等。严重者常合并脊髓损伤，或有重要脏器损伤。

2. 脊髓损伤　脊椎骨折最常见的合并症。

（1）脊髓震荡　轻微的脊髓损伤。损伤平面以下发生弛缓性瘫痪，感觉功能、括约肌功能完全丧失。一般在数小时到数天后开始恢复，不留任何神经系统后遗症。

（2）不完全性脊髓损伤　患者出现前脊髓综合征、后脊髓综合征、脊髓中央管周围综合征或脊髓半切综合征。

（3）完全性脊髓损伤　脊髓损伤平面以下弛缓性瘫痪，感觉、运动、反射及括约肌功能丧失，包括肛门周围的感觉和肛门括约肌的收缩运动丧失，称为脊髓休克期。2～4周后逐渐演变成痉挛性瘫痪。胸腰段脊髓损伤使下肢的感觉、运动、反射及括约肌功能产生障碍，称为截瘫。颈段脊髓损伤后，双上肢也有神经功能障碍，为四肢瘫痪。上颈椎损伤时四肢均为痉挛性瘫痪，下颈椎损伤时上肢表现为弛缓性瘫痪，下肢仍为痉挛性瘫痪。颈段脊髓损伤患者除了四肢瘫痪外，还因呼吸肌瘫痪而出现呼吸困难，第4节以上颈髓损伤可出现呼吸停止。

（三）辅助检查

1. X线检查　有助于明确骨折的部位、类型和移位情况。

2. CT检查　可以显示出椎体的骨折情况、椎管内有无出血和碎骨片。

3. MRI检查　有助于观察和确定脊髓、神经及椎间盘损伤的程度和范围。

（四）心理社会状况评估

了解患者和家属对疾病过程、治疗方法、治疗效果、可能发生的并发症的认知程度及所产生的心理反应；了解家庭经济状况及可利用的社会资源。

二、护理诊断

1. 疼痛　与脊椎骨折、软组织损伤有关。

2. 焦虑与抑郁　与排尿异常、对手术和预后担忧有关。

3. 低效性呼吸型态　与脊髓损伤引起呼吸肌无力、腹肌瘫痪有关。

4. 清理呼吸道无效　与肌肉瘫痪咳嗽无力、痰液黏稠有关。

5. 体温过高或体温过低　与脊髓损伤、自主神经系统功能紊乱有关。

6. 尿潴留　与脊髓损伤、逼尿肌无力有关。

7. 便秘　与脊髓损伤、液体摄入不足、饮食和活动受限有关。

8. 自理能力缺陷　与骨折固定、脊髓损伤后瘫痪有关。

9. 潜在并发症　压疮、尿路感染、坠积性肺炎、废用综合征等。

三、护理措施

（一）治疗原则

脊椎损伤患者伴有颅脑、胸腹腔脏器损伤或并发休克时首先处理紧急问题，抢救生命。待病情稳定后再处理骨折。

（二）脊椎骨折的护理

1. 现场急救 对疑有脊椎骨折者应尽量避免移动。若确实需要搬运，可采用平托法或滚动法移至硬担架、木板或门板上。无论采用何种搬运方法，都应让患者保持脊柱中立位。颈椎损伤者需有专人托扶头部并沿纵轴向上略加牵引，搬运后用沙袋或折好的衣服放在颈部两侧以固定头颈部。

2. 心理护理 脊椎受伤后患者容易出现情绪波动，出现焦虑、抑郁甚至轻生念头，护士应主动关心和安慰患者，协助患者调整心态，面对现实。掌握正确的应对技巧，提高其自我护理能力。

3. 体位与活动 颈椎损伤者限制颈部活动，佩戴颈托等外支具。胸腰椎损伤者卧硬板床，取仰卧位或俯卧位，骨折部位垫厚枕，使脊柱处于过伸位。定时轴向翻身以预防压疮。

4. 用药护理 遵医嘱早期足量给予地塞米松、甘露醇等治疗，对阻止脊髓早期继发性损伤的演变过程有积极作用。

5. 指导患者进行腰背肌锻炼 利用背伸肌的肌力和背伸姿势使脊柱过伸，借助椎体前方的前纵韧带和椎间盘纤维环的张力，使压缩的椎体自行复位，恢复原状。单纯压缩性骨折患者卧床 3 日后开始腰背部肌肉锻炼，开始时臀部左右移动，然后做背伸动作。

6. 加强生活护理，增强生活自理能力 做好口腔、皮肤、头发等护理，增加患者舒适感。协助翻身，定时按摩肢体活动关节。

（三）脊髓损伤患者护理

1. 病情观察 脊髓损伤后或受手术刺激后易出现脊髓水肿反应，应密切观察躯体及肢体感觉和运动情况，当出现瘫痪平面上升、肢体麻木、肌力减弱或不能活动时，应立即通知医师处理。

2. 体位与活动 瘫痪肢体保持关节处于功能位，防止关节屈曲、过伸或过展。可用矫正鞋以防足下垂。每日应对瘫痪肢体做被动的全范围关节活动和肌肉按摩，以防止肌肉萎缩和关节僵硬，减少截瘫后并发症。

3. 维持有效呼吸，防止呼吸道感染

（1）病情观察：观察患者的呼吸功能，有无呼吸困难表现，监测血氧饱和度。

（2）氧气吸入：若患者呼吸频率达到 22 次/分、口唇发绀，则应立即吸氧，必要时协助医生行气管插管、气管切开或呼吸机辅助呼吸等。

（3）减轻脊髓水肿，以避免因进一步脊髓损伤而抑制呼吸功能。

（4）保持呼吸道通畅：预防因气道分泌物阻塞而并发坠积性肺炎和肺不张。对不能自行咳嗽咳痰或有肺不张者及时吸痰。对气管插管或气管切开者做好相应护理。及时处理腹胀、便秘，避免腹部受压，以免影响呼吸。

（5）控制感染：已经发生肺部感染者应遵医嘱使用抗生素，注意保暖。

4. 维持正常体温 颈髓损伤后，自主神经系统功能紊乱，皮肤不能出汗，丧失了调节体温的能力，导致患者容易发生体温过高（超过 40 ℃）或过低（不足 35 ℃）。护理

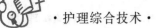
时为患者提供良好环境,室温适宜,保持体温正常。

5.预防并发症

(1)预防尿路感染和尿路结石:留置导尿管时,鼓励患者多饮水,每日尿量1500 mL以上,以冲刷尿道。需长期留置导尿管又无法控制泌尿系统感染者,应教会患者或家属进行间歇清洁尿尿,也可做永久性耻骨上膀胱造瘘术。

(2)预防便秘:调整饮食,给予富含营养的高纤维素饮食,嘱患者多饮水,对顽固性便秘者可遵医嘱给予灌肠或缓泻剂。

(3)预防压疮。

(4)预防废用综合征。

（四）健康教育

1.向患者及家属说明有关脊髓损伤的相关治疗、护理及康复的方法和意义,以取得配合。

2.指导患者及家属,应注意患者的安全。

3.鼓励患者进行功能锻炼,利用辅助器具移动身体、行走及完成日常的生活活动。

4.教会患者及家属皮肤护理及预防压疮的方法、膀胱及直肠功能训练的方法。

5.定期返院检查,以获得功能康复、心理康复、社会能力恢复的指导。

四、护理评价

1.患者是否疼痛缓解、体温维持正常,舒适度是否提高。

2.患者是否呼吸道通畅,能维持正常呼吸功能;呼吸道感染是否得以预防,或得到及时发现和处理。

3.患者能否有效排尿或建立膀胱的反射性排尿功能;尿路感染是否得以预防,或得到及时发现和处理。

4.患者能否正常排便。

5.患者能否保持皮肤清洁、完整,压疮是否得以预防,或得到及时发现和处理。

6.能否接受身体瘫痪及生活改变的现实,逐渐恢复日常生活活动能力。

案例讨论10-2

(1)每4～6人一组,在教师的引导下,学生对案例导入10-2进行分组讨论。

(2)每组学生写出案例讨论报告,交给教师批阅。

(3)教师点评,归纳总结。

|任务三 类风湿关节炎患者的护理|

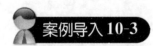
案例导入10-3

患者,女,35岁。5年前开始两手关节出现肿胀疼痛伴晨僵。近1年来指关节、腕关节均变形。查体:生命体征正常。实验室检查:血红蛋白 100 g/L。红细胞沉降率加快。类风湿因子阳性(滴度大于 20)。X 线胸片示胸腔积液,关节片示腕关节、指关节骨质疏松,关节间隙变窄。

问题:

1. 该患者可初步诊断为什么病?

2. 该患者存在哪些护理问题? 如何护理?

类风湿关节炎(RA)是累及周围关节为主的多系统、炎症性自身免疫性疾病。临床上以慢性、对称性、周围性、多关节炎性病变为主要特征。患者有关节畸形和功能障碍。

一、护理评估

(一)健康史

病因尚不清楚,可能与以下因素有关。

1. 感染因子　导致自身免疫反应的产生。

2. 环境因素　与环境、细菌、病毒、遗传、性激素及神经精神状态等因素密切相关。

3. 遗传倾向　目前认为 RA 的遗传基础与 HLA-DR4 相关。类风湿关节炎是免疫介导的炎症反应。

(二)身体状况

多数患者起病缓慢,在出现明显的关节症状前可有乏力、全身不适、发热、纳差等症状。少数则起病较急,在数日内出现多个关节疼痛、变形等症状。

1. 关节表现

(1)晨僵　病变的关节在夜间静止不动后出现较长时间(至少 1 小时)的僵硬,出现在 95% 以上的患者身上,持续时间与关节炎症成正比,是疾病活动的指标之一,主观性较强。

(2)关节痛与压痛　关节痛是最早出现的症状,常见于腕、掌指关节、近端指关节,以及腕、膝、足关节,为对称性、多发性分布,早期常为游走性疼痛,以后固定于数个关节。受累关节常伴有压痛及褐色素沉着。

(3)关节肿胀　由关节腔积液或关节周围组织炎症及增厚的滑膜所致。腕关节肿胀是最早出现的体征。

(4)关节畸形　由关节的半脱位及关节周围的肌腱、韧带受损所致,关节不能保持在正常位置,关节周围肌肉萎缩、痉挛使畸形更严重。

(5)功能障碍　关节肿痛和结构破坏都会引起关节的活动障碍。

(6)特殊关节受累。

2. 关节外表现

(1)类风湿结节　常提示疾病处于活动阶段。多见于关节前伸侧受压部位的皮下,如前臂尺侧及鹰嘴处、枕部等。

(2)类风湿血管炎　本病的基本病变,是关节外损害的基础,可发生在任何脏器,如皮肤、肌肉、眼、肺、心、肾、神经等器官组织。表现为甲床或指端血管炎,少数局部发生缺血性坏死。

（三）实验室及其他检查

1. 血液检查

（1）血常规 可有轻至中度贫血,活动期患者可有血小板增高,白细胞计数及分类多正常。

（2）炎性标志物 血沉是观察滑膜炎症和疾病活动性的指标,无特异性;C 反应蛋白与疾病活动性有关。血沉增快,C 反应蛋白增高。

（3）类风湿因子（RF） 80％患者为阳性,在常规检查中测定的是 IgM 型 RF,其滴度与类风湿关节炎的活动性和严重性成正比,但不具有特异性。

（4）免疫检测 70％患者可出现各种类型的免疫复合物,急性期和活动期血清补体增高。

2. 关节液检查 量增多,黏度差,含糖量低于血液,白细胞明显增多,以中性粒细胞为主。

3. 类风湿结节活检 中心为纤维素样坏死组织,周围是上皮样细胞排列成环状,外层是肉芽组织。典型的类风湿结节病理改变有助于本病的诊断。

4. 影像学检查 X 线是类风湿关节炎诊断、分期及病情监测的重要指标。以手指和腕关节最有价值。

（四）心理社会评估

顽固的关节疼痛,逐渐加重的关节畸形与功能障碍,生活自理能力丧失,自体形象不良,治疗效果不显著等,使患者产生沮丧、愤怒等情绪反应,常有孤独、忧虑、悲哀心理,甚至失去生活信心。

二、护理诊断

1. 有废用综合征的危险 与关节炎反复发作、疼痛和骨关节骨质破坏有关。
2. 疼痛 与关节炎性反应有关。
3. 自理能力受限 与关节疼痛、功能障碍有关。
4. 知识缺乏 缺乏自我护理知识。

三、护理措施

（一）一般护理

1. 休息与活动 急性活动期应卧床休息,取舒适体位,保持关节功能位,必要时用石膏托、小夹板固定。缓解期进行锻炼与理疗结合,避免关节畸形。应尽早锻炼,由被动运动向主动运动过渡,防止肌肉萎缩、关节强直;指导患者适度锻炼,若活动后出现疼痛或不适持续 2 小时以上,应减少活动量;运动应循序渐进,坚持不懈。运动中注意安全,避免损伤。

2. 饮食护理 给予患者高蛋白质、高维生素、营养丰富的食物,有贫血者补充含铁丰富的食物。饮食宜清淡,易消化,忌食辛辣、刺激性食物。

（二）病情观察

注意肿胀、疼痛及活动受限的程度；晨僵的持续时间；判断患者活动情况及生活自理能力；了解关节外各脏器功能情况。

（三）用药护理

遵医嘱给药，注意观察药物疗效与不良反应。

1. 慢作用抗风湿药　不良反应有骨髓抑制、肝功能损害、胃肠道反应，停药后症状可缓解。注意监测血常规、肝功能，观察有无感染、出血、贫血等症状；指导患者多饮水，促进毒素排泄；饭后服药，注意保护胃黏膜，呕吐明显时，用止吐药。

2. 非甾体类抗炎药、糖皮质激素护理　见系统性红斑狼疮患者的护理。

（四）对症护理

1. 疼痛护理　缓解疼痛可采用物理方法，如理疗、按摩、热敷等；亦可遵医嘱给予非甾体类抗炎药。保持室内温度、湿度，避免寒冷、潮湿环境；采用谈话、听音乐等方式分散患者注意力；避免疼痛部位受压。

2. 晨僵护理　鼓励患者晨起后行温水浴，或用热水浸泡僵硬的关节，而后活动关节；或起床后首先活动关节再下床。夜间睡眠时戴弹力手套、保暖，可减轻晨僵程度。

3. 口腔护理　每日早晚和进餐前后漱口，预防口腔感染；口腔溃疡时，口含制霉菌素或用 2.5% 制霉菌素甘油涂敷。

4. 自理缺陷护理　根据患者活动受限的程度，给予患者必要的协助，做好其生活护理。评估患者是否需要辅助性器械等，如穿衣困难者是否需要可相应加长手臂或其他适宜的医疗辅助器械。若有可能，鼓励患者用大肌群及大关节替代小关节的功能。护理人员可请职业治疗师协助患者进行自理能力训练，肯定患者进行生活自理的能力。教会患者在活动期间进行适度休息。

（五）心理护理

本病突出表现为关节致残性炎症，病程长，重者将失去生活自理能力，给患者及家属带来巨大的心理压力。因此，护理人员在与患者的接触中态度要和蔼，采取心理疏导、解释、安慰、鼓励等方法做好心理护理。帮助患者改变依赖心理，充分调动患者的潜力，训练独立生活的能力，体现生存价值。

（六）健康指导

1. 用药指导　向患者解释遵医嘱服药的重要性及用药的注意事项。

2. 生活指导　指导患者每天有计划地进行锻炼，增强机体的抗病能力，保护关节功能，防止废用。

3. 饮食指导　向患者和家属解释合理饮食，给予高热量、高蛋白质，以及含钙、维生素 D、B 族维生素和维生素 C 丰富的饮食。

4. 疾病知识指导　嘱患者避免感染、寒冷、潮湿、过度劳累、精神刺激等各种诱因。病情复发时，应及早就医，以免重要脏器受损。

5. 防止关节废用　避免过度强烈使用小关节，避免关节长时间保持一个位置，避免关节长时间处于变形位置，避免过度消耗体力。

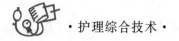
四、护理评价

1. 患者关节肌肉疼痛是否得到缓解。
2. 患者能否不发生关节废用,并能否保持或改善日常生活自理能力。
3. 患者是否学会了进行关节功能锻炼的正确方法。
4. 患者能否从心理上逐步适应慢性病生活,重归社会与家庭。

五、实训技能

热疗技术

项　目	实 训 内 容	评 分 标 准
【目的】	1. 热水袋:保暖、舒适、解痉、镇痛。 2. 烤灯:消炎、解痉、镇痛、促进创面干燥结痂、保护上皮,利于伤口愈合。用于感染的伤口、压疮、臀红、神经炎、关节炎等。 3. 热湿敷:促进局部血液循环、消炎、消肿、减轻疼痛。	5
【准备】	1. 护士准备:护士着装规范、洗手、戴口罩。 2. 物品准备:热水袋、布套、水温计、量杯、热水(60～70 ℃)、毛巾、烤灯。必要时备屏风。治疗盘内放敷布(大于患处面积)2块、长钳2把、凡士林、小橡胶单、治疗巾、棉签、棉垫、塑料纸、纱布。 3. 环境准备:病室清洁、安静、保暖。	20
【操作步骤】	一、热水袋 1. 准备热水袋: (1) 准备1000～1500 mL的热水,水温60～70 ℃。 (2) 放平热水袋,去掉塞子,一手持热水袋袋口的边缘,另一手灌入热水至1/2～2/3满。 (3) 将热水袋端逐渐放平,驱尽空气,旋紧塞子。 (4) 擦干热水袋外水迹,倒提无漏水,装入布套内。 2. 携热水袋至患者床边,再次核对床号、姓名并解释,将热水袋放至所需部位。 3. 用热30分钟后,撤掉热水袋,协助患者躺卧舒适,整理床单位。 4. 将热水袋倒空,倒挂晾干后吹气旋紧塞子,布套清洁后晾干备用。 5. 洗手、记录。 二、烤灯 1. 检查烤灯的性能。 2. 携烤灯至患者床边,核对床号、姓名并解释,以取得患者的合作。 3. 暴露治疗部位,协助患者躺卧舒适。 4. 移动烤灯对准治疗部位,调节灯距。 5. 接通电源,打开开关,进行治疗。	60

项 目	实 训 内 容	评分标准
【操作步骤】	6. 照射完毕,关闭开关;协助患者穿好衣服,躺卧舒适。 7. 切断电源,将烤灯放回原处备用。 8. 洗手、记录。 三、热湿敷 1. 操作者洗手,准备用物。 2. 携用物至患者床边,核对床号、姓名并解释,以取得患者的合作。 3. 指导或协助患者取适当卧位,暴露患处,下垫橡胶单和治疗巾,必要时备屏风遮挡。 4. 将敷垫浸入 50~60 ℃ 的热水中,水温计监测水温,用长钳夹起拧干以不滴水为度,放手腕内侧试温,以不烫手为宜。 5. 用棉签蘸凡士林涂于受敷处,面积大于热敷面积,保护皮肤免于烫伤,上盖一层纱布。 6. 将备好的热敷垫敷于患处,上盖塑料纸及棉垫,可保湿保温,因湿热穿透性强,热敷效果好。若病情许可,患处不忌压,可将热水袋放在棉垫上,以维持温度。若过热,可掀起敷垫一角散热,以免引起烫伤。 7. 持续热湿敷 15~20 分钟,热敷过程中,注意观察局部皮肤状况。 8. 热敷完毕,揭开纱布,擦去凡士林,整理床单位。记录热湿敷部位、时间、效果与反应。	60
【效果评价】	1. 护患沟通良好,患者及其家属做好准备。 2. 热疗温度适宜,烤灯照射部位距离符合要求,热湿敷后患者状况得到改善,操作过程中患者无不良反应。 3. 操作过程规范、准确、安全。	15
【注意事项】	1. 热水袋: (1) 检查用热局部皮肤的变化(特别是意识障碍者)。 (2) 连续用热水袋保暖者,每 30 分钟检查水温一次,及时更换热水。 (3) 严格执行交接班制度。 2. 烤灯: (1) 烤灯距离治疗部位 30~50 cm,每次照射 20~30 分钟。 (2) 密切观察照射部位的皮肤情况。 3. 热湿敷: (1) 注意水温调节,水温不可过高,以防烫伤皮肤。 (2) 局部热敷时注意保暖,以防受凉。 (3) 局部伤口热敷后,严格按无菌技术换药处理伤口。 (4) 面部热敷后,嘱患者 30 分钟后方可外出,以防感冒。	

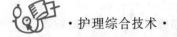

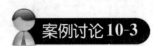

1. 在教师的引导下,学生对案例导入 10-3 进行分组讨论。

2. 学生以组为单位写出案例讨论报告交教师批阅。

3. 教师点评、归纳总结。

| 任务四　系统性红斑狼疮患者的护理 |

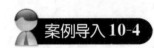

患者,女,32 岁。关节痛 2 年,下肢肿半年,发热、全身水肿伴尿量明显减少 2 个月。查体:T 38.1 ℃,P 112 次/分,R 28 次/分,BP 100/60 mmHg,面部有蝶形红斑,双侧手掌、足底可见片状红斑,肾功能检查异常,抗核抗体阳性,抗双链 DNA 抗体阳性,抗 Sm 抗体阳性。

问题:

1. 该患者的医疗诊断是什么?

2. 如何对该患者进行治疗?

系统性红斑狼疮(SLE)是一种病因不明、多因素参与的累及多系统、多器官的自身免疫介导的炎症性结缔组织病。血清中具有大量不同的自身抗体和免疫复合物。病程以病情缓解和急性发作交替为特点。有内脏损害者预后较差。

一、护理评估

(一)健康史

1. 遗传　近亲发病率 5％～13％;同卵双胎发病率 5～10 倍于异卵双胎。

2. 雌激素　女性发病明显高于男性,更年期前阶段 9∶1,儿童及老年人 3∶1。

3. 环境　日光、食物、药物、病毒等环境因素与 SLE 有关。含芳香族胺或联胺基团的药物可引起狼疮样症状,如肼苯达嗪、异烟肼、青霉胺等。

(二)身体评估

由于多个器官或系统同时或先后受累,故 SLE 临床表现多样,患者间临床表现差异度较大。早期症状常不典型。

1. 全身症状　多见于活动期患者。约 90％患者在病程中有各种热型的发热,多为低、中度热。此外,还可出现疲倦、乏力、体重减轻等表现。

2. 皮肤黏膜　80％患者有皮肤损害,表现多种多样。颊部蝶形红斑是最具特征性的临床表现。40％患者有光过敏、脱发;30％患者出现口腔溃疡;也有网状青斑、雷诺现象。雷诺现象是一种以皮肤苍白、青紫而后潮红为特征的疾病,多发生于上肢,两侧对称,也可累及下肢或同时波及上下肢。

3. 关节和肌肉 关节痛,常见于近端指关节、腕、膝和掌指关节等,一般不引起关节畸形;常为对称性多关节疼痛、肿胀。

4. 肾脏损害 几乎所有患者均有肾组织的病理改变,50%～70%的SLE患者病程中会出现肾脏受累,可表现为蛋白尿、血尿、管型尿,甚至肾功能衰竭。狼疮性肾炎表现为急慢性肾炎、肾病综合征、远端肾小管中毒及尿毒症等,狼疮性肾炎对预后影响甚大,肾功能衰竭是SLE患者的主要死亡原因之一。

5. 神经系统损害 约20%的患者有神经系统损伤。临床表现为中枢神经系统损伤,如无菌性脑膜炎、脑血管病变、癫痫发作、急性精神错乱、情绪失调甚至昏迷等;也有周围神经系统表现,如格林巴利综合征、单神经病变、重症肌无力等,可表现为眼睑下垂、复视、眼球震颤等。

6. 血液系统 常见为正常色素细胞性贫血,6%～15%患者有自身免疫性溶血性贫血。

7. 呼吸系统 一般为胸膜炎,多为渗出性胸腔积液;肺实质受累多为间质性病变,表现为磨玻璃样变和纤维化,患者常有发热、胸痛、活动后气促、干咳、呼吸困难等症状。少数伴有肺动脉高压、肺梗死、肺萎缩等。

8. 循环系统 可单独或同时累及心包、心肌、心内膜、冠状动脉和传导组织。心包炎较常见,临床表现为胸痛、呼吸困难、血压下降等。

9. 消化系统 约30%患者表现为恶心、呕吐、腹痛、腹泻、口腔黏膜溃疡、腹腔积液等;少数可有急腹症发作。

（三）实验室及其他检查

1. 一般检查 血、尿常规异常提示血液和肾脏受损,血沉增快提示疾病控制尚不满意。

2. 免疫学检查

（1）自身抗体 ①抗核抗体（ANA）最为重要,是最敏感指标,阳性率95%～100%,但特异性差,易假阳性。②抗 ds-DNA 抗体,特异性高,阳性率65%。③抗 Sm 抗体,特异性很高,有确诊价值,是 SLE 的标志性抗体。④另外还有抗 RNP 抗体、抗 SSA 抗体等。

（2）补体 补体 C3、C4 降低,提示狼疮活动。

（3）免疫病理学 检查方法有肾穿刺组织检查和皮肤狼疮带试验。

3. 其他 CT、X线及超声心动图等检查有利于早期发现出血性脑病、肺部浸润及心血管病变。

（四）心理社会评估

患者正常的生活、工作、社会活动等是否受到影响,以及长期治疗影响家庭生活、经济负担沉重等,使患者及其家人常出现各种心理问题。注意评估患者的心理状态。

二、护理诊断

1. 皮肤完整性受损 与疾病所致的血管炎性反应及自身免疫反应引起的皮肤损害有关。

2. 疼痛:慢性关节炎　与自身免疫反应有关。

3. 自我形象紊乱　与面部皮疹及皮损有关。

4. 焦虑　与面部皮疹及皮损导致形象改变及病情反复,严重者肾功能损害等预后不佳有关。

5. 潜在并发症:慢性肾衰竭。

三、护理措施

(一)一般护理

1. 休息与活动　活动期卧床休息,缓解期可适度活动,应劳逸结合。

2. 饮食护理　指导患者高蛋白质、高维生素、低脂肪、高热量饮食,软食,少食多餐,忌食芹菜、无花果、香菜、蘑菇、无鳞鱼、干咸海产品、苜蓿等食物。避免浓茶、辣椒、吸烟等刺激。

3. 环境护理　室内温度、湿度适宜,空气新鲜、清洁。挂厚窗帘以免阳光直射。

(二)病情观察

观察生命体征、皮肤黏膜、关节、肌肉、各组织器官功能。定时测量体重,观察水肿程度,尿量、尿色、尿液检查结果的变化,监测血清电解质、血肌酐、血尿素氮的变化。

(三)皮肤黏膜护理

1. 避光:有皮疹、红斑或光过敏者,指导患者避免直射阳光,外出时采取遮阳措施,皮疹或红斑处遵医嘱使用抗生素治疗,做好局部清创换药处理。

2. 避免接触刺激性物品,忌用碱性肥皂、化妆品及化学药品;忌染发、烫发、卷发;忌刺激性饮食。

3. 避免服用诱发本系统疾病的药物,如普鲁卡因胺、肼屈嗪等。

(四)疼痛护理

避免环境嘈杂、吵闹;合理应用非药物性止痛措施;根据病情使用红外线治疗、超短波治疗、磁疗等物理疗法缓解疼痛,也可按摩肌肉、活动关节,防治肌肉挛缩和关节活动障碍。

(五)用药护理

遵医嘱使用药物,注意观察药物疗效与不良反应。

1. 非甾体抗炎药　常用的有布洛芬、萘普生、阿司匹林等。久服可出现胃肠道不良反应,可引起胃黏膜损伤,应在饭后服用;神经系统不良反应为头痛、头晕、精神错乱等,还可出现肝肾毒性、抗凝作用及皮疹等。

2. 糖皮质激素　常见的不良反应有满月脸、水牛背、血压升高、血糖升高、电解质紊乱、引起或加重消化性溃疡、骨质疏松,也可诱发精神失常。还可出现感染、无菌性骨坏死等。用药期间应给予低盐、高蛋白质、含钾钙丰富的食物,补充钙剂和维生素D;定期测量血压、血糖、尿糖变化;做好皮肤和口腔护理,注意患者情绪变化;不能自行停药或减量过快。

3. 免疫抑制剂　不良反应主要有白细胞减少、胃肠道反应、出血性膀胱炎、脱发、畸胎等。应鼓励患者多饮水,观察尿液颜色,及早发现膀胱出血情况;有脱发者,鼓励患者戴假发;育龄女性服药期间应避孕。

4. 雷公藤 不良反应较大,可出现停经、精子减少、肝损害、胃肠反应、白细胞减少等。

5. 氯喹 长期使用可引起视网膜退行性改变,应定期检查眼底。

（六）心理护理

鼓励患者说出自身感受,与患者一起分析原因并评估其焦虑程度。向患者委婉说明焦虑对身体可能产生的不良影响,介绍成功病例及治疗进展,鼓励患者树立战胜疾病的信心;教会患者采用音乐疗法、香味疗法、放松训练、指导性想象、按摩等方法减轻焦虑。

（七）健康指导

1. 疾病知识指导 向患者及家属介绍本病基本知识、疗效及预后,说明尽早接受正规治疗的重要性。介绍日常生活中应避免的各种诱发因素。

2. 生活指导 指导患者摄入高蛋白质、高维生素、营养丰富的清淡易消化饮食;避免阳光,禁忌使用化妆品;慎重怀孕。

3. 用药指导 指导患者按医嘱服药,介绍药物用法、用量及不良反应;定期检测血、尿常规及肝、肾功能等。

四、护理评价

1. 患者能否自觉避免各种加重皮肤损伤的因素,局部受损皮肤是否得到控制,皮损面积是否逐渐缩小愈合。

2. 疼痛程度是否减轻或消失。

3. 患者能否正确认识身体外表的改变。

4. 患者能否接受患病的事实,生理上、心理上舒适感是否增加,能否表达自己的感受并得到支持。情绪是否稳定,是否愿意遵守为促进健康而制定的保健治疗措施。

5. 有无并发症发生。

案例讨论10-4

1. 在教师的引导下,学生对案例导入10-4进行分组讨论。

2. 学生以组为单位写出案例讨论报告交教师批阅。

3. 教师点评、归纳总结。

项目十一 血液、造血器官及免疫系统疾病患者的护理

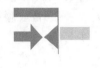

知识 ──
- 说出营养性缺铁性贫血、营养性巨幼红细胞贫血、成人贫血、出血性疾病等相关疾病知识及护理知识
- 说明噎食急救（海姆立克急救法）的评估、计划、实施、注意事项、效果评价

学习目标

技能 ──
- 制定营养性缺铁性贫血、营养性巨幼红细胞贫血、成人贫血、出血性疾病等相关疾病护理计划
- 制定噎食急救（海姆立克急救法）的护理计划

素质 ──
- 学习新知识的能力，分析案例的能力
- 规范操作意识，操作时能耐心地与患者进行有效沟通
- 培养学生的爱国精神、敬业精神、法治精神、传承大医精诚的医学精神

任务一 营养性缺铁性贫血患儿的护理

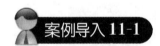案例导入 11-1

患儿，女，8个月，早产儿，生后混合喂养，未添加辅食，近1个月来皮肤黏膜逐渐苍白，精神不振，疲乏无力。查体：发育中等，营养较差，体重7 kg，心肺无异常，肝肋下3 cm，脾尖刚及。血常规：Hb 70 g/L，RBC 3.0×10^{12} 个/升。血涂片：RBC大小不等，以小者居多，中央淡染区扩大。诊断为营养性缺铁性贫血。

问题：

1. 此病发生的主要原因有哪些？

2. 根据临床资料，列出此患儿现存的主要护理诊断，并制定相应的护理措施。

3. 该患儿出院时，你如何对该患儿家长进行健康教育？

营养性缺铁性贫血是由体内铁缺乏导致的血红蛋白合成减少而引起的一种小细胞低色素性贫血。本病多发生于6个月至2岁的婴幼儿，是小儿贫血中最常见的一种类型，严重危害小儿的健康，为我国重点防治的"四病"之一。临床上以小细胞低色素性、血清铁和铁蛋白减少、铁剂治疗有效等为其特点。

一、护理评估

(一)健康史

任何引起体内铁缺乏的原因均可导致贫血。注意评估下列因素。

1. 先天储铁不足　早产、双胎、胎儿失血和孕母患严重缺铁性贫血等均可使胎儿储铁减少。

2. 铁摄入量不足　引起小儿缺铁性贫血的主要原因,单纯人乳、牛乳、谷物等低铁食品喂养而未及时添加含铁丰富的辅食,年长儿偏食、挑食等因素导致食物铁摄入量不足。

3. 生长发育快　婴儿期、青春期生长发育迅速,早产儿、极低出生体重儿生长发育更快,对铁的需要量增多,更容易发生缺铁。

4. 铁的丢失过多或吸收减少　长期少量慢性失血如肠息肉、溃疡病、钩虫病等可造成铁的丢失过多;食物搭配不合理、慢性腹泻等可影响铁的吸收。

(二)身体状况

1. 贫血外貌　皮肤黏膜逐渐苍白,以唇、口腔黏膜及甲床较为明显。

2. 活动耐力差　易疲乏无力,不爱活动,活动后心慌气急。

3. 髓外造血表现　肝、脾、淋巴结可有不同程度肿大。

4. 非造血系统症状　①消化系统症状:食欲减退,有异食癖,如喜食泥土、墙皮、煤渣等。常有呕吐、腹泻。可出现口腔炎、舌炎或舌乳头萎缩。②神经系统症状:烦躁不安或精神不振;注意力不集中、记忆力减退,理解力降低,学习成绩下降,智力多数低于同龄儿。③心血管系统症状:明显贫血时心率增快,心脏扩大,重者可发生心力衰竭。④其他:皮肤干燥、毛发枯黄,易脱落;可因上皮组织异常而出现反甲;因细胞免疫功能低下,常合并感染。

(三)实验室检查

1. 血常规　红细胞和血红蛋白均减少,以血红蛋白减少最为明显,呈小细胞低色素性贫血。血涂片可见红细胞大小不等,以小细胞为多,中央淡染区扩大。网织红细胞计数正常或轻度减少。白细胞、血小板一般无明显异常。

2. 骨髓象　红细胞系增生活跃,以中、晚幼红细胞增生为主。各期红细胞均较小,胞质少,胞质发育落后于胞核。粒细胞系和巨核细胞系一般正常。

3. 有关铁代谢的检查　①血清铁蛋白(SF)低于 12 $\mu g/L$;②血清铁(SI)<10.7 $\mu mol/L$;③总铁结合力(TIBC)>62.7 $\mu mol/L$;④红细胞游离原卟啉(FEP)>0.9 $\mu mol/L$;⑤运铁蛋白饱和度(TS)$<15\%$。

(四)心理、社会评估

1. 评估家长对本病的病因及防护知识的了解程度;是否对孩子早期贫血不够重视,病情加重时是否产生焦虑、歉疚的心理;对有异食癖的患儿,注意评估家长是否有不能正确对待、过多责备的现象。

2. 评估患儿有无因记忆力减退、理解力较差、成绩下降而产生焦虑、抑郁、自卑、

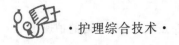

厌学等心理。

二、护理诊断

1. 活动无耐力　与贫血致组织器官缺氧有关。

2. 营养失调:低于机体需要量　与铁的供应不足、吸收不良、丢失过多或消耗增加有关。

3. 有感染的危险　与机体免疫功能下降有关。

4. 知识缺乏　家长及年长患儿缺乏有关营养知识及对本病的防护知识。

三、护理措施

(一)合理安排休息与活动

根据患儿活动耐受情况制定休息方式、活动强度及持续时间。

1. 贫血程度较轻者,一般不需要卧床休息,但生活要有规律,睡眠要充足,避免剧烈运动。

2. 重症患儿应限制其活动量,并协助患儿的日常生活,减少机体耗氧量,防止发生心力衰竭。

(二)合理安排饮食

1. 补充含铁丰富且易吸收的食物,如动物肝脏、动物血、瘦肉、鱼类、蛋黄;豆类、黑木耳、紫菜、海带及绿叶蔬菜等。

2. 养成均衡饮食习惯,纠正偏食、挑食、零食过多的不良饮食习惯。

3. 婴儿提倡母乳喂养,按时添加含铁丰富的辅食,或补充铁强化食品如铁强化乳、铁强化食盐。

(三)配合治疗,正确应用铁剂

铁剂是治疗缺铁性贫血的特效药。

1. 二价铁盐较易被吸收,常用制剂有硫酸亚铁(含铁 20%)、富马酸亚铁(含铁 30%)、葡萄糖酸亚铁(含铁 12%)等。多采用口服,剂量以元素铁计算,一般每日 6 mg/kg,分 3 次口服。疗程至血红蛋白浓度达正常后再用 2～3 个月,以增加铁的储存。口服铁剂不能耐受或吸收不良者可采用注射铁剂(如右旋糖酐铁)。

2. 口服铁剂应从小剂量开始,逐渐加至足量,并在两餐之间服用,以减少对胃肠道的刺激,同时亦有利于吸收。

3. 铁剂可与维生素 C、果汁、稀盐酸等同服,以利于吸收;避免与茶叶、咖啡等抑制铁吸收的食物同服。

4. 液体铁剂可使牙染黑,可用吸管或滴管服药;服用铁剂后,大便可呈黑色或柏油样,停药后恢复。

5. 注射铁剂应深部肌内注射,每次更换注射部位,减少局部刺激,并观察有无不良反应。

6. 观察疗效,有效者服用铁剂后 3～4 天,网织红细胞计数升高,7～10 天达高峰,2 周后血红蛋白浓度逐渐上升,临床症状随之好转。

（四）预防感染

保持皮肤清洁,勤洗澡及更换内衣;鼓励患儿多饮水,保持口腔清洁;注意保暖,避免受凉感冒;尽量不去人群集中的公共场所,不要与感染患儿同居一室,避免交互感染。

（五）输血护理

重症贫血患儿输血时,应注意:输血前,认真核对血型及交叉配血结果;输血过程中,严格执行无菌技术操作;以输入浓缩红细胞为宜,每次 2～3 mL/kg。贫血越重,每次输血量应越小,速度应越慢,以免引起心力衰竭;密切观察输血过程,防止输血反应。

（六）健康教育

本病是可预防性疾病,通过健康教育,家长及年长儿认识到缺铁的危害性和做好预防工作的重要性。

1. 孕妇及乳母应多食含铁丰富的食物,及时发现和治疗贫血。
2. 提倡母乳喂养,及时添加含铁丰富的辅食。
3. 合理安排小儿饮食,培养良好的饮食习惯。
4. 早产儿及极低出生体重儿,应从出生后 2 个月左右给予铁剂预防。

四、护理评价

经过治疗护理是否达到:患儿倦怠乏力有所减轻,活动耐力逐步增强;食欲好转,营养恢复至正常水平;住院期间患儿未发生感染;家长及年长患儿能主动配合治疗,合理饮食。

五、实训技能

噎食急救(海姆立克急救法)

项　目	实训内容	评分标准
【目的】	针对噎食患者的急救措施,清除异物,保持呼吸道通畅	5
【准备】	1. 护士准备:着装整洁,剪指甲,洗手,戴口罩,熟悉灌肠术的目的、方法。 2. 用物准备:模拟人、治疗车上层置弯盘 2 个、纱布 2 块、手电筒 1 个、速干手消毒剂、记录卡、笔、表,下层置医用垃圾桶、生活垃圾桶。 3. 环境准备:安静整洁,光线适宜。	20
【操作步骤】	▲立位腹部冲击法 1. 抢救者站在患者背后,用两手臂环绕患者的腰部。 2. 一手握空心拳,将拇指侧顶住患者腹部正中线肚脐上方两横指处、剑突下方。 3. 用另一手抓住拳头、快速向内、向上挤压冲击患者的腹部。 4. 每秒一次,直至异物排出或患者失去反应。	60

续表

项　　目	实　训　内　容	评分标准
【操作步骤】	5. 若患者为即将临盆之孕妇或非常肥胖致施救者双手无法环抱腹部进行挤压,则在胸骨下半段中央(CPR按压部位)垂直向内进行胸部按压,直到气道阻塞解除。 6. 检查口腔,如异物已经被冲出,迅速用手指从口腔一侧钩出。呼吸道异物取出后应及时检查呼吸、心跳,如无反应,应立即行心肺复苏术。 ▲仰卧位腹部冲击法 1. 平卧,抢救者面对患者,骑跨在患者的髋部。 2. 一手置于另一手上,将下面一手的掌跟放在胸廓下脐上的腹部,用身体重量,快速冲击患者的腹部,直至异物排出。检查口腔,如异物已经被冲出,迅速用手指从口腔一侧钩出。呼吸道异物取出后应及时检查呼吸、心跳,如无反应,应立即行心肺复苏术。 ▲自救腹部冲击法 一手握拳头,另一只手抓住该手,快速冲击腹部;或用圆角或椅背快速挤压腹部。在这种情况下,任何钝角物件都可以用来挤压腹部,使阻塞物排出。 ▲儿童腹部冲击法 操作方法与成人相同。 ▲婴儿救治法 取坐位或单膝跪地,将婴儿俯卧于一侧手臂上,手托住婴儿头及下颌,头部低于躯干,叩击婴儿背部肩胛之间,每秒一次,拍打5次,然后翻转呈仰卧位,两指快速、冲击性按压两乳连线正下方5次,每秒1次。	60

 案例讨论 11-1

1. 在教师的引导下,学生对案例导入11-1进行分组讨论。
2. 学生以组为单位写出案例讨论报告交教师批阅。
3. 教师点评,归纳总结。

任务二　营养性巨幼红细胞性贫血患儿的护理

 案例导入 11-2

患儿,男,11个月,纯母乳喂养。生后5个月会笑,7个月能独坐,会翻身,8个月会爬。近1个月来,面色蜡黄,轻度水肿,头发稀黄,表情呆滞,反应迟钝,少哭不笑,智力和体格发育落后于同龄儿,独坐不稳,不会翻身,肢体时有不自主颤抖,肝、脾轻度肿大。RBC $1.8\times10^{12}/L$, Hb 85 g/L。

问题：

1. 该患儿最可能的诊断是什么？是缺乏什么引起的？

2. 此病患儿血常规与营养性缺铁性贫血有何不同？

3. 主要护理诊断有哪些？

4. 应采取的护理措施是什么？

营养性巨幼红细胞性贫血是由缺乏维生素 B_{12} 或（和）叶酸所引起的一种大细胞性贫血，主要临床特点为贫血、神经精神症状、红细胞数的减少比血红蛋白减少更为明显、红细胞的胞体变大、骨髓中出现巨幼红细胞，用维生素 B_{12} 或（和）叶酸治疗有效。

一、护理评估

（一）健康史

注意评估导致维生素 B_{12} 和叶酸缺乏的常见原因。

1. 储存不足　胎儿可通过胎盘获得维生素 B_{12} 并储存在肝脏，孕妇缺乏维生素 B_{12} 可导致胎儿储存不足。

2. 摄入量不足　胎儿可通过母体胎盘获得维生素 B_{12} 和叶酸储存于肝内供出生后利用。出生后单纯以母乳或奶粉、羊乳喂养而未及时添加辅食的婴儿以及年长儿偏食、挑食者容易发生维生素 B_{12} 和叶酸缺乏。

3. 吸收障碍　严重营养不良、慢性腹泻或吸收不良综合征可使维生素 B_{12} 或（和）叶酸缺乏。

4. 需要量增加　早产儿、婴幼儿因生长发育较快，对维生素 B_{12} 和叶酸的需要量增加；严重感染可使维生素 B_{12} 和叶酸的消耗增加。

5. 药物影响　长期服用广谱抗生素或用抗叶酸代谢药、抗癫痫药等可致叶酸缺乏。

（二）身体状况

1. 一般表现　起病缓慢，多呈虚胖或伴轻度水肿，毛发稀疏发黄，严重病例可有皮肤出血点或淤斑。

2. 贫血表现　患儿面色苍黄，疲乏无力。常伴有肝、脾肿大。

3. 神经精神症状　患儿可出现烦躁不安、易怒等症状。维生素 B_{12} 缺乏者还可出现表情呆滞、嗜睡，对外界反应迟钝，少哭不笑，智力、动作发育落后，甚至倒退。重者可出现肢体、躯干、头部和全身震颤，甚至抽搐、感觉异常、共济失调等。

4. 消化系统症状　常有食欲不振、腹泻、呕吐和舌炎等。

（三）实验室检查及其他检查

1. 血常规　红细胞和血红蛋白均减少，以红细胞减少最为明显，呈大细胞性贫血，红细胞胞体变大，中央淡染区不明显，可见巨大幼稚粒细胞和中性粒细胞分叶过多现象。

2. 骨髓象　骨髓增生明显活跃，以红细胞系统增生为主，各期幼红细胞均出现巨

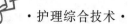

幼变,核浆发育不平衡。粒细胞系、巨核细胞系也发生巨幼变。

3. 血清维生素 B_{12} 和叶酸的测定 血清维生素 $B_{12}<100$ ng/L,叶酸<3 μg/L,提示两者缺乏,为确诊本病的主要依据。

（四）心理、社会评估

（1）评估家长对本病的病因及防护知识的了解程度;是否因担心患儿的病情会对孩子成长造成影响,而出现焦虑、担忧、歉疚等心理状况。

（2）评估患儿有无因疾病影响体格、智能、运动的发展,而产生烦躁、焦虑或抑郁、自卑等心理问题。

二、护理诊断

1. 活动无耐力 与贫血致组织缺氧有关。

2. 营养失调:低于机体的需要量 与维生素 B_{12} 和（或）叶酸摄入不足,吸收不良有关。

3. 生长发育改变 与营养不足、贫血及维生素 B_{12} 缺乏影响生长发育有关。

三、护理措施

（一）注意休息,适当活动

根据患儿的活动耐受情况安排其休息与活动。一般不需严格卧床,严重贫血者适当限制活动。烦躁、震颤、抽搐者可按医嘱用镇静剂。

（二）指导喂养,加强营养

提倡母乳喂养,及时添加富含维生素 B_{12} 和叶酸的辅食;年长儿要改善饮食结构,培养良好的饮食习惯,纠正偏食。注意食物的色、香、味的调配,增加患儿的食欲,鼓励患儿进食,满足机体对营养物质的需要。

（三）遵医嘱正确用药

补充维生素 B_{12}:肌内注射,每次 100 μg,每周 2～3 次,连用数周。补充叶酸:口服,每次 5 mg,每日 3 次,连用数周。

有神经精神症状者,如单纯维生素 B_{12} 缺乏,单用维生素 B_{12},不宜加叶酸;如两者均缺乏,可先用维生素 B_{12},在神经精神症状缓解后,再用叶酸,以免加重神经精神症状。

（四）监测生长发育

评估患儿的体格、智力、运动发育情况,对发育落后者加强训练和教育。

（五）预防感染

加强护理,做好保护性隔离,防止交叉感染。

（六）健康教育

介绍本病的表现和预防措施,强调预防的重要性;进行营养、喂养知识的宣传教育,提供营养指导;指导合理用药。

四、护理评价

经过治疗护理后：患儿活动耐力是否增强，活动量是否逐渐增加；患儿食欲是否恢复，血清维生素 B_{12}、叶酸是否达到正常水平；患儿体格、智能是否逐渐恢复正常。

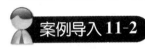

1. 在教师的引导下，学生对案例导入 11-2 进行分组讨论。
2. 学生以组为单位写出案例讨论报告交教师批阅。
3. 教师点评、归纳总结。

‖任务三 成人贫血的护理‖

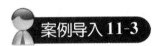

患者，女，25 岁。因"头晕、乏力伴面色苍白半年余，症状加重 1 个月"，拟"贫血待查"收住入院。

护理评估：T 36.5 ℃，P 93 次/分，R 19 次/分，BP 91/71 mmHg；贫血貌，神志清，神情疲倦，巩膜无黄染；皮肤无特殊皮疹、出血点；双肺呼吸音清；心尖搏动位置正常，HR 95 次/分，律齐；近 1 年来自觉月经量较多。患者为素食主义者，已有 3.5 年素食史。

血常规：RBC 3.0×10^{12}/L，Hb 85 g/L，血细胞比容 24%，网织红细胞占 2.5%；WBC 4.1×10^9/L，分类正常；PLT 200×10^9/L。

问题：

1. 根据上述病例资料，初步诊断该患者的贫血类型并简述判断依据。
2. 该患者贫血的原因有哪些？你将如何针对这些病因给予患者健康指导？
3. 根据目前病情资料，你认为该患者有哪些主要护理诊断/问题？护理措施有哪些？

缺铁性贫血（iron deficiency anemia，IDA）是体内用来制造血红蛋白的储存铁耗尽、血红蛋白合成不足、红细胞生成障碍引起的一种小细胞、低色素性贫血。缺铁性贫血是贫血中最常见的类型，各年龄组均可发病，以婴幼儿及育龄期妇女发病率较高。

一、护理评估

（一）健康史

询问患者有无导致铁丢失过多的基础疾病，有无影响铁吸收的消化系统疾病，有无偏食、挑食等不合理的饮食习惯；注意患者的年龄，是否处于特殊的生命周期；评估铁需求与铁摄入是否平衡。

1.需铁量增加而铁摄入不足（月经期、妊娠期或哺乳期妇女）。

2.妇女铁吸收障碍(胃切除术后、胃空肠吻合术后、肠道功能紊乱、小肠黏膜病变、胃酸缺乏等)。

3.铁丢失过多(慢性失血,此为缺铁性贫血的主要原因)。

（二）身体状况

1.贫血的表现　面色苍白、头晕、乏力,活动后心悸、气促等。

2.上皮组织损害引起的变化　口腔炎、舌炎,皮肤干燥,毛发干枯脱落,指甲扁平、薄脆易裂和反甲等。

3.组织缺铁的表现　神经精神系统症状,如易激动、头痛、烦躁、注意力不集中等。少数患者有异食癖。

（三）实验室及其他检查

1.血常规　小细胞低色素性贫血,红细胞大小不一,细胞中心淡染区扩大;白细胞正常;网织红细胞计数正常或略升高。

2.骨髓象　红系造血轻中度活跃,以中、晚幼红细胞增生为主。幼红细胞体积小、外形不规则。成熟红细胞同外周血细胞内铁减少。

3.生化检查　血清铁(ST)减少、血清铁蛋白(SF)减少、总铁结合力(TIBC)增高、转铁蛋白饱和度(TS)减少、红细胞游离原卟啉(FEP)增高。

（四）心理社会评估

缺铁性贫血,治疗简单,预后好,通常对患者日常生活影响不大。但对于部分严重病例而言,可出现智力低下,记忆力减退等,干扰日常生活、工作和学习。需评估患者及家属对不良饮食习惯的认知。

二、护理诊断

1.活动无耐力　与组织缺氧有关。

2.营养失调:低于机体需要量　与铁需要量增加而摄入不足、吸收不良或铁丢失过多有关。

3.口腔黏膜受损　与贫血导致营养缺乏有关。

三、护理措施

（一）合理安排饮食

应进食高蛋白质、高维生素、含铁丰富且易吸收的食物,如动物肝脏、瘦肉、蛋黄、动物血、紫菜、海带、香菇、木耳、豆类等。含铁较低的食物有谷类、部分蔬菜、水果,含铁量最低的是乳类,如牛奶等。食用含维生素C丰富的食物,可促进铁的吸收。纠正素食习惯或适当增加肉类食物。餐后勿即刻饮浓茶,因为茶叶中的鞣酸与铁结合后形成沉淀物质,影响铁的吸收。

（二）合理用药

1.口服铁剂容易引起胃肠道反应,故应从小剂量开始,并在饭后服用,以减轻对胃肠道的刺激。口服液体铁剂时,用吸管服用,避免损伤牙釉质,致使牙齿损伤。

2. 可同服维生素 C 促进铁吸收，但避免与浓茶、牛奶、咖啡、磷酸盐等同服，以免影响铁剂的吸收。此外，应避免同时服用抗酸药及 H_2 受体拮抗剂等，这些药物均可抑制铁的吸收。

3. 注射铁剂可能造成局部无菌性脓肿、发热、头痛、肌肉痛、关节痛、低血压、荨麻疹或过敏性休克等不良反应。故注射铁剂时，剂量要准确，宜深部肌内注射，经常更换注射部位以减少疼痛，促进吸收，减少肌肉或脂肪萎缩；注射时应准备肾上腺素，注射后 10 分钟至 6 小时注意观察局部和全身反应。

4. 向患者解释服用铁剂后大便变成黑色，是由铁与肠道硫化氢作用生成黑色的硫化铁造成的。

5. 告知患者铁剂治疗至血红蛋白浓度正常后，仍需继续服用铁剂 3～6 个月，目的是补足体内储存铁。

（三）健康指导

1. 加强营养，提倡均衡饮食，荤素结合，保证足够的热量、蛋白质、维生素及相关营养素的摄入。

2. 月经期、妊娠期与哺乳期的女性，应增加含铁食物的补充，必要时可考虑预防性补充铁剂。

3. 家庭烹饪时建议使用铁制器皿，从中也可得到一定量的无机铁。

4. 本病的预后取决于原发病的根治情况，若能根治，则贫血可彻底治愈。

5. 尽量避免和去除引起缺铁性贫血的原因，如积极防治钩虫病，及时治疗慢性出血性疾病、慢性溶血病、慢性炎症等。

6. 坚持规律、定量、全程用药，服药时避免同时食用影响铁剂吸收的物质。

四、护理评价

1. 患者的活动耐力是否逐渐恢复正常。
2. 营养素的缺乏是否得到纠正。
3. 出现的口腔黏膜溃疡是否逐渐愈合。

案例讨论11-3

1. 在教师的引导下，学生对案例导入 11-3 进行分组讨论。
2. 学生以组为单位写出案例讨论报告交教师批阅。
3. 教师点评、归纳总结。

任务四 出血性疾病的护理

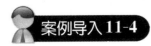
案例导入11-4

患者，女，31 岁，1 个月前无明显诱因出现鼻出血，伴有全身散在淤点、淤斑及紫

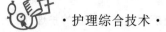

癜。当地医院血常规示血小板计数 $7\times10^9/L$,骨髓穿刺示巨细胞数量中等、功能差。患者为进一步诊治入院。

查体:T 36.0 ℃,P 84 次/分,R 20 次/分,BP 140/80 mmHg。皮肤散在出血点和淤斑,心界不大,心率 88 次/分,律齐。

实验室检查:血常规示 Hb 97 g/L,WBC $4.5\times10^9/L$,PLT $15\times10^9/L$。骨髓象示巨核细胞数目正常,但有成熟障碍,血小板形成减少,血小板相关抗体检测显示相关抗体 A,相关抗体 G 均增高。

问题:

1. 请做出正确的医疗诊断。

2. 首选治疗药物是什么?

3. 入院后实施哪些护理措施?

特发性血小板减少性紫癜(idiopathic thrombocytopenic purpura,ITP)也称免疫性血小板减少性紫癜,是因各种原因导致的机体出血,血小板发生免疫性破坏,血小板数量减少,导致外周血中血小板、骨髓巨核细胞减少,以广泛皮肤黏膜及内脏出血等为特征的出血性疾病。

一、护理评估

(一)健康史

详细询问:患者出血的缓急、主要部位与范围,有无明确诱因,有无内脏出血及其严重程度,女患者的月经量,有无月经过多或淋漓不尽;有无诱发颅内出血的危险因素及颅内出血的征象;发病前有无病毒感染史。

(二)身体评估

1. 急性型 多见于儿童,起病前 1～3 周有呼吸道感染史,病毒感染为主,可出现畏寒、寒战、发热。患者可有皮肤紫癜、鼻出血、牙龈出血、舌出血,注射部位可出现渗血不止或形成大片淤斑甚至形成血疱、血肿。当血小板计数低于 $20\times10^9/L$ 时,表现为广泛的皮肤、黏膜出血,甚至可出现消化道、泌尿道、颅内出血。

2. 慢性型 以 40 岁以下青年女性多见。起病缓慢,一般无先驱表现,出血症状较轻,或为唯一表现。常表现为反复发作的皮肤黏膜淤点、淤斑、鼻出血、牙龈出血,女性患者常以月经过多为主要或唯一表现。

(三)实验室及其他检查

1. 血常规 外周血血小板数目明显减少。急性型血小板计数多在 $20\times10^9/L$ 以下,慢性型常为 $(30～80)\times10^9/L$,可有贫血。

2. 骨髓象 巨核细胞数量增加或正常。急性型幼稚巨核细胞数量增加,慢性型颗粒型巨核细胞增加。形成血小板的巨核细胞数量显著减少,且有成熟障碍。

3. 其他检查 出血时间延长,血块收缩不良,束臂试验阳性。凝血及纤溶机制正常。血小板相关抗体阳性。

(四)心理社会评估

急性出血者易出现紧张、恐惧心理;慢性出血者易反复发作,患者出现紧张、担忧、烦躁、抑郁、悲观等心理反应;妊娠合并ITP者,主要担心分娩时血小板减少而引起大出血,因而情绪紧张,处于焦虑、恐惧等心理状态。

二、护理诊断

1. 有损伤的危险　与出血及血小板减少有关。
2. 有感染的危险　与长期服用糖皮质激素有关。
3. 恐惧　与病情反复发作有关。
4. 潜在并发症　颅内出血。

三、护理措施

(一)合理安排休息与活动

轻者可适当活动,当血小板计数低于$50\times10^9/L$时,应限制活动;急性发作期应卧床休息,血小板明显减少(低于$20\times10^9/L$)致出血严重者应绝对卧床休息。

(二)合理安排饮食

给予营养丰富、易消化、富含维生素C的柔软食物,禁酒,忌刺激性、生、硬、煎、炸和过热的食物,以免诱发口腔出血或消化道出血;消化道出血者应禁食,待出血停止24小时后再进流质、半流质饮食;长期使用糖皮质激素者,给予高蛋白质、高维生素、低脂、低糖、低盐、高钾、高钙饮食。

(三)病情观察

注意观察皮肤、黏膜出血部位、范围和出血量,有无内脏出血及出血程度。监测血小板减少的程度,警惕颅内出血及脑疝发生。出血量大时要注意观察有无失血性休克发生。

(四)出血的预防与护理

1. 皮肤出血的预防和护理　①保持床单平整,衣着宽松,防止皮肤摩擦或肢体受压。②注意避免肢体的撞伤。③洗漱时避免水温过高和过于用力擦洗皮肤。④高热患者禁用酒精擦浴。⑤勤剪指甲,避免搔抓皮肤。⑥不用刀片刮胡须。⑦尽量减少注射治疗,对必须肌内注射或静脉注射者,操作要轻柔,不扎止血带,如果要扎止血带,松紧要适宜,不拍打静脉,不挤压皮肤,尽量选用小针头,注射后用消毒棉球充分压迫止血,防止皮下出血。若行骨髓穿刺,穿刺部位应覆盖敷料加压包扎,并观察敷料渗血情况。⑧发生出血时,应定期检查出血部位,密切观察出血点、淤斑或局部血肿的变化。

2. 鼻出血的预防和护理　①指导患者勿用手指挖鼻孔或抠鼻痂。②用棉签蘸少许石蜡油或抗生素软膏涂擦鼻腔,防止鼻腔干燥出血。③鼻腔出血量少时,可用干棉球或1:1000肾上腺素棉球填塞鼻腔压迫止血和局部冷敷。④大量出血时应及时报告医生,用凡士林油纱条填塞后鼻孔,压迫止血。⑤取油纱条时,可先在鼻腔内滴入无菌石蜡油,后轻轻取出。⑥如果仍出血,更换油纱条再填塞。

3. 口腔、牙龈出血的预防和护理　①指导患者用软毛牙刷刷牙,忌用牙签剔牙,以防止牙龈损伤。②保持口腔清洁,定时用氯己定(洗必泰)或生理盐水漱口。③提供软烂、无刺激食物,避免过热、含骨刺食物、带壳坚果类食品及硬质水果等食物,以防口腔黏膜擦伤。

4.内脏出血的预防和护理 ①不食刺激性食物,保持大便通畅,勿用力排便,养成按时排便的习惯。②避免进行可能损伤直肠的操作,如灌肠、测肛温等,以防出血。③呕血、便血时,应观察并记录呕吐物及排泄物的性质、颜色、量和次数,定时测生命体征,记录出血量。④少量出血时,可进食温凉无刺激的流食,出血停止后,改为半流质饮食,逐渐过渡到软食。⑤大量出血时,暂禁食,待出血停止24小时后方可给予流食,逐渐过渡到普通饮食。遵医嘱立即配血,尽快补充血容量。⑥呕血时,头偏向一侧,防窒息。⑦阴道出血时,清洁会阴,防止泌尿生殖道上行性感染。

5.眼底及颅内出血的护理 眼底出血时,应减少活动,尽量让患者卧床休息,不要用手揉擦眼睛。若患者突然视物模糊、头晕、头痛、呼吸急促、喷射状呕吐甚至昏迷,提示有颅内出血的可能,应及时报告医生,并协助去枕平卧、头偏向一侧,随时清除呕吐物或分泌物,保持呼吸道通畅;头部置冰袋,吸氧;按医嘱快速静脉滴注或推注20%甘露醇或50%葡萄糖降低颅压;严密观察、记录患者的生命体征、意识状态及瞳孔大小等。

6.关节腔出血或深部组织血肿的预防和护理 ①避免剧烈运动与各种外伤,选择较为安全的职业与工种,尽量杜绝肌注及各种手术。②找出血肿和出血的部位,测量血肿的范围,称带血敷料的重量,估计出血量。③指导患者卧床休息,抬高患肢,给予冰袋冷敷或压迫止血。当出血停止时,应改为热敷,以利于淤血消散。

（五）合理用药

1.糖皮质激素 使用时切忌突然减量、停药。长时间使用有满月脸、水牛背、皮肤色素沉着、痤疮、多毛症等外形改变,同时易诱发或加重感染,并引起高血压、糖尿病、消化性溃疡等不良反应,应注意防治。及时向患者及家属解释不良反应在减药、停药后可以逐渐消失。

2.免疫抑制剂 长春新碱可引起骨髓造血功能抑制、末梢神经炎。环磷酰胺可致出血性膀胱炎等。

3.免疫球蛋白 应注意观察其副作用,如恶心、头痛、出汗、肌痉挛、发热、寒战等。静脉滴注时,滴速应慢,必要时遵医嘱注射地塞米松、口服对乙酰氨基酚等加以防治。

（六）血浆置换疗法的护理

采用血浆置换疗法治疗时,室内温度宜维持在16～24℃,严密消毒隔离,严格无菌操作,严密观察是否有出血、心律失常、血压降低及变态反应,并详细记录置换液品种、数量、输入速度、置换出的血浆量等。

（七）心理护理

鼓励患者表达自己的感受,对患者的焦虑甚至恐惧等不良情绪表示理解。耐心解答患者及家属提出的有关疾病的问题,进行护理操作时沉着冷静、敏捷准确,增加患者安全感和信任感,消除顾虑,避免紧张、恐惧情绪。

（八）健康教育

1. 指导患者合理安排活动与休息，加强营养，摄入清淡、易消化、无刺激、富含营养的饮食。

2. 指导患者学会自我调节情绪，保持心情舒畅。

3. 向患者和家属介绍本病的常见原因。对骨髓造血有害的药物，避免滥用；因职业关系接触造血毒物如 X 线、放射性物质、农药、苯等，应做好防护工作，严格遵守操作规程，定期体检，进行血常规检查。

4. 预防感染和出血：注意保暖，注意个人卫生，防止交叉感染。向患者及家属解释说明坚持用药的重要性，遵医嘱用药。向患者解释造血干细胞移植的有关知识，有条件的考虑造血干细胞移植。

四、护理评价

1. 患者能积极配合治疗护理，采取防治措施，出血症状逐渐减轻或消失。

2. 患者能够遵医嘱服药，没有出现擅自增减更换药物的情况，并能说出应用糖皮质激素的不良反应，并能采取积极有效措施防治用药不良反应。

3. 患者认识到情绪对疾病的影响后，积极配合治疗，焦虑感逐渐消失，能够正确看待病情。

4. 患者未发生并发症。

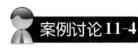

案例讨论11-4

1. 在教师的引导下，学生对案例导入 11-4 进行分组讨论。

2. 学生以组为单位写出案例讨论报告交教师批阅。

3. 教师点评、归纳总结。

项目十二 内分泌营养及代谢 疾病患者的护理

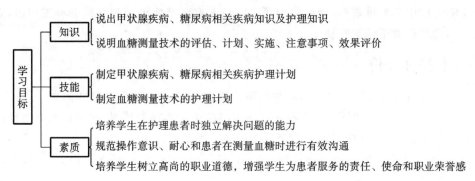

任务一 甲状腺疾病患者的护理

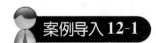

    患者,女,35岁。消瘦、乏力2个月。2个月前患者无明显诱因下出现乏力、手抖、消瘦、怕热、易出汗,偶有低热,体温38 ℃左右。自感有心慌。平时多食易饥,一般进食1~2小时后即感饥饿,一天内进食多次,但体重下降。2个月内下降5~6 kg。无突眼等不适。家人发现患者双手不自主细微抖动。半个月前因"上呼吸道感染"入院检查,甲状腺B超示:甲状腺肿大伴弥漫性病变,血流量明显增多。予以甲巯咪唑治疗。

    护理评估:T 37.4 ℃,P 92次/分,R 18次/分,BP 108/62 mmHg。双侧甲状腺Ⅰ度肿大,双手细颤,伸舌细颤,手心潮湿。

    实验室检查:甲状腺功能示 TT$_3$ 5.13 nmol/L(正常范围 1.02~2.96 nmol/L),TT$_4$ 281.4 mol /L(正常范围 55.47~161.25 nmol/L),TSH 0.05 mU/mL(正常范围 0.38~4.34 mU/mL),FT$_3$ 22.17 pmol/L(正常范围 2.77~6.31 pmo/L),FT$_4$ 61.79 pmol/L(正常范围 10.45~24.38 pmol/L),TPO Ab 444 U/mL(正常范围 0.00~100.00 U/mL)。血常规检查示:WBC 2.9×10^9/L;中性粒细胞 1.0×10^9/L。肝功能示:谷丙转氨酶 79 U/L,谷草转氨酶 59 U/L。

    治疗计划:忌碘饮食,丙基硫氧嘧啶片口服,同时口服双环醇片及多烯磷脂胆碱胶囊护肝治疗,口服普萘洛尔片控制心率。

问题:

1. 该患者的医疗诊断是什么? 依据是什么?

2. 抗甲状腺药物有哪几类? 主要的不良反应有哪些?

3. 如何给予该患者有针对性的饮食指导?

4. 该患者出现了白细胞和中性粒细胞减少,该如何用药护理?

5. 如何对该患者进行全面的健康宣教?

甲状腺功能亢进症(thyrotoxicosis)简称甲亢,是甲状腺腺体本身产生甲状腺激素过多而引起的以神经、循环、消化等系统兴奋性增高和代谢亢进为主要表现的一组临床综合征。

一、护理评估

(一) 健康史

询问患者有无甲状腺疾病家族史,在临床症状出现之前,有无明显的精神刺激或精神创伤史,有无感染等因素。

(二) 身体状况

1. 症状 乏力、怕热、多汗、易激动、烦躁、失眠、消瘦、食欲亢进、大便次数增多或腹泻,可伴周围性瘫痪。

2. 体征 弥漫性、对称性甲状腺肿,震颤或血管杂音;突眼;心房颤动;脉压增大;胫前黏液性水肿。

3. 甲状腺危象

1) 主要诱因 ①应激状态,如感染、精神刺激、创伤、^{131}I治疗早期、甲亢手术前准备不充分等。②严重躯体疾病,如充血性心力衰竭、低血糖、败血症、脑血管意外、急腹症或严重创伤等。③口服过量甲状腺激素制剂。④严重精神创伤。⑤手术中过度挤压甲状腺。

2) 临床表现 ①高代谢:高热(达到39 ℃),大汗淋漓。②心血管:脉率快(140～240 次/分),常有房扑或房颤。③消化系统:恶心、呕吐、腹泻、虚脱或休克。④神经系统:患者极度烦躁、最终昏迷。

(三) 实验室及其他检查

1. 血清甲状腺激素 游离T_3(FT$_3$)、游离T_4(FT$_4$)是诊断甲亢的首选指标。

2. 促甲状腺激素(TSH) 反映甲状腺功能的最敏感指标,筛查甲亢的第一线指标。

3. 甲状腺^{131}I摄取率 总摄取量增加,高峰前移。

4. 甲状腺刺激性抗体、促甲状腺激素受体抗体 诊断Graves病的重要指标之一。

(四) 心理社会评估

患者易激动、神经过敏、失眠、多猜疑,易与家人或同事发生争执,加上甲亢治疗时

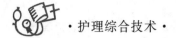

间长,患者易产生紧张、焦虑、愤怒等情绪,治疗依从性差。评估甲亢对患者日常生活的影响,如睡眠、活动量及活动耐力的改变等,以及家人对患者的支持、情感关怀状况等。

二、护理诊断

1. 营养失调:低于机体需要量　与甲状腺激素过多,代谢率增强有关。

2. 个人应对无效　与甲状腺激素过多、性格情绪改变有关。

3. 活动无耐力　与蛋白质分解增加、甲亢性心肌病等因素有关。

4. 有组织完整性受损的危险　与恶性突眼眼睑不能完全闭合、角膜暴露易损伤有关。

5. 潜在并发症　甲状腺危象。

三、护理措施

(一)合理安排环境与休息

环境安静、舒适,避免强光和噪声刺激。轻症患者可照常工作和学习,以不感到疲劳为度;重者、有心功能不全或合并严重感染的患者应卧床休息。

(二)合理饮食

给予高热量、高蛋白质、高维生素、钾和钙含量丰富的饮食。多饮水,但避免饮浓茶、咖啡等兴奋性饮料。忌生冷食物,减少对肠道的刺激。限制高纤维素饮食,如粗粮、蔬菜、豆类等,减少排便次数。避免吃含碘丰富的食物,如海带、紫菜等,以免增加甲状腺激素的合成。慎用卷心菜、花椰菜、甘蓝等致甲状腺肿大的食物。

(三)病情观察

观察患者生命体征,尤其是心率和血压,定期测定基础代谢率,了解患者甲亢严重程度。观察患者高代谢综合征、精神神经系统、心血管系统、消化系统临床症状的情况;注意甲状腺肿大程度、突眼程度。观察有无甲状腺危象的发生,当患者原有症状加重、体温升高、心率增快、大汗淋漓、腹泻、严重乏力时,应立即报告医生并协助处理。

(四)保护眼睛

当患者高度突眼时,球结膜和角膜暴露,易受外界刺激引起充血、水肿,继而感染,因此要加强眼睛护理。外出时戴深色眼镜,以减少强光刺激。每日做眼球运动以锻炼眼肌,改善眼肌功能。限制水、钠摄入,减轻突眼症状。睡前涂以红霉素眼膏、金霉素眼膏,并盖上无菌生理盐水纱布或眼罩防尘,取高枕卧位以减轻眼球后组织水肿。经常用眼药水湿润眼睛,防止角膜过度干燥。用 $0.5\% \sim 1\%$ 甲基纤维素或 0.5% 氢化可的松滴眼,可减轻眼睛局部症状。

(五)甲状腺危象护理

1. 抢救室保持病室安静、舒适,患者应绝对卧床休息,避免一切不良刺激,烦躁不安者遵医嘱给适量镇静剂,呼吸困难时取半坐卧位,持续给氧。

2. 三高饮食,严重呕吐、腹泻、大量出汗者应注意液体出入量平衡,补充血容量,纠正脱水、电解质紊乱。

3. 高热者,冰敷、温水擦浴、酒精擦浴等物理降温或药物降温,必要时可行人工冬眠,注意观察并记录降温效果。

4. 烦躁不安者遵医嘱给予适量镇静剂,使用床栏保护患者安全。

5. 昏迷患者要加强口腔及皮肤护理,定时翻身,防止压疮、坠积性肺炎的发生。

6. 及时准确遵医嘱用药。使用碘剂时注意观察中毒或过敏反应,如出现口腔黏膜炎症、腹泻、恶心、呕吐、鼻出血等症状应立即停药,通知医生处理。

7. 病情监测:抢救过程中注意监测生命体征、神志及心、肾功能变化,发现异常随时与医生联系,并协助处理。

（六）用药护理

1. 抗甲状腺药物　①抗甲状腺药物一般在用药后4周左右才起作用,对已合成的甲状腺素无用,因此要告知患者服药期间不可随意中断药物。②抗甲状腺药物的主要副作用是在用药初期1~2个月内出现白细胞减少和药疹,严重者可引起粒细胞缺乏和剥脱性皮炎。故服药初期每周复查白细胞计数及分类1次。减量后每1~4周复查1次。③轻型皮疹给予抗组胺药可缓解,如出现剥脱性皮炎应立即停药。④一旦出现甲状腺功能减退的表现,如怕冷、乏力、黏液性水肿、动作迟钝、嗜睡等,应及时报告医生调整用药剂量。

2. 普萘洛尔用药过程中要观察心率,伴有支气管哮喘的患者禁用。

3. ^{131}I 治疗　①一般服用 ^{131}I 2~4周后症状减轻,甲状腺缩小,于3~4个月后绝大多数患者可达正常甲状腺功能水平。②服用 ^{131}I 的患者应在治疗前、后1个月内避免服用含碘的药物和食物,以防更多的 ^{131}I 进入甲状腺组织损伤甲状腺。③服药后1个月内,可因甲状腺破坏时有甲状腺激素短暂释放,而出现甲亢症状加重,甚至诱发甲状腺危象。④应避免用手按压甲状腺,避免精神刺激,预防感染,以免诱发甲状腺危象。⑤应严密观察病情,如有发热、心动过速、大量出汗、神经过度兴奋等表现,需考虑甲状腺危象的可能,应及时与医生联系,并做好抢救准备。⑥对患者的排泄物、衣服、被褥、用具等,待其放射作用消失后再作清洁处理,以免污染环境。

（七）心理护理

应理解患者的敏感、急躁、易怒情绪,多与患者交谈,交谈时态度和蔼,避免刺激性语言,仔细耐心地做好解释疏导工作,建立信赖感,同时指导患者采取应对情绪失控的技巧,鼓励患者做自己喜欢的事,以放松情绪;必要时遵医嘱给予镇静剂。应告知患者突眼和甲状腺肿大等症状,在疾病控制后会得到改善,以解除患者焦虑和紧张情绪。安排家属探视,使患者有安全感。

（八）健康指导

1. 嘱患者注意休息,合理安排工作,避免过度紧张和劳累,保持情绪稳定。

2. 加强营养,三高饮食,禁食大量海带、海藻、紫菜及加碘盐,禁饮兴奋性饮料及富含纤维的食物,戒烟酒。

3. 学会保护眼睛的方法。

4. 指导患者自测基础代谢率,判断甲状腺功能。检查方法:在禁食12个小时、睡

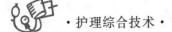
眠 8 个小时后的清晨,在静卧不动的情况下测脉搏及血压,然后按公式计算基础代谢率。

5. 熟悉抗甲状腺药物的用法、副作用、坚持用药的重要性,按时服药,定期到医院复查,如每周进行 1 次血常规检查,每隔 1~2 个月做甲状腺功能测定。

6. 指导患者做自我病情监测,密切注意体温的变化,观察有无感染的表现。

7. 向患者及家属讲解发生甲状腺危象时的表现及应采取的急救措施,一旦发现及时就诊。

8. 妊娠期甲亢患者应告知不利于胎儿的因素。选择抗甲状腺药物控制甲亢,禁用 ^{131}I 治疗,慎用普萘洛尔。产后如需继续服药者,则不宜哺乳。

四、护理评价

1. 患者营养状况改善,体重恢复至正常范围并保持稳定。
2. 患者体力逐渐恢复,能完成日常活动,生活自理,活动耐力增加。
3. 患者能控制情绪。
4. 患者能采取各项保护眼睛的措施,无结膜炎、角膜炎、失明等并发症出现。
5. 患者未发生甲状腺危象或发生甲状腺危象时能及时发现和处理。
6. 患者能接受身体外形改变的事实,并积极配合治疗。

案例讨论 12-1

1. 在教师的引导下,学生对案例导入 12-1 进行分组讨论。
2. 学生以组为单位写出案例讨论报告交教师批阅。
3. 教师点评、归纳总结。

任务二 糖尿病患者的护理

案例导入 12-2(1)

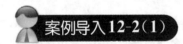

患者,女,25 岁,口干、多饮、多尿 10 个多月,腹痛、恶心、呕吐 2 天。患者 6 个月前无明显诱因下出现口干多饮、易饥多食、多尿,伴泡沫尿,乏力、消瘦,体重下降约 5 kg,空腹血糖 25.9 mmol/L,诊断为"糖尿病"并收住入院。予以甘精胰岛素针,联合门冬胰岛素针餐前皮下注射。治疗期间曾多次出现过低血糖,自行进食后症状能好转。患者低血糖纠正后即自行停用了胰岛素,改为二甲双胍片口服降糖。1 天前患者乏力、口干明显,并出现腹痛、恶心、呕吐,检查:空腹血糖 21.14 mmol/L,餐后 2 小时血糖 28.93 mmol/L,HbA1c 15.3%,血酮体阳性。

护理评估:T 37.6 ℃,P 102 次/分,R 22 次/分,BP 92/64 mmHg,口唇干燥。

血气分析:pH 7.30,PaO$_2$ 94.6 mmHg,PaCO$_2$ 28 mmHg,HCO$_3^-$ 浓度 15.2 mmol/L。血常规检查 WBC 9.12×10^9/L,中性粒细胞占 78.6%。电解质:钾 3.112

mmol/L、钠 137 mmol/L、氯 104 mmol/L。

问题：

1. 糖尿病的急性并发症有哪些？

2. 糖尿病酮症酸中毒的诱因有哪些？病例中患者的诱因是什么？

3. 案例中患者是否出现糖尿病酮症酸中毒？依据是什么？

4. 该患者的糖尿病分类为哪些？依据是什么？

5. 低血糖的概念是什么？

6. 二甲双胍片属于哪类降血糖药？该患者能使用吗？如要使用，应如何使用？

7. 应用护理程序的方法为该糖尿病患者制定护理计划。

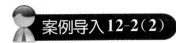

案例导入12-2（2）

患者，男，65 岁，发现血糖升高 20 年，左足破溃 1 周。患者 20 年前无明显诱因出现口干、多尿、多饮、多食，1 个月内体重下降 5 kg，偶有泡沫尿，测空腹血糖 11.1 mmol/L，HbA1c 8.6%。患者曾出现过大汗淋漓、手抖、心慌，自行进食糖果及糕点后症状好转，每月检测血糖 1 次或 2 次，患者饮食控制差，喜好吃肥肉，且不爱运动。2 年前出现双脚麻木、视物模糊，但患者未重视。2 周前，患者在路边修脚店去足底死皮，1 周前左足底出现红肿热痛，并出现破溃，伴淡黄色液体，味臭，入院就诊，测空腹血糖 21.9 mmol/L。

护理评估：T 37 ℃，P 72 次/分，R 18 次/分，BP 152/89 mmHg，左足红肿，皮温高，足底有一个大小为 2.3 cm×3.1 cm 的破溃，有少量脓性分泌物伴少量渗液，味臭。

实验室检查：空腹血糖 16.5 mmol/L，餐后 2 小时血糖 23.9 mmol/L，HbA1c 12.2%（正常范围 4.2%~6.2%），血酮体阴性。

血气分析：pH 7.37，PaO_2 97.8 mmHg，$PaCO_2$ 35 mmHg，HCO_3^- 浓度 21.2 mmol/L。WBC 7.36×10⁹/L，中性粒细胞占 68.3%。

问题：

1. 该患者的医疗诊断有哪些？

2. 结合病史，初步判断该患者出现了哪些慢性并发症？

3. 患者出现该并发症的危险因素有哪些？引起该患者并发症的原因是什么？

4. 如何做好该并发症的预防？

5. 该患者的生活方式需要干预吗？如何干预？

糖尿病（diabetes mellitus，DM）是一组由多病因引起的胰岛素分泌不足和（或）作用缺陷，以慢性高血糖为特征的代谢疾病。

一、护理评估

（一）健康史

1 型糖尿病是由遗传和环境共同作用引起的胰岛素分泌减少或缺乏的一种自身免疫性疾病。2 型糖尿病与遗传和环境的关系更为紧密，是由冠心病、高血压、高血脂、肥胖等引起的胰岛素抵抗所致。

（二）身体评估

1. 代谢紊乱症候群　多尿、多饮、多食、体重减轻、口渴、皮肤瘙痒和疲乏等。

2. 急性并发症

（1）糖尿病酮症酸中毒（diabetic ketoacidosis，DKA）　①诱因：感染（以呼吸道、泌尿道感染多见）、治疗中断、饮食不当、妊娠、分娩、创伤、麻醉、手术、严重刺激引起机体应激。②临床表现：好发于 1 型糖尿病，早期糖尿病原有症状加重，典型表现为呼吸深快伴烂苹果味（丙酮味）、脱水征、晚期有意识障碍、反射迟钝甚至消失的表现。③血糖、血酮增高，血酸性增强。

（2）高血糖高渗状态（HHS）　①诱因：感染、急性胃肠炎、胰腺炎、脑卒中、药物副作用等。②临床表现：严重高血糖、高血浆渗透压、脱水而无显著的酮症酸中毒，常有不同程度的意识障碍。③血糖、血钠、血浆渗透压增高明显。

（3）低血糖　表现为头晕、心悸、出汗、饥饿感、软弱无力、面色苍白、肌肉颤抖，严重者抽搐、昏迷等。

3. 慢性并发症

（1）大血管病变　冠心病、脑血管病、肾动脉硬化、肢体动脉硬化，其中心脑血管病是导致患者死亡的主要原因。

（2）微血管病变　糖尿病肾病（1 型糖尿病患者死亡的主要原因）；视网膜病变（失明的主要原因之一）；神经病变（以周围神经病变最常见，早期表现为肢端感觉异常或疼痛）；糖尿病足。

（三）实验室及其他检查

1. 血糖　确诊的依据。常测空腹血糖（FPG≥7.0 mmol/L），或餐后 2 小时血糖（不少于 11.1 mmol/L），或口服葡萄糖耐量试验（OGTT）中血浆葡萄糖：2 hPG 在 7.8～11.0 mmol/L 为耐量降低（IGT），2 hPG≥11.1 mmol/L 为糖尿病。

2. 糖化血红蛋白（HbA1c）　正常人为 3％～6％，反映患者近 8～12 周平均血糖水平。

3. 血浆胰岛素和 C 肽测定　评估胰腺功能，鉴别 1 型、2 型糖尿病。

4. 血脂　判断病情控制情况，调节饮食和调脂治疗的依据。

（四）心理社会评估

评估患者是否会因为糖尿病需终生治疗，需限制饮食，可能出现急、慢性并发症等，而产生焦虑、抑郁等心理问题，或对治疗缺乏信心或依从性较差，不能积极有效应对。评估患者对疾病的了解程度和产生的心理问题，家庭成员对糖尿病的认识程度，对患者的态度，以及患者所在社区的医疗保健服务状况等。

二、护理诊断

1. 营养失调：低（高）于机体需要量　与胰岛素绝对或相对不足导致营养物质代谢紊乱有关。

2. 有感染的危险　与高血糖、脂代谢紊乱、营养不良、微循环障碍等因素有关。

3. 知识缺乏　缺乏糖尿病的防治和自我保健的知识。

4. 潜在并发症　视网膜病变、酮症酸中毒、高渗性非酮症糖尿病昏迷。

三、护理措施

(一)合理安排饮食

1. 计算总热量并合理配比

(1)总热量　成年人在休息状态下每千克体重给予 25～30 kcal。根据标准体重及工作性质,轻体力劳动者给予 30～35 kcal;中度体力劳动者给予 35～40 kcal;重体力劳动者给予 40 kcal 以上。三餐总热量可按患者进餐习惯分为早、中、晚餐各 1/3 或 1/5、2/5、2/5 分配。

(2)营养素的合理配比　将总热量换算为三大营养物质:糖类占总热量的 50%～60%,每日 200～300 g;蛋白质不超过总热量的 15%;脂肪占总热量的 30%。

2. 膳食调配注意事项

①饮食中限制糖、水果、蜂蜜、巧克力、果汁类甜食和酒类;②蛋白质来源至少有 1/3 来自动物蛋白质,以保证必需氨基酸供给;③少食胆固醇含量高的动物内脏、全脂牛奶、蛋黄、鱼子等;④烹调应以植物油为主,限制动物脂肪的摄入;⑤食盐用量每日不超过 6 g,高血压者应少于 3 g;⑥每日纤维摄入量多于 40 g,增加粗粮、豆类和绿叶蔬菜的比例,有利于肥胖者减轻体重。

(二)指导运动疗法

1. 血糖在 16.7 mmol/L 以下者和 2 型糖尿病肥胖者,以及 1 型糖尿病稳定期患者应做有氧运动,可结合患者的爱好选择,如散步、打太极拳、做体操、慢跑等运动。

2. 最大活动量,用心率估算,简易计算为:心率＝170－年龄。运动量和运动时间遵循循序渐进、适度原则,应持之以恒,切忌随意中断。每次大于 30 分钟,每周运动达到 3 次,可根据患者的具体情况增减。

3. 运动最好在饭后 1 小时进行。运动中出现饥饿感、心慌、出冷汗、头晕及四肢无力等低血糖反应,应立即停止运动,并进食,一般在休息 10 分钟左右即可缓解,若不能缓解,应立即送医院治疗。

4. 脑卒中或心肌梗死的糖尿病患者,应避免剧烈运动。运动时血压上升,可诱发玻璃体和视网膜出血,应注意有无视物模糊,如有应及时就诊。

5. 运动时需穿合适的鞋袜,运动后要检查双足,查看有无损伤。

6. 不可独自爬山、游泳等。

7. 运动时随身携带糖尿病卡,卡上写有本人的姓名、年龄、家庭住址、联系方式和病情以备急需。

(三)病情观察

1. 定期监测血糖、糖化血红蛋白、血脂、血压、眼底、体重等,了解病情的变化。

2. 观察有无感染、食欲减退、恶心、呕吐、嗜睡、呼吸加快加深、呼气呈烂苹果味、脱水等酮症酸中毒表现,有无嗜睡、幻觉、定向障碍、偏盲、偏瘫甚至昏迷等高渗性非酮症糖尿病昏迷的症状,有无心、肾、眼底损伤及四肢麻木等周围神经炎表现。

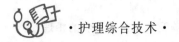

（四）预防及控制感染

注意个人卫生,用中性肥皂和温水清洁皮肤,勤洗澡,按摩皮肤,勿抓破皮肤;护理操作时应严格遵守无菌操作技术。

（五）足部护理

1. 保持足部清洁　每晚用 40 ℃以下的温水洗脚。

2. 避免足部受伤　鞋袜宽松合脚,透气性好,忌穿高跟鞋;剪指甲时注意不要剪得太深,以免伤及甲沟;勿自挑或到非正规洗脚店挑老茧或鸡眼等脚部病变;不要光脚走路。

3. 促进足部循环　戒烟;保暖。

（六）视力损伤时的护理

患者视物模糊时,应减少活动,避免用力排便,防止视网膜剥离;视力下降时,注意加强日常生活的代偿支持和安全护理;失明时,移去家中不必要的障碍物,鼓励患者尽快适应失明状态,生活自理。

（七）酮症酸中毒的防护

1. 糖尿病患者应根据病情、饮食和运动情况及时调整胰岛素用量,不能突然停用或减少用量;避免感染、精神创伤及过度劳累。

2. 观察有无口渴、多饮、多尿、食欲减退、恶心、呕吐、头痛、烦躁、嗜睡、呼吸深快、呼吸有烂苹果味、昏迷等。一旦发现应立即通知医生处理,积极配合抢救。①寻找并避免诱因。②患者应绝对卧床休息,安排专人护理。③密切观察生命体征的变化,记录神志、瞳孔的变化。正确记录每日液体出入量,及时测血糖、血酮体、尿糖、尿酮、CO_2结合力（CO_2 CP）、酸碱性、血钾等。④迅速建立静脉通路,遵医嘱补液、给药。

（八）用药护理

1. 口服降血糖药　①磺脲类药物:应饭前半小时服用,监测副作用,如低血糖、胃肠道反应、皮肤瘙痒、肝功能损害、血细胞减少等。②双胍类:餐中或餐后服药,监测副作用如胃肠道反应。③α-葡萄糖苷酶抑制剂:应在进食第一口食物后服用,常见不良反应为腹胀、排气增多或腹泻。④瑞格列奈:应在餐前服用,不进餐不服药。⑤胰岛素增敏剂:主要不良反应为水肿,有心力衰竭或肝病者慎用或禁用。

2. 胰岛素　注意胰岛素的副作用。①低血糖反应是最主要的不良反应,一旦发生应立即服糖水或进食含糖量高的食物;神志不清者应立即送医院,静脉注射 50％葡萄糖 40～60 mL。②过敏反应:由于胰岛素是一种蛋白质,当制剂不纯时可引起过敏反应,如荨麻疹、血管神经性水肿,甚至过敏性休克。处理措施包括更换胰岛素制剂种类,使用抗组胺药和糖皮质激素等,出现严重过敏反应者需停止或暂时中断胰岛素治疗。③注射部位皮下脂肪萎缩、硬结:应取皮肤松软部位注射,如上臂外侧、臀部、大腿前侧及外侧、腹部（避开脐及膀胱）和腰部均可。以上部位可按序轮换选择,每次注射要离上次注射处至少 3 cm,重复注射部位要间隔 8 周以上方可。应将胰岛素注射于皮下脂肪组织的深层。注射后局部热敷,可促进吸收,防止皮下脂肪萎缩、硬结。

（九）心理护理

关心患者，理解其焦虑和消极情绪。耐心向患者解释病情，告知患者糖尿病虽然不能根治，但通过终生治疗、控制饮食、适当体育锻炼、遵医嘱用药，能有效避免并发症，正常生活和长寿，消除患者的紧张和顾虑。

（十）健康指导

1. 解释严格控制饮食的重要性。

2. 让患者了解体育锻炼的意义，并掌握体育锻炼的方法和注意事项。

3. 指导患者按医嘱服用降血糖药。

4. 教会患者及家属测尿糖、血糖，胰岛素抽吸、注射技术及饮食量、降血糖药剂量的调整方法。

5. 指导患者定期复查。一般每2～3个月复查糖化血红蛋白，每1～3个月测体重1次，以了解病情控制情况，及时调整用药剂量。每年定期检查眼底、心血管、肾及神经系统功能，以早期发现慢性并发症，及时治疗。

6. 随身携带糖尿病治疗卡，以便发生紧急情况时，能得到及时救治。

四、护理评价

1. 患者营养状况改善，体重恢复或接近正常，血糖控制稳定或较好。

2. 患者无感染发生或发生时及时发现和控制。

3. 足部无破溃、感染等发生，局部血液循环良好。

4. 无糖尿病急性并发症或低血糖发生，或发生时得到及时纠正和控制。

五、实训技能

血糖测量技术

项　　目	实 训 内 容	评分标准
【目的】	监测患者血糖，为疾病诊断、治疗、护理提供依据。	5
【准备】	1. 护士准备：护士着装规范、洗手、戴口罩。 2. 环境准备：病房安静、整洁、整齐，光线充足。 3. 用物准备：治疗盘（内放75%酒精、棉签）、血糖仪（密码与试纸一致）、试纸（在有效期内）、记录单、一次性采血针。	20
【操作步骤】	1. 核对医嘱。 2. 携用物至患者床旁，查对，做好解释，取得合作。 3. 协助患者准备并清洁双手，取舒适体位。 4. 采血手下垂摆动10次促进血液循环（冬天采用此法，夏天可略）。 5. 用75%酒精消毒采血部位，待干。 6. 插入试纸条，开机。 7. 绷紧皮肤，采血针紧贴皮肤按下。 8. 弃去第一滴血液（用棉签抹去），用第二滴血充满试纸的指定区域。	60

项　目	实训内容	评分标准
【操作步骤】	9. 用无菌干棉签按压穿刺处,直至不出血。 10. 再次查对,读数并告知患者。 11. 推出试纸、关机。 12. 整理床单位,交代注意事项。 13. 按医院感染管理科要求处理用物,清洁血糖仪,洗手。 14. 记录:包括被测试者姓名、测定日期、时间、测定结果、单位、检测者签名等。	60
【效果评价】	1. 护患沟通良好,患者做好准备,能密切配合。 2. 详细指导患者掌握自我监测血糖的技术和注意事项。 3. 操作过程规范、准确、安全。	15
【注意事项】	【健康指导】 1. 告知患者血糖监测目的,取得合作。 2. 指导末梢循环差的患者将手下垂摆动。 3. 对需要长期监测血糖的患者,指导患者掌握自我监测血糖的技术和注意事项。 【注意事项】 1. 严格执行无菌技术操作,测血糖前,确认血糖仪上的号码与试纸号码是否一致。 2. 采血前局部加温或手臂下垂以增加采血量。 3. 快速血糖测定的为末梢毛细血管全血的血糖,部位通常采用指尖、足跟两侧,水肿或感染的部位不宜采血。 4. 针刺部位尽量不选择指腹,应选择手指尖两侧,部位要交替更换。 5. 根据患者皮肤情况选择针刺深浅度。 6. 采血时禁止过分挤压,应从掌根向指尖挤,切忌挤压针刺处,以防挤出组织液影响血糖结果。 7. 不要触摸试纸的滴血区、测试区。滴血量应使试纸测试区完全变成红色。 8. 确认患者手指酒精干透后实施采血。 9. 严重贫血、水肿、脱水、末梢循环不良及采血部位的损伤均影响结果。	

胰岛素注射笔操作技术

项　目	实训内容	评分标准
【目的】	将胰岛素剂量准确地注射到皮下,确保用药安全。	5
【准备】	1. 护士准备:护士着装规范、洗手、戴口罩。 2. 物品准备:治疗盘内放置 75% 酒精、棉签、胰岛素、胰岛素笔、弯盘。 3. 环境准备:环境安静、整洁,温湿度适宜。 4. 患者准备:向患者及家属解释胰岛素注射的目的、过程、必要性等并取得配合。	20

续表

项 目	实 训 内 容	评分标准
【操作步骤】	1. 核对胰岛素笔芯名称、有效期、质量,冰箱内取出的胰岛素需提前30分钟取出复温。 2. 检查并安装胰岛素的笔芯,消毒,待干后安装针头。 3. 备齐用物至患者床旁,核对患者,再次向患者解释。 4. 选择并检查注射部位,消毒注射部位待干。 5. 预混胰岛素使其充分混匀;取下护针帽,检查针头质量,排尽笔芯内的空气。 6. 调节注射剂量。 7. 再次核对患者、注射剂量及剂型。 8. 选择合适的注射手法(捏皮及进针的角度)。 9. 准确注入剂量。 10. 针头停留在皮肤内至少10秒。 11. 拔出针头,再次检查针头是否完整,规范处置针头。 12. 安置患者于舒适卧位,整理用物,终末处理。 13. 记录,交代注意事项。	60
【效果评价】	1. 护患沟通良好,患者做好准备。 2. 患者安全,主动配合。 3. 操作过程规范、准确,操作达到治疗目的。	15
【注意事项】	1. 严格执行查对制度。 2. 选择正确的注射部位,用75%酒精消毒,不同部位胰岛素吸收速度由快到慢依次为腹部、上臂、大腿前外侧、臀部。注射部位应有计划地更换,以利于胰岛素的吸收。 3. 注射完毕保持至少10秒后拔针,以免药液渗出导致剂量不准确。 4. 每次注射前排尽空气(预混胰岛素应先摇匀再排尽)。 5. 注射后应检查剂量显示窗,确认读数已回零。 6. 注射悬浮性胰岛素制剂时,如在笔芯的显示窗可见笔芯橡皮活塞,应及时更换笔芯。 7. 注射完毕,立即取下针头,置入锐器盒。	

🧑 案例讨论12-2

1. 在教师的引导下,学生对案例导入12-2进行分组讨论。
2. 学生以组为单位写出案例讨论报告交教师批阅。
3. 教师点评、归纳总结。

项目十三　神经系统疾病患者的护理

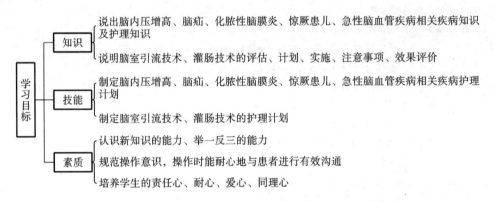

学习目标
- 知识
  - 说出脑内压增高、脑疝、化脓性脑膜炎、惊厥患儿、急性脑血管疾病相关疾病知识及护理知识
  - 说明脑室引流技术、灌肠技术的评估、计划、实施、注意事项、效果评价
- 技能
  - 制定脑内压增高、脑疝、化脓性脑膜炎、惊厥患儿、急性脑血管疾病相关疾病护理计划
  - 制定脑室引流技术、灌肠技术的护理计划
- 素质
  - 认识新知识的能力、举一反三的能力
  - 规范操作意识，操作时能耐心地与患者进行有效沟通
  - 培养学生的责任心、耐心、爱心、同理心

任务一　颅内压增高及脑疝患者的护理

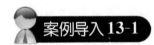

案例导入 13-1

患者，男，62岁，因剧烈咳嗽后出现剧烈头痛、呕吐2小时入院。查体：T 37 ℃，P 80次/分，R 20次/分，BP 160/90 mmHg。意识清楚。右侧眼睑下垂。右侧瞳孔直径 8 mm，间接对光反射消失，左侧瞳孔直径 4 mm，对光反射存在，颈项强直，克氏征（＋）。腰椎穿刺引流出血性脑脊液，测得颅内压 280 mmH_2O。初步诊断为"颅内动脉瘤、蛛网膜下腔出血"。

问题：

1. 为进一步明确诊断需要做哪些检查？

2. 患者颅内压正常吗？如何进行病情观察？

3. 患者瞳孔变化的原因是什么？

颅内压是指颅内容物对颅腔壁所产生的压力。正常成人颅内压为 70~200 mmH_2O(0.7~2.0 kPa)，儿童颅内压为 50~100 mmH_2O(0.5~1.0 kPa)。当颅腔内容物的体积增加或颅腔容积缩小，使颅内压持续高于 200 mmH_2O(2.0 kPa)时，称为颅内压增高。当颅内压增高到一定程度时，脑组织从高压区向低压区移位，导致脑组织、血管及颅神经等重要结构受压和移位，从而出现一系列严重临床症状，称为脑疝。

脑疝分为小脑幕切迹疝、枕骨大孔疝、大脑镰下疝。

一、护理评估

（一）健康史

颅内压增高常见病因有颅脑损伤、颅内原发或转移的肿瘤、脑血管疾病、脑积水或颅内炎症等。评估时应从以下几个方面进行评估。

1. 年龄　小儿颅缝未完全闭合、老年人脑组织萎缩，所以颅内压增高症状出现晚。

2. 病程及病变部位　病变进展速度越快，颅内压增高表现越明显；位于颅中线和颅后窝的病变、颅内大静脉附近的病变颅内压增高症状出现早。脑组织损伤、炎症、缺血缺氧、中毒、尿毒症及肝性脑病等可导致脑水肿，使脑组织体积增加，导致颅内压增高，并形成恶性循环。

评估时，注意询问患者年龄、性别、职业；了解有无头部外伤、颅内感染、脑肿瘤、高血压及肝硬化的病史；有无其他全身严重性疾病，如尿毒症、肝性脑病、菌血症、酸碱平衡失调；了解有无便秘、剧烈咳嗽、呼吸道梗阻、癫痫等可致颅内压急骤增高的因素。

（二）身体评估

1. 颅内压增高"三主征"　头痛、呕吐、视神经乳头水肿是颅内压增高的典型表现。头痛是最早和最主要的症状。多位于前额及颞部，以清晨和夜间为重。头痛程度随颅内压增高而进行性加重，咳嗽、打喷嚏、用力、弯腰时可加重。呕吐多呈喷射状，常出现在头痛剧烈时。易发生于饭后，但与饮食无关，可伴恶心。视神经乳头水肿是颅内压增高的主要体征。

2. 进行性意识障碍，可伴有瞳孔散大、对光反射消失、发生脑疝、去大脑强直等，注意评估有无意识障碍及程度。

3. 颅内压增高早期代偿时可出现典型的库欣反应，表现为"两慢一高"即心率减慢、呼吸深慢、动脉血压升高。晚期失代偿时血压下降，脉搏快，呼吸浅快不规则，严重者发生呼吸、循环衰竭，注意评估生命体征有无改变。

4. 其他症状和体征　一侧或双侧展神经麻痹和复视；头皮和额眶部浅静脉扩张、小儿前囟饱满隆起。

5. 脑疝表现　①小脑幕切迹疝：表现为剧烈头痛、频繁呕吐、烦躁不安、意识障碍进行性加重，患侧瞳孔短暂缩小后逐渐扩大，病变对侧肢体自主活动减少或消失，生命体征紊乱，最后呼吸、循环衰竭。②枕骨大孔疝：表现为剧烈头痛和频繁呕吐，颈项强直，瞳孔忽大忽小。生命体征紊乱出现早，意识障碍发生晚，早期即可发生呼吸骤停而死亡。

（三）实验室及其他检查

1. 影像学检查　CT和MRI能显示病变的位置、大小和形态，对判断引起颅内压增高的原因有重要参考价值。脑血管造影或数字减影血管造影是颅内血管瘤的首选检查。

2. 腰椎穿刺　腰椎穿刺可直接测定颅内压，但对明显颅内压增高者，穿刺有诱发

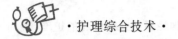

急性脑疝的危险。

3. 颅内压监测　持续的颅内压监测,为指导药物治疗和选择手术时机提供参考。

4. 眼科检查　眼底检查、光学相关断层扫描可观察视乳头和视神经,判断有无视乳头水肿、视神经萎缩。

（四）心理社会状况评估

了解患者和家属对颅内压增高的治疗方法、可能发生的并发症、预后的认知程度及所产生的心理反应;了解家庭经济状况及可利用的社会资源。

二、护理诊断

1. 疼痛　与颅内压增高引起头痛有关。
2. 脑组织灌注量改变　与颅内压增高、脑水肿有关。
3. 有体液不足的危险　与频繁呕吐、应用脱水剂有关。
4. 潜在并发症　脑疝、窒息、心搏骤停等。

三、护理目标

1. 患者脑组织灌注正常,未因颅内压增高造成脑组织进一步损害。
2. 体液恢复正常,生命体征平稳,无脱水症状和体征。
3. 未出现脑疝或出现脑疝征象时被及时发现和处理。

四、护理措施

（一）治疗原则

积极处理原发病,降低颅内压,发生急性脑疝时,应紧急手术处理。

1. 非手术治疗　适用于原因不明或一时不能解除病因者。包括脱水治疗、激素治疗、辅助过度换气、冬眠低温治疗、脑脊液体外引流术、对症治疗等。

2. 手术治疗　如手术切除颅内肿瘤;脑积水者行脑脊液分流术;颅内血肿者行血肿清除术;脑疝形成时及时采用减压术等。

（二）预防颅内压增高

降低颅内压,减轻脑水肿,维持正常的脑组织血流灌注。

1. 休息与体位　保持病房安静舒适,勿用力坐起或提重物,避免情绪剧烈波动、用力排便和剧烈咳嗽。床头抬高 $15°\sim30°$,颈部不要过伸或过屈。昏迷患者可取侧卧位,利于呼吸道分泌物排出。

2. 通气与吸氧　保持气道通畅,持续或间断吸氧,有助于降低颅内压,维持 PaO_2 在 $90\sim100$ mmHg。

3. 饮食与补液　神志清醒者给予低盐饮食;频繁呕吐者禁食;不能进食者,成人每天输液量控制在 $1500\sim2000$ mL,其中等渗盐水不超过 500 mL,保持每日尿量不少于 600 mL,并且应控制输液速度,以防加重脑水肿。

4. 维持体温　高热可使机体代谢率增高,加重脑缺氧和脑水肿,应及时采取有效措施降温。遵医嘱为患者实施亚低温冬眠疗法。

（三）用药护理

脱水剂常用 20％甘露醇 250 mL，在 15～30 分钟内快速静脉滴注，每日 2～4 次，静注后 10～20 分钟颅内压开始下降，维持 4～6 小时。若同时使用利尿剂，降低颅内压效果更好，如呋塞米（速尿）20～40 mg，每日 2～4 次。

（四）病情观察

1. 意识状态　意识反映大脑皮质和脑干的功能状态，是分析病情进展的重要指标。传统分法将意识状态由轻到重依次分为清醒、模糊、浅昏迷、昏迷、深昏迷。格拉斯哥昏迷评分（GCS）总分 15 分表示意识清醒，8 分以下为昏迷，最低 3 分，分数越低表示意识障碍越严重。

2. 生命体征改变　包括脉搏的频率、节律、强度，血压及脉压的变化，呼吸的节律和深度。若血压升高、脉搏缓慢而有力、呼吸深慢，提示颅内压增高早期。

3. 瞳孔改变　正常瞳孔等大、等圆，在自然光下直径 3～4 mm，直接、间接对光反应灵敏。颅内病变压迫动眼神经会出现患侧瞳孔散大、对光反应迟钝或消失；一侧小脑幕切迹疝时，患侧瞳孔对光反射消失，依次缩小、增大、进行性散大，伴上睑下垂，眼球外斜、散大固定，晚期对侧瞳孔也随之散大；枕骨大孔疝的瞳孔改变往往在呼吸循环障碍之后，表现为瞳孔忽大忽小，对光反射消失。

4. 颅内压监护　将导管或微型压力感受器探头置于颅腔内，用记录器连续描记颅内压力曲线，可随时了解颅内压情况。监护时间以 1 周为宜，患者保持平卧或床头抬高 10°～15°。

5. 脑疝　注意观察有无脑疝发生的征象。颅内压增高的患者出现剧烈头痛、频繁呕吐，伴有烦躁不安、嗜睡、昏迷等意识障碍逐渐加重的表现时，应警惕脑疝发生的可能。瞳孔改变是脑疝的重要体征。脑疝致脑干受压，生命中枢功能紊乱或衰竭，患者可出现高热或体温不升、心率减慢或不规则、血压忽高忽低、呼吸不规则、大汗淋漓、面色潮红，最后因呼吸、循环衰竭而死亡。小脑幕切迹疝的特点是先有意识、瞳孔改变和肢体运动障碍，后期出现呼吸、循环功能障碍；枕骨大孔疝的特点是颈项强直，早期出现呼吸、循环功能障碍，而瞳孔变化和意识障碍出现较晚。

（五）维持体液平衡

1. 呕吐的护理　及时清理呕吐物，防止误吸，观察并记录呕吐物的量和性质。

2. 脱水治疗的护理　脱水剂的使用可使钠、钾等排出增加，引起电解质紊乱，应密切观察，遵医嘱适当补充。

3. 观察记录　观察记录 24 小时液体出入量，注意患者的脱水症状和电解质、酸碱平衡状况。

（六）心理护理

及时发现患者的心理异常和行为异常，查找并去除病因，协助患者对人物、时间、地点、定向力的辨识。介绍疾病有关的知识和治疗方法，消除疑惑和误解，有助于改善患者的心理状况。

（七）健康教育

1. 疑有颅脑外伤或颅脑肿瘤患者，出现原因不明的进行性加重的头痛、剧烈头痛

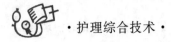

伴有呕吐、伴有意识障碍等情况时,应及时就医。

2. 指导颅内压增高的患者避免剧烈咳嗽、便秘、提重物等,防止因颅内压骤然升高而诱发脑疝。避免单独外出,以防发生意外。

3. 康复训练 对有神经系统后遗症的患者要针对不同的心理状态进行心理护理,调动患者潜在代偿能力,鼓励患者积极参与各项治疗和功能训练,如肌力训练、步态平衡训练、膀胱功能训练等,最大程度地恢复其生活能力。

五、护理评价

1. 患者头痛是否减轻或消失,舒适感是否增强。

2. 颅内压增高症状是否得到缓解,意识状态是否得到改善。

3. 是否生命体征平稳、体液平衡。

4. 是否发生脑疝,或及时发现和处理。

5. 呼吸道是否通畅,有无并发肺部感染。

六、实训技能

脑室引流护理

项　　目	实 训 内 容	评 分 标 准
【目的】	1. 保持脑室引流管通畅,维持正常颅内压。 2. 防止逆行感染。 3. 便于观察脑室引流液的性状、颜色、量。 4. 适应证:梗阻性脑积水,脑室内出血,颅内感染,脑脊液漏,高颅压或脑疝患者的急救。	5
【准备】	1. 护士准备:护士着装规范、洗手、戴口罩。 2. 物品准备:治疗车,无菌治疗盘,新引流袋,换药碗2个,纱布多张,棉球多个,无菌治疗巾2张,棉签,安尔碘,量尺,弯盘,无齿血管钳,无菌手套。 3. 环境准备:环境清洁、安静、安全、舒适,减少人员走动,必要时用屏风遮挡。 4. 患者准备:协助患者采取便于操作的合适体位。	20
【操作步骤】	1. 解释:讲解配合方法。 2. 床位准备:移床位,取下床头。 3. 消毒引流管:用无齿血管钳夹住引流管近端,消毒引流管接口(向上和向下消毒),打开包住引流管接口处的无菌纱布,戴无菌手套,铺治疗巾于管下。 4. 消毒接口,由近到远,断开,再次消毒引流管接口周围,接新引流袋。 5. 用无菌纱布包住接头处,胶布固定。	60

续表

项　目	实 训 内 容	评分标准
【操作步骤】	6. 脱手套,取下治疗巾,再铺巾于头下方,测量引流管最高点位置,距侧脑室平面上约 15 cm,做好标记,固定,松开止血钳,观察引流情况,在引流袋上注明更换时间。 7. 再次查对,协助取舒适体位,交代注意事项。 8. 妥善安置患者。 9. 整理床单位,用物处理符合医院感染管理科要求。 10. 洗手,记录引流液的颜色、性质和量。	60
【效果评价】	1. 护患沟通良好,患者做好准备。 2. 详细指导患者引流期间的注意事项:引流管保持密闭状态;带管活动时,引流瓶要低于伤口位置,防止逆行感染。 3. 操作过程规范、准确、安全。	15
【注意事项】	1. 严密观察患者的意识、瞳孔及生命体征变化。 2. 严格执行无菌操作,每日更换引流袋,预防感染,妥善固定,引流管开口需高于侧脑室 10～15 cm,以维持正常的颅内压。 3. 严密观察并记录引流液的颜色、性状和量;正常脑脊液无色透明,无沉淀,术后 1～2 天脑脊液可略呈血性,以后转橙黄色,脑室引流不宜超过 7 天,若引流液由清亮变混浊,伴有体温升高可能发生颅内感染,应及时报告医生。 4. 注意保持引流管通畅,引流管不可受压、扭曲、打折。适当限制患者头部活动范围,患者翻身及治疗活动时,动作应轻柔,先保护好引流管,避免牵拉,以免脱出。搬运患者时应将引流管夹闭,以免管内脑液反流入脑室。 5. 正常脑液每日分泌量为 400～500 mL,每日引流量以不超过 500 mL 为宜,注意引流过度的表现:出汗,头痛,恶心,心动过速。颅内感染患者脑脊液分泌过多,引流量可相应增加,但应注意保持水、电解质平衡。 6. 针对患者的精神症状,如躁动等,应给予适当的约束。	

 案例讨论13-1

(1) 每 4～6 人一组,在教师的引导下,学生对案例导入 13-1 进行分组讨论。
(2) 每组学生写出案例讨论报告,交给教师批阅。
(3) 教师点评,归纳总结。

▎任务二　化脓性脑膜炎患儿的护理 ▎

案例导入13-2

8 个月男婴,因发热、咳嗽 5 天,呕吐 2 天,今突然抽搐 3 次而入院。当地医院按

"上呼吸道感染"用青霉素治疗无明显好转。出生后已接种卡介苗。查体：体温 38.9 ℃，嗜睡，前囟饱满，颈有抵抗感，双肺少许细湿啰音，巴氏征（＋）、克氏征（－）、布氏征（－），血常规：白细胞 $17×10^9/L$，中性粒细胞 0.66，淋巴细胞 0.34。脑脊液：外观混浊，白细胞 $1000×10^6/L$，中性粒细胞 0.7，淋巴细胞 0.3，蛋白质 1500 mg/L，糖 1.3 mmol/L，氯化物 105 mmol/L。诊断为化脓性脑膜炎。

问题：

1. 化脓性脑膜炎最常见的感染途径是什么？

2. 对诊断化脓性脑膜炎最有诊断意义的检查是什么？

3. 根据临床资料，请列出该患儿现存的主要护理诊断，并制定相应的护理措施。

化脓性脑膜炎简称化脑，又称细菌性脑膜炎，是指由各种化脓性细菌感染引起的以脑膜炎症为主的中枢神经系统急性感染性疾病。临床上以发热、头痛、呕吐、惊厥、意识障碍、脑膜刺激征阳性和脑脊液呈化脓性改变为特点。本病以婴幼儿多见，冬春季好发，病死率较高，神经系统后遗症较多，早期诊断和治疗是降低本病死亡率和后遗症发生率的关键。

一、护理评估

（一）健康史

根据以下内容详细评估患儿健康史。

1. 病原体 多数化脓性细菌可引起脑膜炎。在我国以脑膜炎双球菌、肺炎链球菌和流感嗜血杆菌多见，其次为大肠杆菌、金黄色葡萄球菌等。

2. 易感因素 小儿（尤其是新生儿和婴幼儿）机体免疫力较弱、血脑屏障功能发育尚不完善是化脑易发于婴幼儿的主要原因；长期营养不良、先天性免疫缺陷病、先天性或后天性获得性神经与皮肤解剖异常的小儿，也是易患化脑的高危人群。

3. 感染途径 细菌可通过多种途径到达脑膜。目前认为多数病例由化脓性细菌在上呼吸道、消化道、皮肤等处形成化脓性细菌感染病灶后，致病菌由局部感染病灶进入血流，然后经血液循环透过血脑屏障侵入脑引起脑膜和脑组织炎症性病变。少数病例亦可因患中耳炎、乳突炎、鼻窦炎、脑脊膜膨出，或发生头颅骨折，细菌直接蔓延到脑膜所致。

（二）身体状况

1. 全身感染中毒症状 起病急，高热、烦躁不安及进行性意识障碍，反复惊厥发作。

2. 颅内压增高的表现 年长儿较典型，主要表现为剧烈头痛和频繁喷射性呕吐、视乳头水肿；婴儿前囟饱满、张力增高，颅缝增宽、头围增大。重症患儿合并脑疝时有呼吸不规则、意识障碍加重、瞳孔不等大等。

3. 脑膜刺激征阳性 表现为颈项强直、克氏征、布氏征阳性。

新生儿和小婴儿化脓性脑膜炎缺乏典型的症状和体征。可无发热甚至体温不升；颅内压增高症表现不明显，仅见前囟紧张或颅骨缝增宽，可见嗜睡、少动、不哭或哭声微弱、吸乳无力、拒食、吐奶、尖叫、双目凝视、肌张力低下等；脑膜刺激征很少出现。

（三）实验室及其他检查

1. 血常规检查 白细胞计数明显增高,分类以中性粒细胞为主,可占 80% 以上,其中可见中毒颗粒;严重感染时,特别是新生儿化脓性脑膜炎,白细胞计数也可减少;流感嗜血杆菌性脑膜炎患儿可迅速出现贫血。

2. 脑脊液常规检查 典型患儿的脑脊液外观混浊;压力增高;白细胞计数显著增加,多在 $1000 \times 10^6/L$ 以上,以中性粒细胞为主;糖、氯化物含量降低,蛋白质含量增加,多在 $1.0\ g/L$ 以上。

3. 病原学检查 脑脊液细菌涂片及培养是早期、快速确定致病菌最简便、可靠的方法;血培养和局部病灶分泌物培养对确定致病菌有参考价值。

4. 影像学检查 对疑有并发症的患儿,应尽快进行头颅 CT 或核磁共振检查,前囟门未闭者可行 B 超检查,可发现侧脑室扩大、硬脑膜下积液、脑室炎和脑水肿等。

（四）心理社会评估

评估患儿及家长对疾病预后、拟采取的治疗护理措施是否了解,有无恐惧、焦虑心理;评估家庭功能、经济状况,对患儿的关怀度情况;评估患儿家庭所在社区的医疗保健服务情况。

二、护理诊断

1. 体温过高 与细菌感染有关。
2. 潜在并发症 颅内高压症。
3. 营养失调:低于机体需要量 与摄入不足、机体消耗增多有关。
4. 有受伤的危险 与抽搐有关。
5. 恐惧(家长) 与预后不良有关。

三、护理目标

1. 患儿体温维持在正常范围。
2. 患儿颅内压能维持正常。
3. 患儿的营养满足机体的需要。
4. 患儿不发生受伤。
5. 患儿家长能用正确的态度对待疾病,主动配合各项治疗和护理,恐惧感减轻。

四、护理措施

（一）维持体温正常

保持病室安静,温湿度适宜,嘱患儿绝对卧床休息,监测体温,体温超过 38.5 ℃时,及时给予物理降温或药物降温。

（二）建立静脉通路,遵医嘱给予抗生素

1. 用药原则 ①选择既对致病菌高度敏感又容易通过血脑屏障在脑脊液中达到有效浓度的抗生素;②早期、联合、足量、足疗程、静脉给药;③联合用药时应注意药物

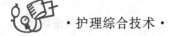

之间的相互作用及药物的副作用。

2. 药物选择　①致病菌未明者:可选用氨苄青霉素或氯霉素,也可氨苄青霉素与大剂量青霉素联合使用。目前主张选用抗菌谱广、疗效好、对血脑屏障通透性较高的第三代头孢菌素类,如头孢曲松钠或头孢噻肟钠。②致病菌明确者:应参照细菌药物敏感试验结果选用抗生素。

3. 疗程　流感嗜血杆菌脑膜炎和肺炎链球菌脑膜炎疗程一般为2～3周;革兰阴性杆菌和金黄色葡萄球菌脑膜炎疗程应达3周以上。如出现并发症或耐药,要酌情更换抗生素或延长疗程。

（三）保证营养供应

制定合理的饮食计划,给予高热量、高蛋白质、高维生素、清淡、易消化的流质或半流质饮食。少量多餐,注意食物的调配。频繁呕吐不能进食者,静脉输液维持水、电解质平衡。

（四）加强护理,防止外伤

协助患儿日常生活护理,保持口腔清洁,做好皮肤护理,适当使用气垫,预防压疮的发生。注意患儿安全,躁动不安或抽搐时防坠床、舌咬伤发生等。

（五）病情观察,防止并发症

1. 监测生命体征,观察有无惊厥、意识改变、瞳孔大小变化,注意颅内压升高、脑疝及呼吸衰竭的发生。

2. 做好抢救药品及器械的准备　准备好氧气、脱水剂、呼吸兴奋剂、吸引器、人工呼吸机等。

（六）健康教育

1. 向患儿及家长介绍病情、用药原则、护理方法、疗效进展,使其主动配合治疗与护理。

2. 多关心、爱护患儿,及时解除患儿的不适,减轻患儿与家长的焦虑,取得其信任。

3. 大力宣传卫生知识,积极锻炼身体,预防上呼吸道感染,按时预防接种,增强机体的免疫力,减少化脓性脑膜炎的发生。

4. 对恢复期和有神经系统后遗症的患儿,应进行功能训练,指导家长根据不同情况给予相应护理。

五、护理评价

经过治疗护理患儿是否达到:体温维持正常;颅内压维持正常;营养满足患儿机体的需要;不发生受伤;患儿家长能用正确的态度对待疾病,主动配合各项治疗和护理,恐惧感减轻。

案例讨论13-2

1. 在教师的引导下,学生对案例导入13-2进行分组讨论。

2. 学生以组为单位写出案例讨论报告交教师批阅。

3. 教师点评、归纳总结。

任务三　惊厥患儿的护理

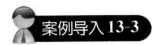
案例导入 13-3

患儿,男,15 个月,因发热 1 天、抽搐 1 次而来院急诊。护理体检:T 39.2 ℃,P 120 次/分,R 32 次/分,发育正常,营养中等,神志清,精神差,咽部明显充血,心、肺、神经系统检查未见异常。当护士正在采集患儿健康史资料时,突然发现患儿头向后仰,意识丧失,两眼凝视,口吐泡沫,面部及双上肢出现阵挛性抽搐。患儿家长惊恐万状,摇晃小儿,希望患儿意识恢复。诊断为"急性上呼吸道感染,高热惊厥"。

问题:

1. 高热惊厥临床表现有何特点?

2. 发生惊厥时,怎么配合医生急救护理?

3. 如何对该患儿家长进行健康教育?

惊厥是指由于神经细胞异常放电引起全身或局部肌群发生不自主的强直性或阵挛性收缩,同时伴有意识障碍的一种神经系统功能暂时紊乱的状态,常见于婴幼儿,是儿科常见急症。

小儿惊厥分感染性和非感染性两大类。感染性主要由颅内感染和颅外感染所致;非感染性主要由颅内疾病和颅外疾病所致。

一、护理评估

(一) 健康史

根据小儿惊厥发病原因,详细评估以下病史及诱因。

1. 出生史　评估新生儿是否有窒息史,新生儿窒息可致缺氧缺血性脑病或颅内出血,而引起惊厥。

2. 喂养史　了解小儿喂养情况,新生儿喂养不及时或不足易发生低血糖,婴儿维生素 D 不足可引起低钙血症,二者均可导致惊厥。

3. 感染史　评估小儿是否患有呼吸系统及消化系统感染、细菌性痢疾、脑炎、脑膜炎等。

4. 中毒史　评估小儿是否有药物或食物等中毒史。

5. 既往史　评估小儿既往有无高热惊厥、癫痫发作病史。

6. 其他病史　评估小儿是否有心肾疾病(如心律失常、急性肾小球肾炎并发的高血压脑病等)、颅脑损伤或畸形、颅内出血或肿瘤等病史。

(二) 身体状况

本症典型表现为突然发生意识丧失,眼球上翻、凝视或斜视,局部或全身肌群出现强直性或阵挛性抽动,持续数秒至数分钟自行停止。新生儿及小婴儿表现不典型。若发作持续超过 30 分钟或 2 次发作间歇期意识不能恢复者称为惊厥持续状态。惊厥发作持续时间过长可因脑缺氧而造成脑水肿甚至脑损伤,引起神经系统后遗症。

高热惊厥主要特点:①多由上呼吸道感染所致;②多见于 6 个月至 3 岁小儿;③惊厥大多发生于急骤高热开始后 12 小时之内;④惊厥发作时间短,一般在 10 分钟之内,发作后短暂嗜睡;⑤在一次发热性疾病中很少连续发作多次,一般无神经系统异常体征,热退后一周脑电图正常;⑥如果一次发热过程中惊厥发作频繁,发作后昏睡、有锥体束征,体温在 38 ℃以下即可引起惊厥,脑电图持续异常,有癫痫家族史者,则日后可能转为癫痫。

(三)实验室及其他检查

根据原发疾病,选做有关实验室检查,如血、尿、粪常规检查,血糖、血钙、血钠、血尿素氮等测定,脑脊液检查,眼底检查,脑电图、颅脑 CT 或磁共振成像等检查。

(四)心理社会评估

评估家长对疾病病因、预后、拟采取的治疗护理措施是否了解,是否有错误的处置方式如大声喊叫、摇晃患儿等情况,评估患儿及家长有无紧张、恐惧、焦虑、自卑等心理;评估家庭功能、经济状况,对患儿的关怀度情况;评估患儿家庭所在社区的医疗保健服务情况。

二、护理诊断

1. 有窒息的危险 与惊厥发作时咳嗽反射和呕吐反射减弱导致误吸或喉肌痉挛有关。

2. 有受伤的危险 与抽搐、意识丧失有关。

3. 体温过高 与感染或惊厥持续状态有关。

4. 知识缺乏 家长缺乏惊厥的急救、护理及预防知识。

5. 恐惧、焦虑 与病情重、预后不良有关。

三、护理目标

1. 患儿生命体征稳定,呼吸道通畅。

2. 患儿不发生受伤。

3. 家长熟悉惊厥的急救、护理及预防知识。

四、护理措施

(一)控制惊厥,防止窒息

1. 惊厥发作时,保持安静,避免一切不必要的刺激,切勿大声喊叫、摇晃、搬动患儿,就地抢救。

2. 保持呼吸道通畅,立即松解衣扣,取去枕仰卧位,头偏向一侧,及时清除呼吸道分泌物及口腔呕吐物,将舌轻轻向外牵拉,防止舌后坠阻塞呼吸道。

3. 遵医嘱给予吸氧。

4. 遵医嘱应用镇静止惊剂,地西泮为抗惊厥首选药物,尤其适用于惊厥持续状态,剂量为每次 0.1~0.3 mg/kg,缓慢静脉注射,半小时可重复一次。对于新生儿,首选药物为苯巴比妥钠,其负荷量为 10 mg/kg,静脉注射,每日维持量为 5 mg/kg。10%的水合氯醛 0.5 mL/kg,一次最大剂量不超过 10 mL,由胃管给药或加等量生理盐水保留灌肠。注意观察记录患儿用药后的反应。

5. 备好急救器械及急救药品。

（二）防止受伤

若患儿发作时倒在地上,应就地将患儿平放,及时将周围可能伤害患儿的物品移开;若在有栏杆的儿童床上发作时,应在栏杆处放置棉垫,同时注意将床上的一切硬物移开,以免造成损伤;对有可能发生皮肤损伤的患儿,应在患儿的手中或腋下垫上纱布,防止皮肤摩擦受损;对已出牙的患儿,用纱布包裹压舌板置于患儿上下磨牙之间,防止舌咬伤。

（三）降温

监测体温,高热时给予物理或药物降温。

（四）观察病情

监测生命体征、意识状态等;观察并记录惊厥发作次数、频率、持续时间、伴随症状等。

（五）健康教育

1. 向患儿及家长讲解惊厥的有关知识,指导家长惊厥发作时的急救方法,如就地抢救,针刺（或指压）人中穴,保持安静,不能摇晃、大声喊叫或抱着患儿就医,以免加重惊厥或造成机体损伤。发作缓解时迅速将患儿送往医院查明原因。

2. 对于高热惊厥的患儿,应向家长解释以后如发热还有可能出现惊厥,介绍高热时应采取的降温方法,以防惊厥再发作。

3. 对于癫痫患儿,应告知家长遵医嘱按时给患儿服药,不能随便停药,以免诱发惊厥;同时要求患儿避免到危险的地方及易受伤的环境中,以免发作时出现意外。

五、护理评价

经过治疗护理是否达到:患儿无窒息、受伤发生,体温维持正常;家长了解本病的有关知识,能用正确的态度对待疾病,主动配合各项治疗和护理,恐惧、焦虑感减轻。

六、实训技能

大量不保留灌肠术

项　　目	实 训 内 容	评 分 标 准
【目的】	1. 软化和清除粪便,驱除肠内积气。 2. 清洁肠道,为肠道检查、手术或分娩做准备。 3. 灌入低温液体,为高热患者降温。 4. 稀释并清除肠道内的有害物质,减轻中毒。	5

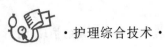
续表

项　目	实 训 内 容	评分标准
【准备】	1. 护士准备:着装整洁,剪指甲,洗手,戴口罩,熟悉灌肠术的目的、方法。 2. 用物准备: (1)治疗车上层:备灌肠筒一套(橡胶管全长约120 cm、玻璃接管、筒内盛灌肠液)、肛管(24～26号)、血管钳(或液体调节开关)、手套、润滑剂、棉签、弯盘、卫生纸、橡胶单、治疗巾、水温计。 (2)治疗车下层:便盆及便盆巾。 (3)灌肠溶液:常用0.1%～0.2%的肥皂液、生理盐水。成人每次用量为500～1000 mL,小儿200～400 mL。 3. 患者准备:向患者解释取得配合,必要时协助小便,排空膀胱。 4. 环境准备:关闭门窗,用屏风遮挡。	20
【操作步骤】	1. 洗手、戴口罩,备齐用物,携至患者床旁;查对并解释;关闭门窗,用屏风遮挡;嘱患者排尿。 2. 协助患者取左侧卧位,不能自控排便的患者可取仰卧位(臀下置便器)。双膝屈曲,退裤至膝部,使臀部移近床沿,铺一次性中单,置弯盘于臀边。盖被,仅暴露臀部。 3. 挂灌肠袋于输液架上,液面距肛门40～60 cm。 4. 戴手套,将溶液倒入灌肠袋内,连接肛管,润滑肛管前端,排尽管内气体,并用血管钳夹闭。暴露并分开肛门,将肛管插入直肠7～10 cm。固定肛管,开放管夹,使液体缓缓流入。 5. 观察袋内液面下降情况和患者反应,如溶液流入受阻,可稍移动肛管,必要时检查有无粪块阻塞。若患者有便意,应将灌肠袋适当放低,减慢流速,并嘱患者深呼吸,减轻腹压。 6. 待溶液即将灌完时夹闭管道,用卫生纸包住肛管,轻轻拔出放入弯盘,擦净肛门,协助患者取舒适卧位,嘱其尽量保留5～10分钟后再排便。 7. 对不能下床的患者,给予便器。将卫生纸、呼叫器放于易取处。协助能下床的患者上厕所排便。 8. 排便后及时取出便器,擦净肛门,协助患者穿裤、洗手。整理床单元,开窗通风。 9. 观察大便性状,必要时留取标本送验。清理用物,帮助患者取舒适卧位。 10. 脱手套、洗手。在体温单大便栏目内记录灌肠结果。记录方法:如灌肠后排便一次用1/E表示;灌肠后无排便,则用0/E表示。如自行排便一次,灌肠后又排便一次,则用１１/E表示。	60
【效果评价】	1. 护患沟通良好。 2. 操作方法正确,动作温柔,无黏膜损伤及其他并发症。 3. 患者理解灌肠的目的和意义,配合良好。	15

续表

项　目	实训内容	评分标准
【注意事项】	1. 维护患者的自尊,尽量减少暴露,防止着凉。 2. 正确选用灌肠溶液,掌握溶液的温度、浓度和量。肝性脑病患者禁用肥皂水灌肠,以减少氨的产生和吸收;为伤寒患者灌肠时,压力要低(筒内液面不得高于肛门 30 cm),液体的量不得超过 500 mL;如需降温灌肠,应嘱患者保留 30 分钟后排出,排便后隔半小时测量体温并做记录;充血性心力衰竭及水钠潴留患者禁用生理盐水。 3. 严密观察患者的反应,注意倾听患者的主诉,灌肠过程中如液体流入受阻,可转动或挤捏肛管使堵塞管孔的粪块脱落;如患者出现面色苍白、出冷汗、剧烈腹痛、心慌气促,应立即停止灌肠,并与医生联系给予及时处理。 4. 注意保护患者,插管时动作应轻柔,以防损伤肠黏膜。 5. 灌肠完毕不要立即排便,尽量使液体保留 5～10 分钟。 6. 急腹症、消化道出血、妊娠、严重心血管疾病等患者严禁灌肠。	

小量不保留灌肠术

项　目	实训内容	评分标准
【目的】	软化粪便,解除便秘,排除肠道积气,减轻腹胀。适用于腹部或盆腔手术后肠胀气及老幼患者。	5
【准备】	1. 护士准备:着装整洁,剪指甲,洗手,戴口罩,熟悉灌肠术的目的、方法。 2. 用物准备:治疗盘内备注洗器或一次性灌肠袋、量杯(内盛灌肠液)、肛管、温开水 5～10 mL,弯盘、润滑剂、棉签、卫生纸、一次性中单。便盆、便盆巾、屏风。 [注]常用灌肠液:"1.2.3"溶液、50％硫酸镁 30 mL、甘油 60 mL、温开水 90 mL。油剂:甘油或石蜡油 50 mL 加等量温开水;各种植物油 120～180 mL。液量不超过 200 mL,温度 38 ℃。 3. 患者准备:向患者解释取得配合,必要时协助小便,排空膀胱。 4. 环境准备:关闭门窗,用屏风遮挡。	20
【操作步骤】	1. 洗手、戴口罩,备齐用物,携至患者床旁;查对并解释;关闭门窗,用屏风遮挡;嘱患者排尿。 2. 协助患者取左侧卧位,将弯盘置于臀边,用注洗器吸取药液,连接肛管,润滑肛管前端,排气后,夹住肛管,将肛管轻轻插入直肠 7～10 cm,固定肛管,松开血管钳,使液体缓缓注入。 3. 注毕,将肛管末端抬高,使溶液全部注入,然后注入温开水 5～10 mL,反折肛管,轻轻拔出,放于弯盘中。 4. 擦净肛门,协助患者取舒适卧位。 5. 协助患者排便,整理床单元,清理用物,洗手,记录。	60

续表

项　目	实训内容	评分标准
【效果评价】	1. 护患沟通良好。 2. 操作方法正确,动作温柔,无黏膜损伤及其他并发症。 3. 患者理解灌肠的目的和意义,配合良好。	15
【注意事项】	1. 插管时动作应轻柔,注入速度不宜过快,以免引起排便反射。 2. 肛管要细,液量要少。如用一次性灌肠袋,液面距肛门应低于 40 cm。 3. 灌肠后,嘱患者尽量保留溶液 10～20 分钟再排便,以使粪便软化。	

保留灌肠术

项　目	实训内容	评分标准
【目的】	将药液灌入直肠或结肠内,通过肠黏膜吸收,达到治疗目的。	5
【准备】	1. 护士准备:着装整洁,剪指甲,洗手,戴口罩,熟悉灌肠术的目的、方法。 2. 用物准备:治疗盘内备注洗器或一次性灌肠袋、量杯(内盛灌肠液)、肛管、温开水 5～10 mL、弯盘、润滑剂、棉签、卫生纸、一次性中单。便盆、便盆巾、屏风。 [注]常用灌肠液如下。①镇静、催眠:用 10％水合氯醛。②肠道杀菌剂:2％黄连素液、0.5％～1％新霉素或其他抗生素等。灌肠溶液不超过 200 mL,溶液温度 39～41 ℃。③中药灌肠:临床上常用的药物有:锡类散、乌金口服液、云南白药等。根据医嘱把药物加入生理盐水中(约 200 mL)做保留灌肠。 3. 患者准备:向患者解释取得配合,必要时协助小便,排空膀胱。 4. 环境准备:关闭门窗,用屏风遮挡。	20
【操作步骤】	1. 洗手、戴口罩,备齐用物,携至患者床旁;查对并解释;关闭门窗,用屏风遮挡;嘱患者排尿、排便。 2. 根据病情选择不同卧位,慢性细菌性痢疾病变部位多在乙状结肠和直肠,应取左侧卧位;阿米巴痢疾病变部位多在回盲部,应取右侧卧位。抬高臀部 10 cm,以提高疗效。 3. 协助患者取合适卧位,将弯盘置于臀边,连接肛管,润滑肛管前端,排气后,夹住肛管,将肛管轻轻插入直肠 10～15 cm,固定肛管,松开血管钳,使液体缓缓注入。 4. 注毕,将肛管末端抬高,使溶液全部注入,反折肛管,轻轻拔出,放于弯盘中。 5. 用卫生纸在肛门处轻轻按揉,协助患者取舒适卧位。 6. 整理床单元,清理用物,洗手,记录。	60

续表

项　　目	实　训　内　容	评分标准
【效果评价】	1. 护患沟通良好。 2. 操作方法正确,动作温柔,无黏膜损伤及其他并发症。 3. 患者理解灌肠的目的和意义,配合良好。	15
【注意事项】	1. 灌肠前嘱患者排尿、排便,以利于药物保留;对灌肠目的和病变部位应了解清楚,以便采取正确的卧位。 2. 正确选择灌肠时间,如肠道疾病患者以晚上睡眠前灌肠为宜。 3. 为减少刺激,便于药物保留,肛管要细、插入要深、液量要少、压力要低。液面距肛门不超过 30 cm。 4. 灌肠后嘱患者尽量忍耐,保留药液在 1 小时以上。 5. 肛门、直肠、结肠等手术后的患者、排便失禁的患者均不宜做保留灌肠。	

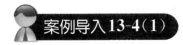

案例讨论 13-3

1. 在教师的引导下,学生对案例导入 13-3 进行分组讨论。
2. 学生以组为单位写出案例讨论报告交教师批阅。
3. 教师点评、归纳总结。

任务四　急性脑血管疾病患者的护理

案例导入 13-4(1)

患者,男,60 岁。因突发头痛、头晕,右侧肢体无力,伴不能言语 1 小时入院,患者既往有高血压病史,最高达 180/120 mmHg。

入院评估:患者神志清楚,烦躁不安,双侧瞳孔等大等圆,直径 2.5 mm,对光反射灵敏,运动性失语,口角右偏,伸舌右偏,饮水呛咳,右上肢肌力 0 级,右下肢肌力 1 级。查体:T 37.2 ℃,P 87 次/分,R 19 次/分,BP 160/100 mmHg。给予功能位、保护性约束、心电监护、吸氧、脱水降颅内压等治疗。患者入院第 2 天呕吐咖啡色液体,给予观察出血情况、禁食、置胃管、止血、保护胃黏膜等治疗。病情稳定后给予吞咽、言语、肢体功能康复训练。28 天后患者康复出院。

讨论:

1. 此患者的医疗诊断是什么? 依据是什么?
2. 肌力如何分级?
3. 对患者实施保护性约束时应注意什么?
4. 鼻饲的护理措施有哪些?

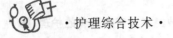

5. 康复护理有哪些?

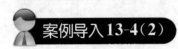 **案例导入 13-4(2)**

患者,男,63岁,因右侧肢体无力,言语不能 2 小时以急性脑梗死入院,患者既往有高血压、糖尿病病史 10 余年。入院查体:患者神志不清,双侧瞳孔等大等圆,约 3 mm。对光反射灵敏,P 68 次/分,R 18 次/分,BP 170/90 mmHg,右侧肢体肌力 0 级,饮水呛咳,吞咽困难,小便失禁。入院后立即给予脱水降颅内压治疗、心电监护,给予饮食指导,肢体功能位摆放及被动运动,入院后第 3 天患者出现舌后坠,痰液黏稠,不易咳出,经抗感染、吸痰等治疗,19 天后康复出院。

讨论:

1. 患者吞咽障碍,进行饮食护理时应注意什么?

2. 患者右侧肢体瘫痪,护理时应注意哪些问题?

3. 该患者入院后急性期的护理措施有哪些问题?

脑血栓形成是由于脑动脉主干或皮质支动脉粥样硬化,导致血管增厚、管腔狭窄闭塞和血栓形成,使脑局部血流减少或供血中断,脑组织缺血缺氧导致软化坏死,出现局灶性神经系统症状体征。脑血栓形成是脑梗死最常见的类型。脑梗死(cerebral infarction)是神经内科常见病、多发病,是指各种原因造成的脑部血液供应障碍,导致局部脑组织缺血、缺氧性坏死,而出现相应神经功能缺损的一类临床综合征,包括脑血栓形成、脑栓塞和腔隙性梗死,占全部卒中的 70%~80%。

一、护理评估

(一)健康史

根据脑血管疾病发病原因,详细评估以下病史及诱因。

1. 高血压、短暂性脑缺血发作(TIA)和脑卒中病史:高血压是脑血管疾病最重要的和独立的危险因素,血压的急骤波动比血压持续升高更具危险性。

2. 心脏病:心脏病可以增加 TIA、缺血性脑卒中发病率,有效防治心脏病可降低脑卒中患病率。

3. 糖尿病:主要与微血管和大血管病变有关。糖尿病患者或糖耐量异常者发生脑卒中的危险性比一般人群高。高血糖是脑卒中重要危险因素。高血糖可加重脑卒中后脑损伤。

4. 吸烟和酗酒:吸烟可提高血浆纤维蛋白原的含量,增加血液浓度及血管壁损伤。尼古丁刺激交感神经可使血管收缩、血压升高,与梗死相关。脑卒中危险性与吸烟量、吸烟时间相关。酗酒者脑卒中发病率增高数倍。

5. 高脂血症及高同型半胱氨酸血症。

6. 其他:如体力活动减少、高盐、高动物油脂、超重、滥用药物、口服避孕药、感染、眼底动脉硬化、无症状性颈动脉杂音、抗磷脂抗体综合征等。

7. 不可干预的危险因素:高龄、性别、种族、气候、脑卒中家族史。

（二）身体状况

多数患者在安静休息时发病，病情多在几小时或几日内发展达到高峰，也可为症状进行性加重或波动。多数患者意识清楚，少数患者可有不同程度的意识障碍，常见局灶性神经功能缺损的表现如失语、偏瘫、偏身感觉障碍等。

（三）实验室及其他检查

1. 神经影像学检查　发病 24 小时内，CT 扫描多正常，24～48 小时后梗死区逐渐出现低密度灶。

2. 腰穿脑脊液检查　此项检查只在不能做 CT 检查、临床又难以区别脑梗死与脑出血时进行。如患者无明显的颅内高压时可行腰穿，脑血栓形成患者脑脊液检查多正常，大面积脑梗死时脑脊液压力可增加，仅少数出血性梗死者可见红细胞，一般在发病 24 小时后出现。

（四）心理社会评估

评估患者有无因偏瘫、失语等影响工作、生活而出现焦虑、自卑、依赖、悲观，甚至绝望等心理反应。因长期住院加重患者家庭经济负担，或由于长期照顾患者而致家属身心疲惫。

二、护理诊断

1. 躯体移动障碍　与脑血栓形成导致脑运动功能障碍有关。
2. 语言沟通障碍　与脑血栓形成导致脑言语功能障碍有关。
3. 感知改变　与脑卒中引起感觉功能受损有关。
4. 生活自理缺陷　与偏瘫、认知障碍、体力不支有关。
5. 焦虑　与瘫痪、失语、担心疾病预后有关。

三、护理目标

1. 患者能掌握肢体功能锻炼的方法并主动配合进行肢体功能的康复训练，躯体活动能力逐步增强。

2. 能采取有效的沟通方式表达自己的需求，能掌握语言功能训练的方法并主动配合康复活动，语言表达能力逐步增强。

3. 能掌握恰当的进食方法，并主动配合进行吞咽功能训练，营养需要得到满足，吞咽功能逐渐恢复。

四、护理措施

（一）休息与饮食

病室环境应安静、舒适、空气新鲜、流通，温湿度适宜，减少声、光刺激，保证患者休息。急性期患者应绝对卧床休息。清醒患者取平卧位以利脑部血液供应；对有意识障碍的患者应采取侧卧位，并将头部抬高。头部禁用冰袋或冷敷，以免血管收缩，血流缓慢使脑血流量减少。鼓励能吞咽的患者进食，给予"三高"、低盐、低脂易消化饮食，避

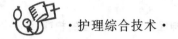

免粗糙、干硬、刺激性食物,少量多餐,细嚼慢咽,给患者提供充足的进餐时间。如患者有意识障碍、吞咽困难、饮水呛咳不能进食时,给予鼻饲流质饮食。

（二）生活护理

1. 指导和协助患者完成日常生活,如洗漱、进食、如厕、穿脱衣服等,给予患者适当的生活照顾;偏瘫患者更衣时,先穿患侧后穿健侧,脱衣时顺序相反。穿裤子时应抬起患者臀部,避免生拉硬拽,以防擦伤患者皮肤。更衣时注意保暖,衣服应勤更换,保持清洁干燥。帮助患者翻身和保持床单整洁、干燥,满足患者基本生活需要;指导患者学会配合使用便器,要注意动作轻柔、切勿拖拉和用力过猛。有吞咽困难、饮水呛咳者,不勉强进食,必要时鼻饲。

2. 安全护理运动障碍的患者,增设床栏;走廊、厕所要安装扶手;地面保持清洁、干燥,防滑,患者最好穿防滑软橡胶底鞋;呼叫器置于患者随手可及之处;步态不稳者,选用三角手杖等辅具,并有人陪伴,防止受伤。

3. 恢复期患者尽量独立完成生活自理活动,以增进患者自我照顾的能力和信心,恢复部分生活、工作能力。

（三）病情观察

注意监测并记录患者生命体征、意识、瞳孔等变化,发病后 3 日内行心电监护。观察肌张力、腱反射的改变,及时发现病理反射。观察是否有感染、压疮、肌肉萎缩等并发症的发生。

（四）用药护理

观察药物的疗效和副作用,遵医嘱正确用药。静脉使用甘露醇要快速,应在 30 分钟内滴完;由于甘露醇结晶易阻塞肾小管引起肾损害,应注意检查尿常规,心肾功能不全者慎用。使用溶栓、抗凝治疗应注意剂量,监测出、凝血时间及凝血酶原时间,观察皮肤及消化道有无出血倾向。静脉使用血管扩张剂时速度应慢,同时监测血压变化。低分子右旋糖酐可引起发热、皮疹甚至过敏性休克,应密切观察。

（五）心理护理

向患者及家属介绍疾病的相关知识及恢复良好的病例,使患者树立战胜疾病的信心。关心体贴患者,避免刺激和损伤患者自尊的言行,指导患者正确面对疾病,克服急躁心理和悲观情绪,鼓励患者积极自理、活动,增进患者自我照顾的能力和信心,以促进疾病的恢复。

（六）健康指导

1. 生活起居要有规律,进低脂、低胆固醇、低盐、高维生素饮食,戒烟酒。

2. 老年人在起床坐起或低头系鞋带时速度要慢,以防体位性低血压;转头不宜过猛,洗澡时间不宜过长;外出时防跌倒,以免发生意外。

3. 气候变化时注意保暖,防止感冒。

4. 适当活动,促进血液循环。

5. 向患者及家属介绍脑血栓形成的基本知识,避免病因,干预危险因素,积极治疗原发病。

6. 发病后及时就诊,以便早期溶栓治疗,尽快恢复健康。

7. 告知患者康复治疗与自我护理方法,鼓励患者及家属按计划循序渐进、持之以恒地进行功能康复,使各项功能得到最大程度的恢复,尽可能满足学习和生活需要。鼓励患者做力所能及的家务,日常活动不要依赖家人,多参加一些有益的社会活动,以提高生活质量、工作能力,重返家庭和社会。

8. 坚持按医嘱服药,并熟知所服药物的副作用,定期复查,若发现异常应及时就诊。

五、护理评价

患者能有效表达自己的基本需要和情感,情绪稳定,自信心增强。能正确地使用文字、表情、手势或图片等交流方式进行有效沟通。能主动参与和配合语言训练,口语表达、理解、阅读及书写能力逐步增强。能主动参与和配合肢体功能锻炼,肢体肌力、协调性、灵活性逐渐增强。

 案例讨论 13-4(1)、13-4(2)

1. 在教师的引导下,学生对案例导入 13-4(1)、13-4(2)进行分组讨论。
2. 学生以组为单位写出案例讨论报告交教师批阅。
3. 教师点评、归纳总结。

项目十四　肿瘤患者的护理

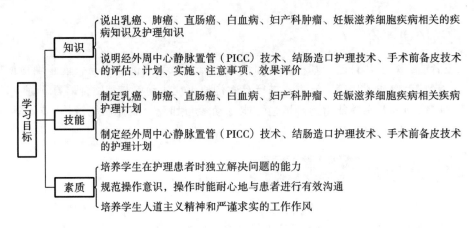

任务一　乳腺癌患者的护理

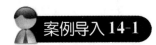

案例导入14-1

　　患者,女,48岁。因"洗澡时发现左侧乳房内包块1个月"就诊。查体见左乳房外上象限有一局限性皮肤凹陷,触诊该处有1.8 cm×2.3 cm大小的包块,质硬,无压痛,表面不光滑,边界欠清,活动度欠佳。同侧腋窝触及1个肿大淋巴结,余未见异常。其生母18年前曾因乳腺癌接受手术和化学药物治疗。乳腺钼靶X线检查结果"左侧乳腺高密度肿块,形态不规则,伴有成片簇状小钙化灶。BI-RADS分级4C级",临床诊断为左侧乳腺癌。心电图、胸片和腹部B超未见异常。

　　问题1:确诊方法是什么? 首选治疗措施是什么?

　　患者入院后在硬膜外麻醉下行左乳腺肿块完整切除,术中病理报告为"左乳腺浸润癌"。随即在全麻下行左侧乳腺癌改良根治手术。术后严密观察生命体征和伤口引流状况。患者术后恢复良好,于术后第1日上午恢复饮食,当晚停止吸氧。术后第2日拔除导尿管后自行排尿。术后第8、10、11日分别拔除3根伤口引流管,术后第11日拆线,愈合良好。术后第11日起实施化疗,化疗药物为多柔比星和紫杉醇。

　　问题2:给予患者多柔比星治疗时,如何观察化疗药物副作用? 如果出现药液外渗情况,护士应该如何观察和处理?

　　问题3:乳腺癌手术术后并发症有哪些? 如何护理?

乳腺癌多起源于乳腺管上皮细胞,少数发生于腺泡。乳腺癌已经成为我国女性发病率最高的恶性肿瘤,其发病与雌激素(雌酮和雌二醇)密切相关。

一、护理评估

(一)健康史

1. **婚育史** 40~64 岁女性是乳腺癌好发人群。月经初潮早于 12 岁、绝经晚于 52 岁、未生育、晚生育或未哺乳是乳腺癌的高发人群,评估患者年龄、月经史、生育史,患者哺乳情况、营养状况,是否患过乳腺纤维瘤和乳腺囊性增生病、有无乳腺癌病史等。

2. **家族史** 有家族史是乳腺癌的高危人群,评估患者家族中有无乳腺癌患者或其他肿瘤患者。

3. **日常生活习惯** 高脂肪低纤维素饮食和乳腺癌发病密切相关,因此应询问患者的饮食状况。

(二)身体状况

1. **乳房肿块** 乳房无痛性、进行性增大的肿块是最常见的早期表现。无意间发现乳房内无痛性肿块,外上象限最多,质地硬,表面不光滑,边缘不整齐,与周围组织分界不清,肿块较大后活动度差。

2. **乳房外形变化** 随着肿瘤增大,浸润周围组织可以引起乳房外形改变。出现乳头内陷、酒窝征、橘皮样外观甚至局部皮肤破溃。

3. **淋巴结肿大** 淋巴转移最多见,特别是患侧腋窝淋巴结。最初于患侧腋窝可触及少数淋巴结,质硬无痛。继续发展淋巴结数目增多、融合成片。晚期锁骨上及对侧腋窝淋巴结均可肿大。

4. **压迫和转移症状** 晚期发生血运转移,最易转移至肺、骨、肝。癌细胞阻塞腋窝淋巴结时可出现上臂蜡白色水肿;压迫腋窝神经干可出现手臂、肩部剧烈疼痛;乳腺癌转移至肺出现胸痛和呼吸困难;转移至骨出现局部疼痛、病理性骨折;转移至肝脏出现肝大和黄疸。

(三)实验室及其他检查

1. **X 线检查** 钼靶 X 线可显示软组织结构,是乳腺癌重要诊断方法。乳腺影像报告和数据系统分级可分为七级,级别越高恶性程度越高。四级时有恶变可能,五级时临床诊断几乎认定为恶性病变。硒静电 X 线摄影具有边缘增强效应,可用于乳腺癌的普查。

2. **超声检查** 是乳腺癌常用检查方法。B 超可显示肿块大小、内部回声和周围有无浸润等。多普勒超声探查肿瘤内血流特点,有助于判断良恶性。另外,超声可探查腋窝淋巴结是否有转移。

3. **病理学检查** 细胞学穿刺检查和活体组织切取检查两种。

(四)心理社会评估

患者除了对癌症和手术的恐惧外,手术切除乳房造成身体外形的改变,内分泌治疗、放疗和化疗的不良反应都会增加心理上的痛苦和困扰,产生焦虑不安。还要评估患者和家属对失去乳房的接受能力、对术后功能锻炼必要性的认知程度。

二、护理诊断

1. 焦虑与恐惧　与担心手术及预后有关。
2. 皮肤完整性受损　与手术和放疗有关。
3. 身体活动障碍　与术后手臂和肩关节制动有关。
4. 自我形象紊乱　与乳房切除、瘢痕形成、化疗脱发有关。
5. 知识缺乏　与缺乏自我检查及预防复发知识有关。
6. 潜在并发症　术后并发皮下积液、皮瓣坏死和上肢水肿。

三、护理目标

1. 患者能够积极面对自我形象的变化。
2. 手术创面愈合良好,患侧上肢肿胀减轻或消失。
3. 患者能复述患肢功能锻炼的知识且能正确进行功能锻炼。

四、护理措施

（一）治疗原则

早期乳腺癌以根治性手术为主,常用术式是改良式乳腺癌根治手术。同时辅以放疗、化疗、内分泌治疗、靶向治疗等方法。晚期以化疗、内分泌治疗为主,必要时做姑息性手术。

（二）术前护理

加强心理护理;终止妊娠和哺乳;术前常规检查心、肺、肝、肾功能;改善营养状况;做好手术野和供皮区的术前备皮。

（三）术后护理

1. 一般护理　术后血压平稳后取高半卧位,有利于呼吸和引流。手术侧前臂屈肘位包扎固定于躯干上,上臂后方垫小布枕使其与躯干同高;摄入足够热量和维生素,有利于伤口修复;观察呼吸变化,注意有无气胸;观察术侧上肢脉搏,注意有无皮肤发绀、皮温降低等腋窝血管受压情况。

2. 伤口护理　①妥善固定皮瓣:伤口用多层敷料加压包扎,使胸部与皮瓣紧密贴合,包扎松紧度合适。若患侧上肢脉搏摸不清、皮肤发绀、皮温降低提示腋部血管受压,应调整绷带松紧度。术后 3 日内患侧肩部制动,以免腋窝皮瓣移动而影响愈合。②保持引流通畅:放置皮瓣下引流管做持续负压吸引,并保持引流通畅。正常情况下术后第 1 日有 50～100 mL 血性渗液,术后 2～3 日渗出基本停止即可拔除引流管,更换敷料,继续用绷带加压包扎伤口。

3. 术后并发症防治与护理

（1）皮下积液　皮瓣下有积液,触之波动感时应在严格无菌操作下穿刺抽吸,并加压包扎。遵医嘱用抗生素。预防方法:保持皮瓣下引流通畅,包扎松紧度适宜,避免患肢过早外展。

（2）皮瓣坏死　正常皮瓣红润且紧贴胸壁，温度略低。如果发现皮瓣发黑、干燥、变硬则是皮瓣坏死。应予以剪除，后期做植皮治疗。预防方法：避免缝合张力过大；避免包扎过紧；及时处理皮瓣下积液。

（3）上肢水肿　与乳腺癌腋窝淋巴结清扫术后上臂淋巴回流不畅、皮瓣坏死后感染、腋部死腔积液有关。表现为患侧上肢明显水肿、变粗。护理措施：抬高患肢、按摩、做适当的手臂运动、弹性绷带包扎、热敷、理疗等均可促进淋巴和静脉回流，减轻水肿。预防方法：避免患肢静脉穿刺、测血压、抽血；及时处理皮瓣下积液；卧床时抬高患侧上肢，下床活动时用吊带托扶患肢；进行患肢康复锻炼；避免患肢提拉搬运重物等。

4. 综合治疗与护理　放疗时注意局部皮肤保护，及时处理放疗性皮炎；化疗患者注意药物毒副作用，早发现和处理心脏毒性、胃肠道反应和骨髓抑制。

5. 上肢康复训练　术后24小时内开始活动患侧手指及腕部；3～5天开始活动患侧肘关节；术后1周可做除外展动作之外的肩部活动；10～12天开始做上臂的全范围关节活动，常用方法有爬墙运动、转绳运动、举杠运动和拉绳运动。每日1～3次，每次30分钟。

（四）健康教育

1. 乳房自查知识　成年女性每月乳房自查一次，时间为月经结束后4～7天。有视诊和触诊两种方法。视诊时脱去上衣站于镜前，先后采取双臂叉腰和双臂高举过头等姿势，观察双侧乳房大小、是否对称、外形有无改变、乳头有无内陷。触诊时被检侧手臂枕于头后，另一侧手指并拢，浅部滑行触诊乳房，不要用手指抓捏腺体组织。一般从外上象限开始，依次外下、内下、内上象限，最后触诊乳头乳晕区。注意有无肿块、有无乳头溢液。两侧交替进行。如有可疑情况，触诊腋窝淋巴结。

2. 出院指导　遵医嘱按时化疗和放疗；嘱患者定期门诊复查；保护伤口，避免外伤，患侧不能过度负重；5年内避孕；乳腺癌根治术后继续肩关节功能锻炼。

五、护理评价

1. 患者是否情绪稳定，焦虑、恐惧症状是否减轻或消失。
2. 手术切口愈合情况，有无并发皮瓣下积液或皮瓣坏死，或已经得到正确处理。
3. 是否具有术后患肢康复训练知识、日常生活自理能力。
4. 舒适性是否良好，疼痛、恶心呕吐等不适是否已经减轻或消失。
5. 患者和家属能否接受形象改变，积极配合治疗。
6. 患者是否学会乳房自查方法，并定期自查。

六、实训技能

经外周中心静脉置管（PICC）技术

项　　目	实训内容	评分标准
【目的】	1. 避免颈部和胸部穿刺引起的严重并发症，如气胸、血胸。 2. 减少频繁静脉穿刺的痛苦。 3. 保护外周静脉。	5

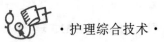

项　　目	实训内容	评分标准
【准备】	1. 护士准备:护士着装规范、洗手、戴口罩。 2. 物品准备:PICC 穿刺包。 3. 环境准备:病室清洁、通风,注意无菌操作。	20
【操作步骤】	1. 血管的选择: (1) 首选静脉:贵要静脉——管径粗,解剖结构直,位置较深。 (2) 次选静脉:肘正中静脉。	60
【操作步骤】	(3) 末选静脉:头静脉——表浅,暴露良好,管径细,有分支,静脉瓣相对较多。 2. 穿刺点选择:肘下两横指处进针最佳。 3. 导管的选择: (1) 导管型号选择:成人通常选择 4 Fr;儿童 3 Fr;婴儿 1.9 Fr。 (2) 导管种类选择:可选择尖端开口式 PICC 导管、侧孔式 PICC 导管。 4. 测量导管长度: (1) 患者平卧,手臂外展与躯干成 90°角。 (2) 测量自穿刺点起至右胸锁关节,然后向下至第 3 肋间止。 (3) 测量长度:头静脉要长于贵要静脉,左臂应长于右臂。 5. 穿刺部位消毒: (1) 消毒围:以穿刺点为中心,上下直径 20 cm,两侧至臂缘。 (2) 消毒剂及消毒方法:①酒精和碘伏:先用酒精清洁脱脂,再用碘伏消毒。②碘酒和酒精:先用碘酒消毒,再用酒精脱碘。③氯己定:上下摩擦消毒 30 秒。 6. 操作注意事项: (1) 了解静脉走向,避免在瘢痕及静脉瓣处穿刺。 (2) 做好解释工作,确保穿刺时静脉的最佳状态。 (3) 进针角度为 20°～30°,见回血后降低角度进针 0.5 cm,再送套管鞘。 (4) 送套管鞘后嘱患者松拳,松止血带,操作者以中指按压套管鞘尖端后再退出枕芯。 (5) 送管将至颈部时嘱患者扭转头部,正确方法为患者面转向术肢方向,下颌尽量向下压,阻止导管进入颈静脉。 (6) 固定方法要点:①使用 8 cm×12 cm 以上的无菌透明敷料进行固定。②严格执行无菌操作,手不可触及无菌透明敷料覆盖区域皮肤。③待消毒液干后方可贴无菌透明敷料,切忌扇干、吹干。④将体外导管放置成"S"形弯曲固定,以降低导管拉力,避免导管在体外移动。⑤贴无菌透明敷料时,先沿导管捏压无菌透明敷料,使导管与无菌透明敷料服贴,再将整片敷料压牢。⑥注明贴无菌透明敷料的日期和时间。	60

续表

项 目	实 训 内 容	评分标准
【操作步骤】	7. 维护内容及时间： (1) 维护内容：更换接头、冲洗导管、更换敷料。 (2) 时间：正常情况下每 7 天维护 1 次。 (3) 注意：每 3～7 天更换 1 次无菌透明敷料。以下情况应缩短敷料更换间隔时间：出汗；穿刺处局部皮肤感染；油性皮肤；敷料松脱、污染、破损。必要时随时更换。 (4) 操作步骤：①操作者洗手，戴口罩、帽子。②准备物品：酒精棉球、含碘消毒剂棉球、换药盘、无菌透明敷料、手套。③询问过敏史，向患者解释操作过程。④从导管的远心端向近心端除去无菌透明敷料，防止导管拉出。⑤观察穿刺部位有无红肿、渗液及导管外露长度。⑥戴无菌手套。⑦消毒：消毒时从里向外环形消毒 3 次，先用 75％酒精棉球清洁穿刺点及周围皮肤，再用含碘消毒剂棉球消毒穿刺点及周围皮肤。⑧待消毒液自然干燥后，贴上新的无菌透明敷料。⑨在无菌透明敷料的小标签上注明更换日期、时间，并签名。⑩记录穿刺部位情况及无菌敷料更换时间、日期。	60
【效果评价】	1. 护患沟通良好，患者做好准备。 2. 患者外阴清洁干净，擦洗过程中患者无不良反应。 3. 操作过程规范、准确、安全。	15
【注意事项】	【适应证】 1. 有缺乏血管通道倾向的患者。 2. 需长期静脉输液、反复输血或血制品的患者。 3. 输注刺激性药物时，如化疗等。 4. 输注高渗性或黏稠性液体时，如胃肠外营养液、脂肪乳等。 5. 其他：如家庭病床患者。 【禁忌证】 1. 缺乏外周静脉通道(无合适穿刺血管)。 2. 穿刺部位有感染或损伤。 3. 插管途径有放疗史、血栓形成史、外伤史、血管外科手术史。 4. 接受乳腺癌根治术和腋下淋巴结清扫的术后患侧。 5. 上腔静脉压迫综合征。 【PICC 维护注意事项】 1. 冲、封管：①禁止使用小于 10 mL 的注射器给予脉冲式正压封管。小于 10 mL 的注射器可产生较大的压力，如遇导管阻塞可致导管破裂。②必须用脉冲式冲管法进行冲管。以防止药液残留管壁。③必须采用正压式封管法封管，以防止血液反流进入导管。④冲、封管应遵循 SASH 原则：S，生理盐水；A，药物注射；S，生理盐水；H，肝素盐水。⑤用生理盐水冲管。⑥用 10～100 U/mL 稀释肝素盐水封管。输注与肝素不相容的药物或液体前后均应先用生理盐水冲洗，再用肝素盐水封管。⑦封管液量：封管液量体积应为导管加辅助延长管容积的 2 倍。	

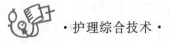
项　目	实　训　内　容	评 分 标 准
【注意事项】	2. 更换肝素帽：①肝素帽每周更换 1 次或 2 次，最多不超过 7 天。如输注血液或胃肠外营养液，需 24 小时更换一次。②如果肝素帽有血液残留，或完整性受损，或从输液装置取下后，均应更换新的肝素帽。 3. 更换敷料：①更换敷料时，自下而上去除敷料，切忌将导管带出体外。同时应注明更换敷料的时间及姓名。②纱布及纱布用于无菌透明敷料下的敷料形式，应每 48 小时更换敷料一次。 4. 其他注意事项：①严格执行无菌操作，不要用手触及无菌透明敷料覆盖区域皮肤。②将体外导管放置成"S"形弯曲，以降低导管张力，避免导管在体外移动。③体外导管须完全覆盖于无菌透明敷料下，以避免发生感染。④不能将 PICC 通路用于高压注射泵推注造影剂。⑤用酒精棉签消毒时应避开穿刺点，以免引起化学性静脉炎。 【患者教育】 1. 置管前教育：向患者及家属详细介绍 PICC 置管的目的、优点、适应证、操作方法及并发症。 2. 置管中教育： (1) 保持与患者的良好交流，降低应急反应的强度，防止血管痉挛。 (2) 指导患者采取正确卧位和做好正确的转头动作。 (3) 告知患者如有不适，应及时告诉操作者。 3. 置管后教育： (1) 告知患者置管近期注意事项。 ①穿刺点出血及穿刺手臂肿胀的处理。 ②教会患者观察穿刺点周围皮肤有无发红、肿胀、疼痛，有无脓性分泌物等异常情况。告知患者机械性静脉炎的临床表现和处理方法。 ③告知患者更换无菌透明敷料和接头的时间。 ④告知患者保持穿刺处皮肤的清洁干燥。如发现敷料有卷边、脱落或敷料因汗液而松动时，应及时更换敷料。 ⑤告知患者不要在置管侧手臂上方扎止血带、测血压，避免该侧手臂提过重的物品，不能做托举哑铃等持重的锻炼。 ⑥告知患者注意保护外露的接头。防止导管损伤和将导管拉出体外。 ⑦告知患者 PICC 导管不能用于 CT、磁共振检查时高压注射泵推注造影剂。 ⑧教会患者如何在携带 PICC 导管的情况下进行沐浴。 ⑨告知患者紧急情况的处理方法。请患者认真阅读 PICC 指导手册。 (2) 出院指导。 ①采取"看""讲""示""练"的四步教育法：看护士操作；护士讲解家庭护理要点、注意事项；护士示范操作；在护士指导下进行操作练习。 ②严格遵守维护导管时间，不能随意拖延。 ③告知患者日常生活注意事项，如有不适，应及时到医院就诊。 【并发症预防及处理】 1. 穿刺时并发症的预防及处理：	

项　　目	实　训　内　容	评　分　标　准
【注意事项】	(1) 送管困难： ①保持与患者的良好交流，以降低应急反应的强度，防止血管痉挛。 ②确保穿刺鞘在血管中，即感觉送鞘顺利，回血好。 ③尽量选择粗直及静脉瓣少的静脉进行穿刺，如贵要静脉。送管速度不宜过快。 ④对于静脉瓣丰富的血管可一边推注生理盐水，一边送管。 (2) 导管异位： ①摆好正确穿刺体位。患者穿刺侧上臂与身体成90°角。 ②送管将至颈部时，嘱患者头偏向穿刺侧。下颌靠近肩部以阻断颈静脉。必要时助手协助按压患者颈静脉。 ③送管时动作要轻柔，匀速送管，防止粗暴操作。 ④若撤出导丝有困难，可重新将导管拔出至 25 cm 处，重新送管。 ⑤置管后立刻拍 X 线片，确认导管位置。 ⑥若有异位应重新建立无菌区，拔导管至 35 cm 处，按压好颈静脉重新送管，再拍X 线片确认。 (3) 误伤动脉、神经： ①避免穿刺过深，进针时以 15°～30°行静脉穿刺。 ②穿刺到动脉时应立即拔除穿刺针，并给予加压包扎止血。 ③避免在有静脉瓣处进针，以防止刺激瓣膜神经。若损伤神经可采用理疗。 (4) 心律失常：①准确测量静脉的长度，避免导管插入过长。②若出现心律失常，应按照 X 线片显示，拔出导管至上腔静脉。 2. 留置期间并发症的预防处理： (1) 穿刺点感染： ①预防：严格执行无菌操作；严密观察穿刺点情况。 ②处理：加强换药；遵医嘱给予抗生素治疗；取局部分泌物做细菌培养。 (2) 机械性静脉炎： ①穿刺前，将附着于手套上的滑石粉等冲洗干净，避免有粉手套直接接触导管，以防止其微粒对血管膜的刺激；同时将导管充分地浸泡在生理盐水中，增加润滑度，减少摩擦对血管膜的损伤。 ②穿刺时，保持与患者的良好交流，以降低应激反应的强度，防止血管痉挛导致送管困难，增加导管与血管壁的摩擦。 ③导管型号选择要合适，穿刺及送管时动作要轻柔，匀速送管，防止损伤血管膜。 ④置管后从第 1 天开始，用毛巾热敷上臂皮肤 10 分钟，并用静脉炎膏涂抹，每日 3 次，连用 10 天，以防止发生静脉炎。 ⑤置管后注意观察有无静脉炎，如出现沿静脉走行的发红、疼痛、肿胀，有"红线"样改变，触之有条索状改变时，可用紫外线治疗仪治疗。治疗方法：治疗强度为常规生物剂量，距离皮肤 15 cm，第 1 天 5 秒，第 2 天 10 秒，第 3 天 15 秒。治疗后皮肤变红即可起到治疗作用。或在肿胀部位给予敷用如意金黄散，每日 1～2 次；或采取热敷 30 分钟后涂抹非甾体抗炎药膏，每日 3～4 次。在患者体温升高和（或）伴有 3 级机械性静脉炎时可合并使用抗生素。	

续表

项　目	实训内容	评分标准
【注意事项】	⑥发生静脉炎时应抬高患肢,避免剧烈运动,可做握拳、松拳运动。湿热敷:每次20分钟,每天4次;若处理3天未见好转或更严重,应拔管。 (3) 化学性静脉炎:①更换敷料使用酒精消毒时应避开穿刺点1 cm以上;②出现化学性静脉炎时,可在肿胀部位涂抹静脉炎膏,每日3～4次。 (4) 细菌性静脉炎及导管感染: ①正确洗手,严格执行无菌技术操作。 ②按时更换无菌敷料。 ③使用固定翼固定导管,防止导管自由出入人体。 ④体外导管须完全覆盖在无菌的透明敷料下。 ⑤做好自我护理的宣教。 ⑥患者体温超过38 ℃时不做置管计划。 ⑦通过血培养选用敏感的抗生素。 ⑧必要时拔出导管做细菌培养并记录。	

案例讨论14-1

(1) 每4～6人一组,在教师的引导下,学生对案例导入14-1进行分组讨论。

(2) 每组学生写出案例讨论报告交教师批阅。

(3) 教师点评、归纳总结。

‖ 任务二　肺癌患者的护理 ‖

 ## 案例导入14-2

患者,男,59岁。因"反复出现咳嗽咳痰、痰中带血丝3个月"就诊。无胸痛但时有低热。患者以为是支气管炎,自服药物治疗无效。吸烟32年,20支/日。30年前曾患肺结核。结合胸部X线和CT检查结果,临床诊断为右上肺癌。

该患者在全麻下行右上肺叶切除加淋巴结清扫术。术后麻醉清醒拔除气管插管返回病房。现患者自述疼痛、胸闷、气促、咳嗽,痰液不容易咳出。体检痛苦面容,发绀。T 37.0 ℃,P 120次/分,双肺可闻及痰鸣音。

问题:

1. 该患者护理诊断是什么?

2. 患者术后出现呼吸道方面的情况,应采取哪些护理措施?

肺癌多起源于支气管黏膜上皮,故亦称支气管肺癌。肺癌发病率和死亡率均居恶性肿瘤首位。好发人群为40岁以上,男女发病率之比为(3～5):1。

一、护理评估

（一）健康史

肺癌的病因未完全明确，但与大量吸烟、接触化学性和放射性致癌物、免疫力低下、有肺部慢性疾病、遗传因素等有关，应从以上几个方面进行评估。评估时询问患者有无长期大量吸烟、长期接触致癌物、生活或工作环境污染、慢性肺病、家族史等。

（二）身体状况

1. 早期无症状。就诊时常见表现为刺激性咳嗽，痰中带血。肿块增大阻塞支气管时，出现胸闷、哮喘、气促、发热和胸痛等症状。

2. 随着肿瘤增大浸润和压迫周围组织，引起上腔静脉综合征、Hornor 综合征、声音嘶哑、膈肌麻痹、吞咽困难等。淋巴转移是最多见的转移途径。晚期发生血运转移，最易转移至肝、脑、骨、肾上腺。肺外症状是指肺癌组织可产生内分泌物质引起非转移性全身症状。

（三）实验室及其他检查

1. X 线检查　胸部 X 线可看到肿块影，周围有毛刺。并发肺不张、肺炎时，X 线检查有助于诊断。

2. 螺旋 CT 与 MRI 检查　对早期小肿块、隐蔽部位肿块的发现和定性有重要诊断价值。

3. 基因检测　常见检测靶点有 EGFR、ALK、ROS1、c-MET 等，基因检测为靶向治疗提供依据。

4. 病理学检查　痰细胞学检查；支气管镜活体组织钳取检查；经胸壁肺穿刺检查；转移病灶活组织检查。

（四）心理社会评估

肿瘤患者会经历一系列的心理变化：震惊否认期、愤怒期、协商期、抑郁期、接受期。了解肺癌患者心理反应处于哪一阶段；了解患者和家属对疾病治疗方法、预后、术后功能锻炼必要性的认知程度；了解家属对患者的关心程度、支持力度、家庭经济承受能力。

二、护理诊断

1. 焦虑与恐惧　与担心手术及预后有关。
2. 气体交换受损　与肺不张、切除肺组织、胸腔积液有关。
3. 清理呼吸道无效　与胸痛、痰液黏稠不易咳出有关。
4. 疼痛　与手术、癌症晚期有关。
5. 心输出量减少　与手术出血、心功能不全有关。
6. 知识缺乏　与缺乏肺癌治疗及康复知识有关。
7. 潜在并发症　肺不张和肺炎、急性肺水肿、心律失常、支气管胸膜瘘。

三、护理目标

1. 患者恢复正常的气体交换功能。
2. 患者营养状况改善。
3. 患者自述焦虑、恐惧减轻或消失。
4. 患者未发生并发症或并发症得到及时发现、处理。

四、护理措施

（一）治疗原则

以手术治疗为主，辅以放疗、化疗、靶向治疗、中医药治疗、免疫治疗的综合治疗。传统的手术方法为开胸手术，切除病变肺叶或整个一侧肺组织。近年来，胸腔镜下肺癌切除手术的临床应用越来越多。小细胞癌对放射治疗和化学药物治疗均敏感。腺癌的基因靶点阳性率较高，靶向药物治疗有优势。

（二）术前护理

加强心理护理；术前常规检查心、肺、肝、肾等重要脏器功能；改善营养状况；改善通气功能；戒烟；治疗呼吸道急性感染和龋齿、牙周炎；术前指导患者进行腹式深呼吸、有效咳嗽、翻身、床上腿部活动、手术侧手臂肩膀振动。

（三）术后护理

1. 维持呼吸道通畅　术后护理的重点。①肺切除患者术后常规行鼻导管给氧1～2日。②鼓励患者深呼吸，有效咳痰，每1～2小时翻身拍背一次。③痰液黏稠难以咳出者，给予化痰剂和雾化吸入，必要时吸痰。④对带气管插管返回病房者，严密观察导管的位置，防止滑出或移向一侧支气管造成通气不足。观察呼吸深度、频率和血氧饱和度是否正常。做好气管插管的护理。⑤术前心肺功能差、术后动脉血氧饱和度过低者，在气道通畅的前提下进行呼吸机辅助呼吸，并做好机械通气的护理。

2. 观察病情变化　密切观察生命体征，进行心电和血氧饱和度监护；注意意识、面色、尿量变化；记录24小时液体出入量；观察有无胸膜腔内出血或感染、肺不张和肺炎、急性肺水肿、心律失常等异常表现。

3. 体位与休息　麻醉清醒后取半卧位。肺叶切除术后安置患者于平卧或侧卧位；肺段切除或楔形切除术后，尽量取健侧卧位，以促进患侧肺组织扩张；一侧肺全切术后，应取平卧位或1/4侧卧位，避免完全侧卧，以防止纵隔移位和健肺受压引起循环和呼吸功能障碍。

4. 饮食与输液护理　拔除气管插管4～6小时后，若无禁忌逐渐恢复饮食。一侧全肺切除导致肺循环的血管床面积显著减少，容易发生急性肺水肿，所以应限制钠盐摄入，限制补液量在2000 mL/d以内，限制输液速度在20～30滴/分，以减轻循环负担。

5. 维持胸腔引流通畅　妥善固定，保持通畅，当患者翻身或活动时保护引流管，避免牵拉、受压或脱出。密切观察引流液的量、色、性状，当引流出较多血液（每小时100～200 mL）时考虑有活动性出血，要及时通知医生处理。

6. 上肢功能康复训练　早期进行患侧上肢活动可促进呼吸运动、防止肺不张、预防患侧肩部制动过久引起的僵硬。常用方法有肩臂上举和后伸运动、肩外展和旋前旋后运动、肩外展和上举运动。逐渐增加运动量,维持至每日 1～3 次,每次 30 分钟。

7. 并发症护理　①肺不张肺炎:正确安置术后体位,有利于肺复张,遵医嘱使用抗生素,保持气道通畅,吸氧。②急性肺水肿:减慢输液速度,遵医嘱给予利尿剂和强心药。③心律失常:心电图上一旦发生心律失常,应及时给予处理。④支气管胸膜瘘表现为术后咳嗽咳痰、发热、胸痛、气液胸。确诊后配合医生行胸膜腔闭式引流、应用抗菌药、进行营养支持。

（四）健康教育

1. 健康保健　40 岁以上,特别是肺癌高危人群要定期做胸部 X 线普查;有久咳不愈或出现血痰者,应进一步检查;戒烟;加强口腔卫生;治疗肺部慢性疾病;杜绝与烟雾灰尘和致癌化学物质的接触。

2. 出院指导　遵医嘱按时化疗和放疗;嘱患者定期门诊复查;避免与上呼吸道感染者接触;锻炼身体,预防感冒;逐渐增加活动量,以活动后无心慌气短、周身乏力等症状为标准。

五、护理评价

1. 患者是否情绪稳定,焦虑、恐惧症状是否减轻或消失。

2. 患者能否有效咳嗽和深呼吸,是否勤翻身。患者术后肺复张情况是否良好,是否并发肺不张肺炎,或已经得到正确处理。

3. 循环功能正常,有无发生心律失常或急性肺水肿,或已经得到正确处理。

4. 疼痛、恶心呕吐等不适是否减轻或消失。

5. 患者和家属是否知道肺癌的病因和治疗方法,理解预后,能积极配合治疗。

6. 患者是否已经学会术后患肢锻炼的方法。

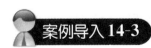
案例讨论14-2

（1）每 4～6 人一组,在教师的引导下,学生对案例导入 14-2 进行分组讨论。

（2）每组学生写出案例讨论报告交教师批阅。

（3）教师点评,归纳总结。

| 任务三　直肠癌患者的护理 |

案例导入14-3

患者,男,60 岁。因"反复出现便血 3 个月"就诊。鲜血便,常有黏液,伴腹泻、排便不尽感,无痔疮病史。于肛缘上 4 cm 处,直肠指诊触及 2 cm 类圆形区域,质地硬,退出时指套染血。直肠镜下取活检,病理报告"管状腺癌"。心电图、胸片和腹部 B 超

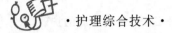

未见异常。患者入院后在全麻下行腹会阴联合直肠癌根治术（Miles 术）。手术过程顺利。返回病房时留置胃肠减压管、腹腔引流管、导尿管各一根，骶前引流管 2 根，镇痛泵 1 个。患者神志清醒，诉切口疼痛，口干不适。给予禁食、补液、止血、抗感染和支持治疗。术后第 3 日结肠造口有少量稀便流出，患者感到焦虑不安，不知如何处理。

问题：

1. 直肠癌术前准备重点是什么？

2. 术后留置的引流管多，应该如何护理？

3. 教会患者正确护理结肠造口。

直肠癌是大肠癌中发病率最高的类型，好发于直肠中、下段，因相对容易早发现从而获得早治疗，预后较好。

一、护理评估

（一）健康史

1. 了解患者饮食习惯　直肠癌的发病与高脂肪、高蛋白质、低纤维素饮食密切相关。

2. 了解患者的家族史、健康史，有无溃疡型结肠炎、血吸虫病史、家族性肠病。血吸虫病肉芽肿、家族多发性结肠息肉、大肠腺瘤属于癌前期病变。直肠癌发病与遗传因素及既往大肠癌、乳腺癌病史有关。

（二）身体状况

1. 早期可无症状，便血是最常见的早期症状，评估患者有无便血，有无黏液血便。

2. 随着肿瘤增大出现直肠刺激征、不完全性肠梗阻表现。肿瘤可直接浸润至膀胱、骶前神经引起相应症状。评估患者有无便意频繁、里急后重、排便不尽感等直肠刺激症状；有无腹胀腹痛、大便变形变细、肠鸣音亢进、肠梗阻表现；有无刺激膀胱出现血尿和尿路刺激征；有无侵犯骶前神经引起骶尾部持续剧烈疼痛的症状。

3. 淋巴转移最多见，血行转移容易发生在肝、肺。评估患者双侧腹股沟能否触及肿大、质硬、无痛的转移淋巴结；有无肝大和黄疸等肝脏转移表现，有无胸痛和呼吸困难等肺转移表现。

（三）实验室及其他检查

1. 直肠指诊　诊断直肠癌最简单的方法。80％以上的直肠癌可于指诊时发现。

2. 大便隐血检查　大规模普查高危人群的方法，可发现早期直肠癌。

3. 内镜检查　诊断直肠癌最有效、最可靠的方法。可直接观察肿块的形态、位置、大小，并取活检做病理学检查。

4. 免疫学检查　血清癌胚抗原（CEA）作为直肠癌的肿瘤标志物特异性不高，但对评价治疗效果和预后有意义。

（四）心理社会评估

评估患者恐惧、焦虑的程度；患者和家属对疾病预后、手术后结肠造口护理的掌握程度；家属对患者的关心支持情况；家庭经济情况及患者所在社区的医疗保健服务情况。

二、护理诊断

1. 焦虑与恐惧　与担心手术及预后、排便方式改变有关。
2. 营养失调:低于机体需要量　与肿瘤高代谢率和肠道吸收能力下降有关。
3. 疼痛　与手术创伤、癌肿刺激周围神经和肠梗阻有关。
4. 知识缺乏　与缺乏结肠造口的自我护理知识有关。
5. 潜在并发症　造口出血、感染、吻合口瘘、吻合口梗阻、泌尿系统感染、造口并发症、肠粘连等。

三、护理目标

1. 患者未发生过度焦虑或焦虑减轻。
2. 患者的营养状况得到维持或改善,能适应新的排便方式,并自我认可。
3. 患者能复述疾病相关知识,并能配合治疗和护理。
4. 患者术后未发生并发症,或并发症得到及时发现和处理。

四、护理措施

(一)治疗原则

以手术治疗为首选,结合放射治疗、化学药物治疗、局部介入治疗、中医治疗等综合治疗措施。早期直肠癌做根治性手术,远处转移发生后为缓解症状,进行姑息性手术。常用姑息性手术是结肠造口术。

(二)术前护理

1. 加强心理护理　术前常规检查心、肺、肝、肾等重要脏器功能;改善营养状况;做好术前备皮;术前2~3日每晚用1:5000高锰酸钾溶液坐浴,女性患者还需每晚用0.05%洗必泰溶液500 mL冲洗阴道;术日晨放置胃管和留置导尿管,直肠癌根治术后导尿管留置时间长,应放置带气囊(foley)导尿管以防滑出;准备术中化疗用药。

2. 肠道准备　术前护理重点是进行肠道准备,传统方法有三种。①控制饮食:术前3天进半流质饮食,术前2天进流质饮食,目的是减少直肠内粪便形成。②肠道用药:遵医嘱应用肠道抗生素以预防吻合口感染和切口感染,适当补充维生素 K。③清洁肠道:常用导泻法。近年来,在加速康复外科理念指导下,优化了直肠癌围手术期处理,最大限度地降低了患者的应激反应,营养状况得到改善,免疫功能增强,保护了肠黏膜屏障功能。具体做法是不再长时间术前饮食准备、导泻或灌肠,只要术前禁食6小时、禁饮2小时即可。例如术前10小时口服10%葡萄糖溶液1000 mL,术前2小时口服10%葡萄糖溶液500 mL。

(三)术后护理

1. 一般护理　术后血压平稳后取半卧位。如无禁忌,鼓励患者早下床活动,防止肠粘连。严密观察生命体征和病情变化,观察有无切口感染、造口并发症。术后2~3日肠蠕动恢复、肛门或造口排气后停止胃肠减压,拔除胃管。进流质饮食,术后1周逐步过渡到半流质饮食,术后2周左右可进普通饮食。食物以高蛋白质、高热量、富含维

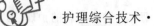

生素及易消化不刺激的少渣食物为主。7～10 日内不可灌肠。

2. 引流管护理　①腹腔引流管:妥善固定、保持通畅、观察记录、无菌操作、及时拔管,一般 2～3 日拔管。②骶前引流管:直肠癌根治术后为了减少局部积液、积血,预防感染,常规放置骶前引流管,并予负压吸引。一般放置 5～7 日,当引流液量少色清时方可拔管。

3. 病情观察　注意伤口渗血情况,保持敷料清洁干燥。直肠癌术后导尿管一般放置 1～2 周,注意观察导尿管情况。

4. 排便康复指导　保肛术后患者会出现排便次数增多或大便失禁等情况,除了调整饮食结构外,还应指导患者进行肛门括约肌和盆底肌舒缩锻炼。

（四）健康教育

1. 出院后每 1～2 周扩张造口 1 次,持续 2～3 个月。若发现造口狭窄出现肠梗阻表现,应及时就医。

2. 嘱患者术后 3～6 个月复查 1 次。

3. 遵医嘱继续化疗或进行其他治疗。

4. 造口患者出院后适当参加社会活动,保持心情舒畅,融入正常的生活和社交。

五、护理评价

1. 患者是否情绪稳定,焦虑、恐惧症状是否减轻或消失。

2. 营养状况是否改善,是否能耐受手术和放化疗,手术切口和吻合口愈合是否良好。

3. 疼痛、直肠刺激症状等是否减轻或消失。

4. 患者和家属能否接受形象改变,是否能正确护理结肠造口。

5. 能否预防和早处理术后并发症。

六、实训技能

结肠造口护理技术

项　目	实训内容	评分标准
【目的】	1. 保持造口周围皮肤的清洁。 2. 帮助患者掌握正确的造口护理的方法。	5
【准备】	1. 护士准备:着装规范、洗手。 2. 用物准备:治疗碗内盛适量生理盐水棉球、量尺、笔、剪刀、肛袋、方便夹、垃圾袋、纱布、手套。 3. 环境准备:室温适宜、遮挡患者。	20
【操作步骤】	1. 取下底板:协助患者取合适体位,抬高床头 30°;戴手套,取下原来的肛袋,松开并保留方便夹;将肛袋放入医疗垃圾袋。 2. 清洁造口皮肤:用纸巾抹除造口周围粪便,用生理盐水棉球清洁造口周围皮肤及造口,由外向内;脱手套。 3. 测量造口大小:用量尺测量造口口径大小;在肛袋底板保护纸上做记号;在肛袋裁剪开孔。	60

续表

项　　目	实 训 内 容	评分标准
【操作步骤】	4. 粘贴肛袋：撕去肛袋底板的保护纸，用纸巾抹干造口周围皮肤；粘贴肛袋；确定贴好肛袋，将袋子空气排出，开口拉平反折，用方便夹夹好。 5. 健康指导：指导患者掌握造口护理的注意事项；肛袋的储存及清洁方法、购置合适的肛袋的方法。 6. 整理：整理床单位，清洁用物；协助患者取舒适体位；整理用物，分类处理；洗手、记录。	60
【效果评价】	1. 护患沟通良好。 2. 操作方法正确，动作温柔，无黏膜损伤出血及其他并发症。 3. 患者理解造口护理的目的和意义。	15
【注意事项】	1. 3～5 天更换底板，如有渗漏应立即更换。 2. 裁剪开孔时按所测量的大小在 2 mm 左右。 3. 粘贴肛袋时，确保造口周围皮肤干净。 4. 粘贴肛袋底板时，要避免有皱褶，必要时用防漏膏。 5. 粘贴完肛袋后，嘱患者用手轻压 5～10 分钟。 6. 保留方便夹重复使用。	

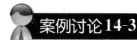

案例讨论14-3

（1）每 4～6 人一组，在教师的引导下，学生对案例导入 14-3 进行分组讨论。

（2）每组学生写出案例讨论报告，交给教师批阅。

（3）教师点评、归纳总结。

|任务四　白血病患者的护理|

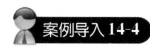

案例导入14-4

患者，男，37 岁，已婚，大学文化。2 天前无明显诱因下出现牙龈出血，难以自止，皮肤有散在出血点和淤斑，伴乏力入院。

护理评估：T 36.9 ℃，P 88 次/分，R 18 次/分，BP 130/80 mmHg。神志清楚，能配合，自动体位。颈部两侧触及 3 个淋巴结。前胸及上肢皮肤散在大小不等的出血点。口腔黏膜可见血疱。

血常规：WBC $38.4×10^9/L$，PLT $20.6×10^9/L$，Hb 144 g/L。骨髓象：骨髓增生活跃，早幼粒细胞占 95%。诊断为急性早幼粒细胞白血病（M$_3$）。

患者平素身体健康，得知这一诊断非常震惊，情绪比较焦躁。患者对白血病化疗知识所知不多。因其担任单位重要领导职务，希望能尽快治愈重返工作岗位。

化疗一周后，患者自觉乏力，食欲不振，呕吐咖啡样胃内容物，排黑便。查体：BP

100/77 mmHg，R 18 次/分，P 78 次/分，律齐。血常规：WBC 3.6×10⁹/L，PLT 8×10⁹/L，Hb 80 g/L。患者精神紧张，并畏惧化疗及其产生的不良反应。

问题：

1. 该患者首优护理诊断是什么？简述护理要点。

2. 如何向患者解释病情，才能让患者更容易接受患病事实？

3. 根据病例，你认为患者化疗后会出现什么问题？如何护理？

4. 对该患者的健康教育重点是什么？

白血病(leukemia)是一类造血干细胞的恶性克隆性疾病。其白细胞失去进一步分化成熟的能力而停滞在细胞发育的不同阶段，在骨髓及其他造血组织中白血病细胞大量增殖积聚，并浸润其他器官和组织，正常造血功能受到抑制。

一、护理评估

(一) 健康史

白血病的发病与物理(X 射线)、化学(苯)、生物(T 淋巴细胞病毒 1 型)、遗传相关，应从以下几个方面进行评估。

1. 感染史　评估时询问患者有无多次病毒感染史。

2. 接触史　评估患者是否接触过放射性物质或化学毒物，如苯、油漆、橡胶、染料或亚硝胺类物质。

3. 用药史　评估患者是否服用过诱发本病的药物，如氯霉素、保泰松、抗肿瘤药物。

4. 家族史及现病史　了解患者职业、工作与居住环境及家族史；是否患有其他血液系统疾病。

(二) 身体状况

1. 贫血　常为早期表现，主要原因是正常红细胞生成减少。

2. 发热　是常见的症状之一，特点是持续发热。其主要原因是感染、成熟粒细胞缺乏及机体免疫力降低，导致继发感染，是最常见的死亡原因。

3. 出血　主要原因是血小板减少。出血部位可遍及全身，以皮肤淤点、淤斑、鼻、牙龈出血最常见。眼底出血可致视力障碍；颅内出血可能导致患者死亡。

4. 白血病细胞浸润不同部位的表现　①骨骼和关节疼痛。②肝脾及淋巴结肿大。③中枢神经系统白血病(CNS-L)：白血病细胞浸润到脑膜或中枢神经系统，表现为头痛、呕吐、颈强直、嗜睡甚至抽搐、昏迷。多发生在疾病缓解期，与化疗药物不易通过血脑屏障、中枢神经系统的白血病细胞不能被杀灭有关。

(三) 实验室及其他检查

1. 血常规　多数患者白细胞增多，可见原始和幼稚细胞，属于正常细胞性贫血等。

2. 骨髓象　①原始细胞达到骨髓有核细胞的 30% 以上。②裂孔现象：原始幼稚细胞增高，较成熟阶段缺如及少量成熟粒细胞残留。③急性粒细胞白血病出现奥尔小体。

3. 细胞化学、免疫学、染色体和基因的检查　用于诊断和鉴别白血病类型。

4. 其他　尿酸浓度增加。

（四）心理社会评估

患者在明确诊断后感到异常恐惧,难以接受;治疗效果不佳时,忧心忡忡、悲观、愤怒,甚至绝望;因病房限制探视,使患者感到缺乏安全感、孤独;化疗药物造成的身体不适,使患者拒绝治疗或产生恐惧心理。评估家庭成员对白血病认识程度及对患者的支持情况,家庭经济状况,亲友、工作单位及医保支持等。

二、护理诊断

1. 有感染的危险　与成熟白细胞计数减少、机体免疫力下降有关。
2. 有损伤的危险　与血小板数量减少及质量异常有关。
3. 活动无耐力　与化疗、白血病细胞致代谢率增高及贫血有关。
4. 预感性悲哀　与治疗效果不佳及死亡的威胁有关。
5. 知识缺乏　缺乏白血病防治、护理的相关知识。
6. 潜在并发症　化疗反应、尿酸性肾病。

三、护理目标

1. 患者能积极配合,采取正确、有效的预防措施,减少或避免出血。
2. 能说出预防感染的重要性,积极配合,减少或避免感染的发生。
3. 能说出化疗可出现的不良反应,并能积极应对。
4. 能正确对待疾病,悲观情绪减轻或消除。
5. 能认识到化疗期间合理休息与活动的重要性,体力逐渐恢复,生活自理。

四、护理措施

（一）休息与活动

病情较重、在化疗期间、重度贫血、严重感染或有明显出血倾向者应绝对卧床休息,必要时给予患者生活护理;病情轻、缓解期和慢性白血病患者可适当活动;嘱脾大者取左侧卧床,以减轻不适感,尽量避免弯腰和碰撞腹部,以防脾破裂;对患者进行保护性隔离,护士应加强对患者的生活照顾。

（二）饮食护理

三高饮食,摄入适量纤维素,进清淡、易消化的食物,以半流质为主。避免进食高糖、高脂、产气过多和辛辣的食物。少量多餐,细嚼慢咽。避免在化疗前后2小时内进食,进食前做深呼吸及吞咽动作,进食后取坐位或半卧位,以减轻胃肠道不适感。有口腔溃疡者可于餐前用普鲁卡因稀释液漱口。

（三）病情观察

监测患者白细胞计数,询问患者有无发热、咽部痒痛、咳嗽、尿路刺激征等感染的表现。监测患者血小板计数,观察有无皮肤淤点、淤斑,有无牙龈、鼻、内脏出血,尤应注意有无头痛、呕吐、视力改变等颅内出血征兆;注意观察患者有无发热等感染症状。

（四）心理护理

护士应多与患者沟通,鼓励患者表达自己的感受,理解患者的恐惧,帮助患者树立治疗疾病的信心,并认识到消极心态对病情的危害。组织病友交流,请疗效佳、生存期长的患者现身说法,增强患者战胜疾病的信心,提高治疗依从性。建立社会支持网,家属给予患者物质和精神上的支持与鼓励。指导患者进行放松疗法,如做缓慢的深呼吸、做放松全身肌肉的运动、练气功、听音乐等,减轻患者忧虑、恐惧、悲观甚至绝望的情绪。

（五）健康指导

1. 建立并保持良好的生活方式、情绪积极、合理饮食、适当锻炼身体,促进康复。

2. 向患者及家属介绍有关白血病知识,帮助其了解坚持治疗可延长疾病的缓解期和生存期。

3. 生活中讲究卫生,注意防寒保暖,尽量少去公共场所,学会自测体温,检查口腔、咽部有无感染;剪短指甲,避免搔抓损伤皮肤;淋浴时水温以 37～40 ℃为宜,以防加重皮下出血;空气干燥时润滑鼻黏膜,勿用牙签剔牙,勿抠鼻孔、避免外伤,做好自我防护等。

4. 指导患者遵医嘱服药,及时发现药物不良反应,出现出血、发热、骨关节疼痛、脾大时要及时就诊,定期复查。

五、护理评价

1. 患者能描述引起或加重出血的危险因素,积极采取预防措施,减少或避免出血。

2. 能说出预防感染的重要性,积极配合治疗与护理,未发生感染。

3. 能列举化疗的不良反应,积极采取应对措施,主动配合治疗。

4. 能正确对待疾病,悲观情绪减轻并逐渐消除。

5. 能说出活动耐力下降的原因,合理安排休息和饮食。

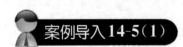
案例讨论14-4

1. 在教师的引导下,学生对案例导入 14-4 进行分组讨论。

2. 学生以组为单位写出案例讨论报告交教师批阅。

3. 教师点评、归纳总结。

任务五　妇产科相关肿瘤患者的护理

案例导入14-5（1）

患者,女,50 岁。因接触性出血两个多月,伴有白带恶臭就诊。妇科检查:宫颈前唇有一质脆的赘生物,最大径线 2 cm,触之易出血。子宫正常大,附件未触及。临床初步诊断:宫颈癌。

问题:

1. 为确诊最可靠的诊断方法是什么?

2. 如对本病例进行手术治疗,列出术后常见三个护理诊断。

3. 术后如何协助患者进行膀胱功能锻炼。

 案例导入14-5(2)

患者,女,62岁,绝经10年后出现不规则阴道流血。妇科检查:子宫稍大,较软,附件(一)。临床考虑"子宫内膜癌",患者听后焦虑不安,夜不能寐,担心自己不能挺过去,经常在医生查房时痛哭。

问题:

1. 应选择的辅助检查是什么?

2. 该患者首选的治疗方案是什么?

3. 针对患者目前情况,提出常见的三个护理诊断。

妇科常见的肿瘤包括子宫肌瘤、宫颈癌、子宫内膜癌、卵巢肿瘤等。子宫肌瘤是女性生殖系统常见良性肿瘤,多发生于30～50岁的妇女。宫颈癌是妇科常见的生殖系统恶性肿瘤,好发于子宫外口的鳞柱交界部。子宫内膜癌又称为子宫体癌,发生于子宫内膜层,多发于绝经后的老年妇女。卵巢肿瘤分为良性和恶性,恶性卵巢肿瘤死亡率居妇科恶性肿瘤第一位。

一、护理评估

(一)健康史

子宫肌瘤和女性激素刺激有关。宫颈癌是妇科常见的生殖系统恶性肿瘤,好发于子宫外口的鳞柱交界部。宫颈癌与性生活紊乱、早婚、早育、多产及伴有宫颈炎者有关,与感染人乳头瘤状病毒、单纯疱疹病毒Ⅱ型、人类巨细胞病毒有关。经济状况差、种族和地理因素也是宫颈癌高危因素。子宫内膜癌多发于绝经后的老年妇女,与长期持续雌激素刺激有关,易发生于肥胖、高血压、糖尿病和未婚、不育、少育及绝经延迟的妇女,并与遗传有关。卵巢肿瘤病因不明,可能与遗传、高胆固醇饮食、内分泌因素有关。

在对妇产科相关肿瘤疾病患者评估时应注意:评估患者的年龄、既往月经史、婚育史,阴道不规则流血的时间;询问患者有无宫颈癌的高危因素;评估患者的家族史、居住环境及饮食情况,有无高胆固醇饮食习惯;了解有无单一雌激素长期刺激的病史;了解既往有无胃肠道、乳腺等部位的肿瘤病史,如有,其治疗情况如何。

(二)身体评估

1. 子宫肌瘤最常见的症状为月经改变,多表现为经量增多、经期延长,多为黏膜下肌瘤和肌壁间肌瘤引起。有浆膜下肌瘤时,下腹部多见包块,子宫体呈不规则增大,表面可有结节状突起,质硬。肌瘤发生红色样变或浆膜下肌瘤发生蒂扭转可引起剧烈腹痛。子宫肌瘤常继发贫血或感染,可出现相应症状。

2. 宫颈癌早期无症状或仅有接触性出血;中晚期出现阴道流血、阴道流液和疼痛,晚期出现压迫转移症状、全身消瘦、贫血等恶病质表现。查体可见宫颈表面菜花样

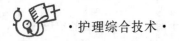

赘生物或者火山口样等,伴随阴道有血及大量恶臭分泌物流出。

3. 子宫内膜癌患者可出现绝经后不规则阴道流血、阴道排液,晚期可出现转移症状和恶病质,有疼痛感。查体时子宫增大变软。

4. 良性卵巢肿瘤早期无症状,发展到一定程度时可有压迫症状;恶性卵巢肿瘤早期会出现症状,并可迅速发生转移。

（三）实验室及其他检查

1. 子宫肌瘤　首选 B 超检查;通过双合诊或三合诊可发现不同类型子宫肌瘤有相应的局部体征,检查时可发现子宫不规则或均匀增大,表面呈结节状,质硬,有无压痛。

2. 宫颈癌　宫颈刮片细胞学检查是普查常用的方法,此外还可进行碘试验、阴道镜检查。宫颈和宫颈管活体组织检查是确诊宫颈癌前期病变和宫颈癌的最可靠方法。

3. 子宫内膜癌　分段诊断性刮宫是目前早期诊断子宫内膜癌最常用且最有价值的诊断方法。B 超、宫腔镜检查等也可作为检查方法。

4. 卵巢肿瘤　首选 B 超,其他如肿瘤标志物及病理学检查等,血清 CA125 敏感性较高,但特异性较差。

（四）心理社会评估

肿瘤性质未确定时,患者及家属焦虑不安,渴望尽早知道诊断结果。如为良性,患者担心治疗的效果及手术会影响生育功能等;如为恶性,因治疗可能改变其生育状态、生活方式,疾病可能导致死亡,患者会恐惧、否认、忧郁和担心。

二、护理诊断

1. 营养失调　与恶性肿瘤消耗有关。

2. 焦虑、恐惧　与担心疾病预后有关。

3. 排尿功能障碍　与手术损伤膀胱功能有关。

4. 知识缺乏　缺乏疾病相关知识。

5. 有潜在并发症的危险　与恶性肿瘤转移有关。

三、护理目标

1. 子宫肌瘤

(1) 患者能陈述子宫肌瘤的性质、出现症状的诱因。

(2) 患者能确认可利用的资源及支持系统。

2. 宫颈癌

(1) 患者住院期间能接受与本病有关的各种诊断、检查和治疗方案。

(2) 出院时,患者能恢复正常排尿功能,患者适应术后生活方式。

3. 子宫内膜癌

(1) 住院期间,患者将能主动参与诊断性检查过程。

(2) 手术前,患者能示范手术后锻炼、呼吸控制等运动方法。

(3) 患者能叙述影响睡眠的因素,并列举应对措施。

4. 卵巢肿瘤

(1) 患者能用语言表达丧失了子宫及附件的看法，并积极接受治疗。

(2) 患者能说出影响营养摄取的原因，并列举应对措施。

(3) 患者能描述自己的焦虑，并列举缓解焦虑程度的方法。

四、护理措施

(一)子宫肌瘤患者的护理

1. 一般护理 提供高蛋白质、高维生素、高热量、富含铁的食物，禁止摄入含有雌激素的食品、药品或补品。

2. 发生蒂扭转需要手术时，配合医生做好术前及术后的护理。

3. 随访观察、药物治疗、手术治疗的患者，应做好相应的护理。

4. 健康指导

(1) 告知患者子宫肌瘤为良性病变，做好心理护理。

(2) 随访患者要严格按照 3～6 个月随访一次的要求进行随访，如发现肌瘤迅速增大或症状明显者应及时手术。

(3) 药物治疗时，注意雄激素的用量不超过每月 300 mg，以免出现男性化的副作用。

(4) 手术治疗患者注意休息，纠正贫血，1 个月后复诊。

(二)宫颈癌患者的护理

协助患者进行手术，做好术前、术后的护理。术前 3 日用消毒液消毒宫颈及阴道，手术前一日晚清洁灌肠，其他准备同一般腹部手术。术后注意保持导尿管通畅、腹腔引流管通畅，注意观察引流液的颜色、量；引流管按医嘱与术后 48～72 小时取出；积极做好健康指导，普及防癌知识，提倡晚婚晚育及少育，开展性卫生教育；30 岁以上妇女应 1～2 年做一次宫颈刮片细胞学检查；高危人群每半年做一次妇科检查；有接触性出血者及时就诊，以早期发现宫颈癌。加强术后随访。

(三)子宫内膜癌患者的护理

指导患者合理饮食，改善体质，必要时输液补充营养，充分休息，进行支持治疗。对于年老、不耐受手术者，需指导患者正确服药，主张高效、大剂量、长期服药，至少 12 周。加强患者心理沟通，安慰和鼓励患者配合治疗，增强战胜疾病的信心。加强宣教，定期进行防癌普查，严密随访。

(四)卵巢肿瘤患者的护理

做好病情观察，良性肿瘤者配合医生手术即可。须放腹水的患者，配合医生操作，严密观察生命体征，一次放腹水不超过 3000 mL，速度宜慢，放完后腹部加压包扎。认真做好"三查七对"，配药做好防护；保持药品局部干燥，防止药液外渗，及时更换敷料；遵医嘱协助患者取治疗体位，禁止随意更换体位；严密观察化疗药物的毒性反应，同时预防感染发生。做好健康指导，注意饮食营养摄入，提倡体检。

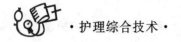

五、护理评价

1. 患者营养平衡，未发生明显的营养失调和贫血等并发症。
2. 患者情绪平稳，能正确对待疾病，并能描述有关知识。
3. 患者未出现膀胱功能受损等，排尿功能恢复良好。
4. 患者无感染发生。

六、实训技能

手术前备皮技术

项　目	实 训 内 容	评分标准
【目的】	去除手术区毛发及污垢，清洁皮肤，为手术时皮肤消毒做准备，预防手术后切口感染。	5
【准备】	1. 护士准备：护士着装规范、洗手、戴口罩。 2. 物品准备：盆、毛巾、温水、卫生纸、治疗巾、一次性手套、棉签、润滑液、备皮刀、电筒、弯盘、屏风。 3. 环境准备：病室清洁、安静、保暖。	20
【操作步骤】	1. 核对医嘱：住院号、床号、姓名、性别、手术方式及手术部位。 2. 床边评估：再次核对患者信息（手腕带）；讲解备皮目的，取得患者配合并签字；查看手术部位皮肤；协助患者饮水、如厕等。 3. 松开被尾，协助患者取合适的卧位。 4. 协助患者退去衣物，暴露手术部位皮肤。 5. 铺治疗巾于手术部位下方。 6. 戴手套。 7. 用棉签蘸取润滑液，润滑手术部位皮肤。 8. 用备皮刀从上往下，从左往右，剔除手术部位毛发，动作要轻柔，切勿弄伤。 9. 患者手术部位有伤口或者结痂的要避开。 10. 边剔除毛发边用卫生纸清理。 11. 操作时注意观察患者病情，听取患者主诉，与患者多交流。 12. 患者有任何不适时应停止操作，立即向医生报告。 13. 备皮完毕用温水清洗，再用电筒照射查看是否清理干净。 14. 撤除治疗巾。 15. 洗手并记录。	60
【效果评价】	1. 护患沟通良好，患者做好准备。 2. 备皮后皮肤符合手术消毒要求，备皮过程中患者无不良反应。 3. 操作过程规范、准确、安全。	15

续表

项　目	实　训　内　容	评　分　标　准
【注意事项】	1. 尊重并保护患者隐私,注意保暖,避免着凉。 2. 使患者舒适,备皮后全身沐浴或局部擦浴,更换衣物。 3. 切勿剃伤皮肤,遇有瘢痕、结痂或突起处应避开,或者变换角度再剃。 4. 皮肤污垢较多者,应先擦净再剃毛发。 5. 过于锋利的新刀片应稍磨平后再用。	

案例讨论 14-5

1. 学生每 4～6 人一组,教师引导对案例导入 14-5(1)和 14-5(2)进行讨论。

2. 每组学生写出案例讨论报告交教师批阅。

3. 教师进行点评、归纳、总结。

| 任务六　妊娠滋养细胞疾病患者的护理 |

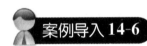

案例导入 14-6

患者,女,28 岁,停经 3 个月,因阴道流血 1 天就诊。妇科检查:子宫大小如妊娠 4 个月,柔软。血 β-HCG 为 1600 kU/L,B 超显示子宫腔未见胚囊,充满弥漫光点和小囊样无回声区,未见胎儿结构和心脏搏动。临床初诊"葡萄胎",拟行清宫术。

问题:

1. 针对该病例提出主要的护理诊断。

2. 作为护士应如何配合医生进行清宫术?

3. 请对患者进行术后的健康教育。

妊娠滋养细胞疾病是一组来源于胎盘绒毛滋养细胞的疾病,根据组织学特点可将其分为葡萄胎、侵蚀性葡萄胎和绒毛膜癌(简称绒癌)。葡萄胎是一种良性滋养细胞疾病,可发生于任何年龄生育期妇女,高发于年龄 20 岁以下及 35 岁以上的妊娠妇女。妊娠滋养细胞肿瘤包括侵蚀性葡萄胎和绒毛膜癌,前者是葡萄胎组织侵入子宫基层,甚至于转移至子宫以外所致,继发于葡萄胎清宫术后 6 个月以内;后者是一种高度恶性肿瘤,早期即可通过血性转移至全身,破坏组织和器官,引起出血、坏死,可继发于葡萄胎、流产、足月产、异位妊娠等。

一、护理评估

(一)健康史

妊娠滋养细胞疾病病因尚未明确。在评估时,注意评估患者的月经、生育史、此次妊娠经过,有无剧吐、阴道流血等,阴道流血的时间、量,有无组织物排出;注意评估家族史、既往史(滋养细胞疾病病史),尤其注意患者有无葡萄胎病史。

（二）身体评估

1. 葡萄胎　患者停经后阴道不规则流血,流出的血液中常伴有水泡样物,且子宫异常增大、柔软,卵巢黄素化囊肿,常为双侧。患者伴随妊娠剧吐、妊娠高血压征象及甲状腺功能亢进征象。在评估时注意评估患者有无停经后阴道不规则出血,流出的血液中有无水泡样物;注意评估子宫的大小、是否柔软,听诊能否听到胎心;有无妊娠高血压或甲亢的表现。

2. 妊娠滋养细胞肿瘤　患者原发灶症状表现为:阴道不规则流血;子宫复旧不良或呈不规则增大;卵巢黄素化囊肿持续存在;腹痛。肿瘤多转移至肺、脑、肝、肾等部位,常有相应症状。①肺转移,为最早最常见转移部位;②阴道和宫旁转移,局部可见单个或多个紫蓝色柔软的结节,一旦破溃易引起大出血;③脑转移,为主要死亡原因,按病情发展可分为瘤栓期、脑瘤期、脑疝期;④肝肾等脏器转移,主要见于绒癌患者。评估时,注意评估患者有无葡萄胎的病史或其他妊娠史,注意患者有无转移灶的表现,如咯血、胸痛等;检查阴道有无紫蓝色柔软结节等;有无一过性失语、失明、跌倒、抽搐、昏迷等表现。

（三）实验室及其他检查

超声检查是诊断葡萄胎的重要辅助检查方法;组织学诊断是妊娠滋养细胞肿瘤的常见检查手段,在子宫肌层或子宫外转移灶中若见到绒毛结构或退化的绒毛阴影,则诊断为侵蚀性葡萄胎,若仅见大量的滋养细胞浸润和坏死出血,未见绒毛结构者诊断为绒癌。

1. 葡萄胎

（1）血尿 HCG 测定　强阳性且持续不降。

（2）B 超　诊断葡萄胎的重要方法,增大的子宫轮廓内充满雪花状光片,未见胎体及胎心。

2. 妊娠滋养细胞肿瘤

（1）血尿 HCG 测定　强阳性且持续不降。

（2）B 超　子宫正常大或不均匀增大,基层内可见高回声团,边界清楚,无包膜。

（3）胸部 X 线检查　在肺野外带可见到棉球状或团块状阴影。

（4）病理学检查　组织学检查镜下有绒毛结构者为侵蚀性葡萄胎,无绒毛结构者为绒癌。

（四）心理社会评估

注意评估者对疾病的认识程度,是否焦虑、恐惧;如需要化疗,患者有无因化疗副作用出现恐惧,担心疾病的预后表现出悲哀;注意评估患者的家庭经济状况以及家属的支持是否有力。

二、护理诊断

1. 自尊紊乱　与分娩的期望得不到满足及对将来妊娠担心有关。

2. 营养失调　与化疗所致消化道反应有关。

3. 自我形象紊乱　与化疗不良反应引起脱发等有关。

4. 有感染的危险　与患者抵抗力下降有关。

5. 焦虑　与担心疾病预后有关。

6. 知识缺乏　与患者对有关妊娠滋养疾病的知识缺乏有关。

7. 潜在并发症的危险　与发生肺转移、阴道转移等有关。

三、护理目标

1. 患者能主动参与治疗护理过程。

2. 患者适应角色改变。

四、护理措施

（一）葡萄胎

1. 清宫术的护理　注意配合医生进行手术,用大号吸刮头吸刮,一次吸不干净者过一周再吸,选择靠近宫壁的细小水疱送病检。

2. 随访　由于葡萄胎有 10%～25% 的恶变率,因此随访很重要。

（1）内容:动态观察血尿 HCG;有无阴道异常流血、咯血等转移灶症状;通过妇科检查、B超观察子宫复旧、黄素囊肿消退情况;必要时行 X 线、头颅 CT 检查。

（2）时间:清宫术后每周一次查血尿 HCG,直至正常,随后每周一次,3 个月;1次/2 周,3 个月;1次/月,半年;第二年,每半年一次,共随访 2 年。

（3）注意事项:严格避孕 2 年,首选避孕套。

3. 健康教育　对患者讲解疾病有关知识,做好随访。

（二）妊娠滋养细胞肿瘤

1. 转移灶的护理

（1）肺转移患者的护理　卧床休息,有呼吸困难者采取半卧位并吸氧,遵医嘱给予镇静剂和化疗药物;一旦发生大咯血,立即置患者于头低足高位,患侧卧位,保持呼吸道通畅,轻拍背部,排除积血;同时配合医生进行抗休克治疗。

（2）脑转移患者的护理　尽量卧床,避免摔倒;观察患者情况,记录液体出入量,严格控制输液总量,有异常及时报告医生;遵医嘱给予止血剂、脱水剂等;配合医生做好 HCG 测定、腰穿等操作。

2. 化疗患者的护理

（1）准确测体重,计算用药剂量。

（2）正确使用化疗药物。

（3）合理使用静脉血管并保护静脉。

（4）化疗药物副反应及护理。①消化道反应:合理安排用药时间,分散注意力,减少呕吐;指导患者进食,加强口腔护理,饭前、饭后用软毛刷刷牙或用温盐水含漱。②骨髓移植:BPC 降至 $50×10^9/L$,WBC 降至 $3.0×10^9/L$ 以下时,应停药;WBC 降至 $1.0×10^9/L$ 以下,需采取保护性隔离。

3. 健康指导

（1）鼓励患者进食高蛋白质、高维生素、易消化的食物，以增强机体抵抗力。

（2）注意休息，出现转移灶症状时，应卧床休息，病情缓解后再进行适当活动；保持外阴清洁，预防感染发生。

（3）节制性生活，做好避孕指导。

（4）出院后严格随访，前 2 年内的随访同葡萄胎，以后每年 1 次，持续 3～5 年。随访内容同葡萄胎。

五、护理评价

1. 患者能积极配合治疗和护理活动。

2. 患者无并发症发生或出现并发症后及时发现并予以处理。

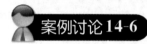 案例讨论 14-6

1. 学生每 4～6 人一组，教师引导对案例导入 14-6 进行讨论。

2. 学生以组为单位写出案例讨论报告交教师批阅。

3. 教师进行点评、归纳、总结。

项目十五　中医护理

学习目标
- 知识
  - 说出中医护理相关疾病知识及护理知识
  - 说明艾条灸法、拔罐法、耳穴埋籽法、敷药法、刮痧法、穴位按摩法、熏蒸法、中药泡足法、湿敷法、涂药法的评估、计划、实施、注意事项、效果评价
- 技能
  - 制定相关疾病中医护理计划
  - 制定艾条灸法、拔罐法、耳穴埋籽法、敷药法、刮痧法、穴位按摩法、熏蒸法、中药泡足法、湿敷法、涂药法的护理计划
- 素质
  - 培养学生在护理患者时独立解决问题的能力、认识新知识的能力、举一反三的能力
  - 规范操作意识，操作时能耐心地与患者进行有效沟通
  - 培养学生的爱国情怀，让学生产生民族自豪感和荣誉感，提升学生的文化自信

 案例导入15（1）

患者，女，18岁，未婚，工人，2012年12月16日初诊。发热2日，体温38.8 ℃，微恶寒，头晕，全身酸痛，咳嗽胸闷，咽赤涩痛，苔薄黄，脉弦数。

问题：

1. 为该患者辨证。

2. 写出辨证依据。

3. 给出治疗原则。

案例导入15（2）

患者，女，因家庭不和睦，经常有左侧胸肋疼痛，壮如火灼，并伴有烦躁易怒，口干口苦，大便干燥，小便短少之症，查体：胸肋局部无明显皮损，舌红苔黄燥，脉弦数。

问题：

1. 为该患者辨证。

2. 写出辨证依据。

3. 给出治疗原则。

案例导入15（3）

患者，男，两年来经常出汗，以头面部为多，运动后汗出更甚，并伴有精神不振，倦怠乏力，少气懒言之症，且动辄感冒，查体：面色淡白无华，舌淡苔白，脉虚弱。

问题：

1. 为该患者辨证。

2. 写出辨证依据。

3. 给出治疗原则。

一、中医护理概述

（一）整体观念

整体就是统一性、完整性。中医学认为人体是一个有机的整体，构成人体的各个组成部分之间，在结构上是不可分割的，在功能上是互相协调、互相为用的，在病理上是相互影响的。同时也认识到人体与自然环境有密切的联系，人体在生理和病理上的变化不断地受到自然界的影响。

（二）辨证施护

辨证施护包括"辨证"和"施护"。辨证，是将四诊（望、闻、问、切）所收集的资料、症状和体征，通过分析辨清病因、病位、病性及邪正关系，概括判断为何病、何证。施护，是根据辨证的结果确定相应的护理方法。辨证是决定护理的前提和依据，施护是护理疾病的手段和方法。根据辨证的结果，确定相应的治疗和护理措施，通过施护的效果可以检验辨证的正确与否。

（三）中医护理诊断

护理诊断是对护理对象生理、心理、社会文化及精神、情志方面现存或潜在的健康问题反应的一种临床判断。关于中医护理诊断的描述，不必强求全部采用中医理论，但某些护理诊断是从中医护理评估中产生的，其健康问题和相关因素是应用中医辨证分析作为依据的，描述时可采用中医理论或增加中医辨证的相关因素，以更全面、细致地反映患者现存的或潜在的健康问题。

（四）中医护理计划

护理计划应包括护理诊断的陈述、预期达到的目标、准备实施的措施和健康教育，制定一份具有中医特色的护理计划。

（五）中医护理评估

在对患者的身心健康问题进行评估的基础上，敏锐地发现患者对有关健康问题的反应，应用中西医理论提出护理诊断，及时实施有效的中西医护理措施，并进行正确评价。

二、实训技能

艾条灸法

项　目	实训内容	评分标准
【评估】	1. 患者意识状态，配合程度，主要症状、体质及心理状况。	15

项　　目	实 训 内 容	评 分 标 准
【评估】	2. 施灸部位皮肤情况、对热痛的耐受程度、女性患者是否处于妊娠期。 3. 评估环境,必要时用屏风遮挡。 4. 告知患者:艾绒点燃后可出现较淡的中药燃烧气味;在治疗过程中,局部皮肤出现微红灼热属于正常现象。但如果患者不能耐受,则应立即停止治疗。	15
【适应证 及禁忌证】	【适应证】 1. 经络闭阻所引起的风寒湿痹证、寒凝血滞的胃脘痛、痛经、闭经等。 2. 阳气下陷引起的遗尿、脱肛、崩漏、带下、阴挺、久泻、各种虚寒证、虚脱证、寒厥证和中气不足等。 3. 预防保健。 【禁忌证】 1. 实热证或阴虚发热者不宜施灸。 2. 颜面部、大血管部位、孕妇腹部及腰骶部不宜施灸。 3. 极度疲劳、空腹、过饱或对灸法恐惧者应慎灸。体弱者,刺激量不宜过强,以防晕灸。	15
【用物】	治疗盘、艾条、火柴、弯盘、小口瓶、快速手消液,必要时备浴巾、屏风等	10
【操作流程】	1. 洗手,戴口罩,备齐用物,携至床旁。 2. 核对医嘱,做好解释,协助患者取合理体位,暴露施灸部位,注意保暖,必要时用屏风遮挡。 3. 再次核对施灸部位和施灸方法。施灸方法:包括温和灸、雀啄灸、回旋灸三种方法。 4. 施灸,手持艾条,将点燃的一端,对准施灸部位,在距皮肤 2～5 cm 处熏灸,以局部有温热感但无灼痛为度,随时弹去艾灰,灸至局部皮肤红晕,每处灸 5～15 分钟。 5. 在施灸过程中,随时询问患者有无灼痛感,调整距离,防止烧伤。观察病情变化及有无不适。 6. 施灸完毕,立即将艾条插入小口瓶,熄灭艾火。 7. 清洁局部皮肤,安置患者于舒适体位,酌情开窗通风,告知注意事项,整理用物。 8. 洗手,核对医嘱,做好记录并签名。	60

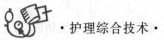

项　　目	实　训　内　容	评分标准
【注意事项】	1. 多穴施灸,宜先上后下,先灸头顶、胸背,后灸腹部、四肢。 2. 施灸后局部皮肤出现微红灼热,属于正常现象。如出现小水疱时,无需处理,可自行吸收。如水疱较大时,可用无菌注射器抽去疱内液体,覆盖消毒纱布,保持干燥,防止感染。 3. 施灸时应及时将艾灰弹入弯盘,防止灼伤皮肤。采用艾炷灸时,针柄上的艾绒团必须捻紧,防止艾灰脱落灼伤皮肤或烧毁衣物。	

拔罐法

项　　目	实　训　内　容	评分标准
【评估】	1. 患者意识状态,配合程度,主要症状、体质及心理状况。 2. 拔罐部位皮肤情况、女性患者是否处于妊娠期。 3. 评估环境,必要时用屏风遮挡。 4. 告知患者治疗过程中局部皮肤会出现与罐口相当大小的紫红色淤斑,数日后自然消失。	15
【适应证及禁忌证】	【适应证】 1. 风湿痹证,各种神经麻痹,以及一些急、慢性疼痛如胃脘痛、腹痛、腰背痛等。 2. 感冒、消化不良、高血压等脏腑功能紊乱的病症。 3. 外科的疮疡、毒蛇咬伤的急救排毒。 【禁忌证】 1. 高热、抽搐及凝血机制障碍者不宜拔罐。 2. 皮肤溃疡、水肿及大血管处不宜拔罐。 3. 孕妇腹部、腰骶部不宜拔罐。	15
【用物】	治疗盘、火罐、火柴、95%酒精棉球、止血钳、小口瓶、快速手消液,必要时备浴巾、屏风等。	10
【操作流程】	1. 洗手,戴口罩,备齐用物,携至床旁。 2. 核对医嘱,做好解释,协助患者取合理体位,暴露拔罐部位,注意保暖,必要时用屏风遮挡。 3. 再次核对拔罐部位。 4. 点燃酒精棉球,火焰在罐内转动,使其罐内形成负压后并迅速扣至已经选择的拔罐部位上,待火罐稳定后方可离开,为防止火罐脱落,适时留罐。 5. 拔罐过程中应注意询问患者的感觉,随时观察火罐吸附情况和局部皮肤颜色。	60

续表

项　　目	实 训 内 容	评分标准
【操作流程】	6. 起罐时一手扶住罐体,另一手用拇指或中指按压罐口皮肤,使空气进入罐内即可取下。 7. 操作完毕,协助患者衣着,整理床单位,安排舒适体位。 8. 核对医嘱,告知注意事项,整理用物,洗手。 9. 做好记录并签名。	60
【注意事项】	1. 拔罐时应采取合理体位,选择肌肉较厚的部位。骨骼凹凸不平和毛发较多处不宜拔罐。 2. 操作前一定要检查罐口周围是否光滑,有无裂痕。 3. 点燃的酒精棉球勿烧烤罐口,防止烫伤。拔罐时动作要稳、准、快,起罐时切勿强拉。 4. 起罐后如局部出现小水疱,不必处理,可自行吸收,如水疱较大,可先消毒局部皮肤,再用注射器吸出液体,覆盖消毒敷料以预防感染。 5. 使用过的火罐,均应消毒后备用。	

耳穴埋籽法

项　　目	实 训 内 容	评分标准
【评估】	1. 患者意识状态、主要症状、既往史、体质及心理状况。 2. 耳穴部位的皮肤情况,对疼痛的耐受程度。 3. 女性患者是否处于妊娠期。 4. 告知患者耳穴埋籽局部有热、麻、胀、痛感。	15
【适应证及禁忌证】	【适应证】 1. 内、外、妇、儿、五官科等疾病。 2. 预防感冒、晕车、晕船。 【禁忌证】 1. 耳部炎证、冻伤的部位,以及习惯性流产史的孕妇禁用。 2. 年老体弱者慎用。	15
【用物】	治疗盘、王不留行或其他菜籽、胶布、酒精、棉签、镊子、探棒、弯盘、快速手消液。	10
【操作流程】	1. 洗手,戴口罩,备齐用物,携至床旁。 2. 核对医嘱,做好解释。选择耳穴部位并探查耳穴。 3. 体位合理舒适,消毒,消毒范围视耳廓大小而定。 4. 将王不留行或其他菜籽贴附在胶布中央,用镊子夹住,贴敷在选用的耳穴部位,按压。 5. 观察患者局部皮肤及病情变化,随时询问患者有无不适感。 6. 操作完毕,安置患者于舒适体位,整理床单位。 7. 清理用物,做好记录并签名。	60

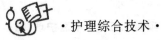

续表

项　目	实 训 内 容	评分标准
【注意事项】	1. 严格执行无菌操作,预防感染。 2. 探穴力度适度、均匀。 3. 埋籽期间,嘱患者每日自行按压 3～5 次,每次每穴按压 30～60 秒,3～7 日更换 1 次,双耳交替。	

敷药法

项　目	实 训 内 容	评分标准
【评估】	1. 患者意识状态、临床诊断、当前主要症状、药物过敏史及心理状况。 2. 患者敷药部位的皮肤情况。 3. 既往是否接受过相同的治疗,效果如何。 4. 患者对敷药法的认识及配合程度。 5. 告知患者局部可能出现丘疹、水疱等,敷油膏类或新鲜中草药者局部有污染衣物的可能。	15
【适应证及禁忌证】	【适应证】 1. 外科的疖、痈、疽、疔疮、流注、跌打损伤、烫伤、肠痈等病。 2. 内科的哮喘、肺痈、高血压、面瘫、头痛、盗汗、自汗等病。 【禁忌证】 皮肤过敏者慎用。	15
【用物】	治疗盘、遵医嘱配制药物、无菌压舌板、无菌棉纸、0.9% 生理盐水棉球、无菌镊、无菌弯盘、无菌治疗碗、无菌棉垫或纱布、胶布或绷带、快速手消液,必要时备屏风、毛毯。	10
【操作流程】	1. 洗手,戴口罩,备齐用物,携至床旁。 2. 核对医嘱,做好解释。协助患者取合适体位,充分暴露敷药部位,注意保暖,必要时用屏风遮挡。 3. 再次核对敷药部位。首次敷药患者,用 0.9% 生理盐水棉球清洁局部皮肤;更换敷料者,取下原敷料,用 0.9% 生理盐水棉球擦洗皮肤上的药迹,观察疮面情况及敷药效果。 4. 遵医嘱使用已经配制的药物并根据病灶范围,选择大小合适的棉纸,用压舌板将药物均匀地平摊于棉纸上,厚薄均匀。 5. 将棉纸四周反折后敷于患处,上盖纱布,用胶布或绷带固定。 6. 操作完毕,协助患者衣着,整理床单位,安置患者于舒适的体位。 7. 清理用物,洗手,记录并签字。	60

续表

项　目	实 训 内 容	评分标准
【注意事项】	1. 敷药时必须注意厚薄均匀,固定松紧适宜。 2. 敷药面积应大于患处且保持一定的湿度。 3. 敷药后应注意观察药物疗效及反应,如出现皮肤发红、丘疹、水疱、瘙痒、糜烂时,停止用药,及时报告医生配合处理。	

刮痧法

项　目	实 训 内 容	评分标准
【评估】	1. 患者意识状态、目前主要症状、临床表现、既往史及体质、心理状态。 2. 刮痧部位皮肤情况。 3. 对疼痛的耐受程度。 4. 告知患者刮痧部位出现紫红色痧点或淤斑,数日后方可消失;刮痧部位的皮肤有疼痛、灼热的感觉。	15
【适应证及禁忌证】	【适应证】 1. 外感湿邪所致高热头痛、恶心呕吐等症。 2. 感受暑湿之邪所致的中暑、腹痛腹泻等症。 【禁忌证】 1. 年老体弱、体型过于消瘦、有出血倾向、皮肤病变处禁用。 2. 孕妇的腹部、腰骶部禁用。	15
【用物】	治疗盘、牛角刮板、治疗碗内盛少量清水或药液,治疗巾或纸巾、快速手消液,必要时备浴巾、屏风等物。	10
【操作流程】	1. 备齐用物,携至床旁。 2. 核对医嘱,做好解释,协助患者取合理体位,暴露刮痧部位,注意保暖,必要时用屏风遮挡。 3. 遵医嘱确定刮痧部位。 4. 检查刮具边缘是否光滑、有无缺损,以免划破皮肤。 5. 蘸湿刮具在确定的刮痧部位刮擦,用力均匀,使刮痧用具始终与皮肤保持 45°～90°,从上至下,由内向外,单一方向,皮肤出现红紫色痧点为宜。 6. 询问患者有无不适,观察病情及局部皮肤颜色变化,调节手法力度。 7. 刮痧完毕,清洁局部皮肤后,协助患者衣着,安置患者于舒适卧位,清理用物,做好记录并签字。	60

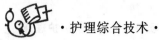

续表

项　目	实 训 内 容	评分标准
【注意事项】	1. 保持空气清新,以防复感风寒而加重病情。 2. 操作时用力要均匀,勿损伤皮肤。 3. 刮痧过程中要随时观察病情变化,发现异常,立即停刮,报告医生,配合处理。 4. 刮痧后嘱患者保持情绪安定,饮食清淡,忌食生冷油腻之品;刮出痧后30分钟内忌洗凉水澡。 5. 使用过的刮具,应消毒后备用。 6. 两次刮痧应间隔3～6天,以皮肤痧退为准,3～5次为1个疗程。	

穴位按摩法

项　目	实 训 内 容	评分标准
【评估】	1. 患者意识状态、主要症状、发病部位、既往史及心理状况。 2. 患者体质及按摩部位皮肤情况。 3. 评估室内温度、环境,必要时用屏风遮挡。 4. 告知患者按摩时局部出现酸胀的感觉。行腰腹部按摩时,需排空小便。	15
【适应证及禁忌证】	【适应证】 各种急慢性疾病,如胃痛、肩周炎、失眠、便秘、牙痛、头痛等病症。 【禁忌证】 各种出血疾病、急性传染病、骨折移位或关节脱位、内脏器质性病变、妇女月经期、孕妇腰腹部、皮肤破损及瘢痕等部位。	15
【用物】	治疗盘、治疗巾、介质(如葱姜水、麻油、冬青膏、红花油等)、快速手消液,必要时备屏风。	10
【操作流程】	1. 洗手,戴口罩,备齐用物,携至床旁。 2. 核对医嘱,做好解释,协助患者取合理体位,注意保暖,必要时用屏风遮挡。 3. 遵医嘱准确取穴,选用适宜的手法和刺激强度进行按摩。 4. 操作过程中观察患者对手法的反应,若有不适,应及时调整力度或停止操作,以防发生意外。 5. 操作后协助患者衣着,安排患者于舒适卧位。 6. 洗手,核对医嘱,做好记录并签字。	60
【注意事项】	1. 操作前应修剪指甲,以防损伤患者皮肤。 2. 双手温度不要过凉。 3. 操作时用力要均匀、柔和、持久,禁用暴力。	

熏蒸法

项 目	实 训 内 容	评分标准
【评估】	1. 患者当前主要症状、既往史、药物过敏史及心理状况、配合程度。 2. 患者体质及熏洗部位的皮肤情况。 3. 女性患者评估胎、产、经、带情况。 4. 评估环境,必要时用屏风遮挡。 5. 告知患者熏洗过程中有可能出汗,不要紧张。	15
【适应证及禁忌证】	【适应证】 1. 缓解患者的关节疼痛、肿胀、屈伸不利、皮肤瘙痒等症状。 2. 减轻眼科疾病引起的眼结膜红肿、疼痛、糜烂等症状。 3. 促进肛肠疾病的伤口愈合。 4. 治疗妇科会阴部瘙痒等症状。 【禁忌证】 1. 高热、出血疾病、活动性结核患者禁用。 2. 妊娠、月经期禁用坐浴。 3. 严重心功能不全、带有心脏起搏器患者禁用。	15
【用物】	治疗盘、根据医嘱配制药液(测量药液温度,使之保持在 50～70 ℃)、水温计、换药用品、毛巾(患者自备)、熏洗盆(根据熏洗部位的不同,可备浴椅有孔木盖浴盆或治疗碗)、快速手消液,必要时备屏风。	10
【操作流程】	1. 洗手,戴口罩,备齐用物,携至床旁。 2. 核对医嘱,做好解释,根据熏洗部位协助患者取舒适体位,暴露熏洗部位,注意保暖及隐私保护,必要时用屏风遮挡。 3. 再次核对熏洗部位。将熏洗部位置于熏洗盆上方,用毛巾盖在上面。 4. 15～20 分钟后,再次测量药液温度,降至 38～45 ℃,帮助患者进行淋洗。 5. 在熏洗过程中,观察患者情况,询问患者有无不适,如有不适立即停止,通知医生,协助患者卧床休息。 6. 熏洗完毕,用毛巾擦干局部皮肤,协助衣着,安置患者于舒适的体位,整理床单位,清理用物,告知注意事项。 7. 洗手,核对医嘱,做好记录并签字。	60
【注意事项】	1. 冬季注意保暖,暴露部位尽量加盖衣被。 2. 熏洗药液温度适宜,防止烫伤。 3. 在伤口部位熏洗时,按无菌技术操作进行。 4. 包扎部位熏洗时,应揭去敷料,操作完毕更换敷料。 5. 所用物品需清洁消毒,用具"一人一份一消毒",避免交叉感染。	

中药泡足法

项　　目	实 训 内 容	评分标准
【评估】	1. 患者意识状态、配合程度、主要症状、既往史及药物过敏史、体质及心理状况。 2. 足部和下肢皮肤情况。 3. 评估环境,温度适宜。 4. 告知患者泡洗过程中不可随意调节温度,以防烫伤。不可站立。	15
【适应证 及禁忌证】	【适应证】 双足及下肢关节疼痛、麻木、屈伸不利等。 【禁忌证】 1. 月经期、妊娠、安装起搏器者,以及皮肤过敏、破溃、头晕体弱、皮肤水肿患者禁用。 2. 有出血倾向的患者遵医嘱慎用。	15
【用物】	足浴治疗仪(足浴盆)、药液、量杯、水温计、毛巾(患者自备)一次性塑料袋(泡脚袋)、电源接线板、快速手消液。	10
【操作流程】	1. 洗手,戴口罩,根据医嘱备好药液(仪器内注入 38 ℃以下清水,占箱体容积的 2/3,接电源,打开电源开关,用温度按钮调节温度,一次性塑料袋内加 1.5 L 药液和 38 ℃以下清水,达到设定温度时听到提示音,关机、关闭电源)备齐用物,携至床旁。 2. 核对医嘱,做好解释,协助患者坐在有靠背的椅子上。 3. 插电源,开机,按下温度循环按钮,选择温度(38 ℃),将患者裤腿卷至膝盖上,暴露足部及小腿,达到设定温度,听到"嘀"的一声提示音时,协助患者将双腿浸入药液中,将药浴袋口开口部位覆盖于患者腿上,腿上盖浴巾,根据室温注意保暖。 4. 按下时间循环按钮,选择治疗时间(25～40 分钟),仪器自动倒计时开始。 5. 在足浴过程中注意观察水温,观察患者有无不适,嘱患者轻轻摩擦脚底以刺激足底穴位,不要自行调节温度,在泡浴过程中不要站立,如感觉不适及时通知护士,此时停止药浴并报告医生,及时处理。 6. 完成治疗时间后,听到提示音,仪器自动关机。 7. 擦干皮肤,协助患者衣着,安置患者于舒适体位,整理床单位,告知注意事项,整理用物,关闭电源。 8. 洗手,核对医嘱,做好记录并签名。	60
【注意事项】	1. 注意用电安全。冬季注意保暖。 2. 避免交叉感染,使用泡脚袋时,一人一个;避免患者足部直接接触足浴盆。 3. 药液温度适宜,下肢感觉迟钝者,应严格控制水温,操作过程中加强观察,防止烫伤。 4. 饭前饭后 30 分钟不宜治疗,泡洗过程中可适当饮水。 5. 浸泡后,如出现皮肤过敏、脱皮、水疱等现象报告医生。 6. 高血压患者要注意观察血压变化,若异常及时报告医生。	

湿敷法、涂药法

项 目	实 训 内 容	评分标准
【评估】	1. 患者的病情、主要症状及临床表现。 2. 患者敷药部位的皮肤情况。 3. 患者的心理状况。 4. 注意药液的温度,防止烫伤。	15
【适应证】	舒经活络、清热解毒、活血化瘀、消肿止痛,减轻局部肿胀、疼痛、瘙痒等症状。	15
【用物】	十味金黄膏,0.9%氯化钠棉球,治疗盘、弯盘、敷布(4~5 层无菌纱布制成),凡士林、镊子 2 把、一次性中单、纱布。	10
【操作流程】	【洗湿敷法】 1. 携用物至床旁,核对床号、姓名。 2. 取合理体位,暴露湿敷部位,注意保暖。下垫一次性中单、局部涂以凡士林(眼部勿涂凡士林)。 3. 根据湿敷部位选择敷布规格。 4. 将温度适宜的药液倒入容器内,敷布置药液中浸湿,用镊子拧干(温度适宜),抖开折叠后敷于患处。 5. 每隔 5~10 分钟更换敷布,保持其湿度及温度。遵医嘱每次湿敷30~60 分钟。 6. 在湿敷过程中,密切观察局部皮肤情况及患者的反应,发生异常及时做相应处理。 7. 湿敷毕,擦干局部药液,安置患者,整理床单位。 8. 整理用物。 9. 洗手,做好记录。 10. 观察患者的反应。 【涂药法】 1. 携用物至床旁,核对床号、姓名。 2. 取合理体位,暴露涂药部位,清洁皮肤:用 0.9%氯化钠棉球由痈肿的中心向外周旋转清洁擦拭皮肤。 3. 敷药:根据施治面积决定敷药面积,将药膏推平于无菌棉纸上(薄厚适宜,保持一定湿度),敷于患处,包扎固定,松紧适宜。 4. 涂药完毕安置患者,整理床单位。 5. 整理用物。 6. 洗手,做好记录。 7. 观察患者的反应。	60
【注意事项】	冬季涂药不宜过厚过多,防止毛孔堵塞,刺激性较强的药物不可涂于面部。婴儿禁用。	

项目十六 护理法规与护理管理

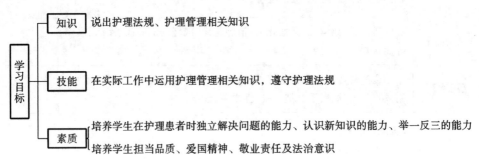

学习目标

知识 说出护理法规、护理管理相关知识

技能 在实际工作中运用护理管理相关知识，遵守护理法规

素质 培养学生在护理患者时独立解决问题的能力、认识新知识的能力、举一反三的能力
培养学生担当品质、爱国精神、敬业责任及法治意识

┃任务一 护理法规┃

案例导入 16-1（1）

患者，男，45 岁，因胃大部切除术后感染性休克进入重症病房。医嘱：维生素 K_1 针 10 mg 静脉注射，护士"三查七对"执行。完毕后 1 分钟发现患者昏迷、抽搐、心搏骤停。立即组织抢救，行人工呼吸、心脏按压等，经多方抢救无效患者死亡。

问题：

1. 该案例中护士违法了吗？

2. 违法行为如何确定？

3. 该患者死亡责任该由谁承担？

案例导入 16-1（2）

患者，女，30 岁，因呼吸道感染到某医院门诊部就诊，接诊医生予以口服感冒冲剂、肌内注射青霉素等处理。患者找到门诊部一熟识的护士刘某，因其怕痛，以前曾在未做皮试的情况下注射过青霉素，所以要求此次治疗也不做皮试而直接注射青霉素，刘某碍于情面，遂应患者的要求直接注射了青霉素，在注射过程中，患者立即出现了过敏反应，继而心跳、呼吸骤停。刘某当即停止注射，并报告值班医生，立即组织抢救，但因病情严重，抢救无效而死亡。

问题：

1. 该护士是否违反了法律？

2. 该护士应承担何种医疗事故责任？

3. 此案例给我们以何种启示？

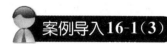 **案例导入16-1（3）**

患儿,5岁,因急性淋巴细菌性白血病收住入院,经治疗,入院一周后病情稳定,某日上午,患儿因不愿吃药而哭闹不止。值班护士将6枚药片及半包冲剂一起喂入患儿口中,随即将一小杯水强行灌入,喂完药后,患儿顿时呛咳、吐出黏痰及药片,继而出现吸气性呼吸困难,所有值班医务人员立即对该患儿进行积极抢救,但是患儿最终因抢救无效而死亡。

问题：

该护士的行为应该定性为何种医疗事故？为什么？

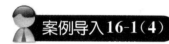 **案例导入16-1（4）**

医院护士黄某经人介绍与刘某认识,黄某对刘某一见倾心,但刘某因离婚后带有一7岁的女儿,黄某心中不悦,刘某女儿见到黄某后,一直不予理睬,黄某怀恨在心。某天,刘某女儿因病入住黄某所在的医院,医嘱"10％氯化钙静脉推注"。刘某去药房拿药后交给值班护士黄某,黄某查对后发现药房值班人员孙某错发成氯化钾注射液,想到刘某女儿对自己的态度,黄某有杀死刘某女儿的念头,没有更换药物,给刘某女儿静脉推注,当推入2mL时,患者表现不适,随即心跳停止,经检查并结合患者死前临床资料判断,刘某女儿死于高血钾。

问题：

1. 药房孙某该承担何种医疗责任,说出原因？

2. 护士黄某的行为属于医疗责任事故还是故意杀人罪？给出理由？

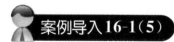 **案例导入16-1（5）**

患者,男,1岁,因面色苍白,发热、呕吐5天,以营养不良性贫血入院。入院后医嘱:10％氯化钾10mL加入10％葡萄糖注射液500mL静脉点滴。值班护士没有认真阅读医嘱,将10％氯化钾10mL直接静脉推注。注射完毕发现患儿昏迷、抽搐、心搏骤停。立即组织抢救,行人工呼吸、心脏按压,注射钙剂、脱水剂等。经多方抢救无效死亡。

问题：

1. 值班护士在治疗护理活动中违法了吗？

2. 违法行为如何确定？

3. 医院及护士应承担什么法律责任？

随着社会的进步以及人民群众法制观念的不断增强,运用法律武器保护自己的合法权益已逐步成为人们的共识。这就要求护理工作者必须加强法律法规知识学习,增

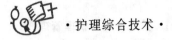

强法制意识,规范护理行为,确保护理安全。

学习法律法规的目的主要是为了规范医疗护理行为,依法执业,减少医疗纠纷、医疗事故的发生,保证人民群众的就医质量和就医安全。增强医务人员的医疗安全意识。

一、我国的卫生法体系

卫生法是指由国家制定或认可的,有关食品安全、医疗卫生、医疗事故的处理、卫生防疫药品药械管理、从业资格、突发性公共卫生事件的应急处理等方面的法律规范的总称。

卫生法主要涵盖《中华人民共和国传染病防治法》《中华人民共和国国境卫生检疫法》《中华人民共和国执业医师法》《中华人民共和国药品管理法》《中华人民共和国护士管理办法》《医疗事故处理条例》《中华人民共和国侵权责任法》《医疗器械监督管理条例》《医疗机构管理条例》《突发公共卫生事件应急条例》《医疗机构临床用血管理办法》以及与上述法律法规相应的一系列配套规定。

二、护理法

(一)护理法的定义

护理法是指由国家制定的,用以规定护理活动(如护理教育、护理管理、护理科研、护理服务)及调整这些活动而产生的各种社会关系的法律规范的总称。

(二)护理法的范畴

1. 国家规定的医疗卫生法律、法规和条例。
2. 地方行政主管及卫生行政部门制定的规定、标准、办法、通知。
3. 医疗卫生单位制定的管理制度和办法,医疗技术操作规程等。

(三)护理安全

护理安全是指在实施护理的全过程中,避免发生医疗过失行为,防止患者出现不良损害后果。

(四)护士的法律责任

1. 法律责任 因违反了法定义务或契约义务,或不当行使法律权利、权力所产生的,由行为人承担的不利后果。

(1)刑事责任是指行为人因其犯罪行为所必须承受的,由司法机关代表国家所确定的否定性法律后果。

(2)民事责任是指由于违反民事法律、违约或者由于民法规定所应承担的一种法律责任。

(3)行政责任是指因违反行政法或因行政法规定而应承担的法律责任。

(五)护理工作中的法律法规

1. 侵权行为与犯罪(过失)

(1)侵权行为 一般是指对某人或许多人的人身权利不应有的侵犯,主要负民事责任。如患者的知情权。

侵权是指对个体或群体的财产及人身权利不应有的侵犯,侵权行为可以不构成犯罪,可以通过民事方式,如调解、赔偿等方式进行解决。

(2)犯罪 一切触犯国家刑法的行为。犯罪分故意和过失。护理工作中最为严重的是过失。分清犯罪与侵权行为的关键是对护理行为的目的和后果的正确鉴定。

(3)疏忽大意与过失 行为人应当预见自己的行为可能发生危害社会的后果,但因疏忽大意而没有预见,导致发生严重的后果。

护士责任心不强、不遵守查对制度而导致差错过失,这种过失给患者带来一定程度的损失和痛苦、引起护理纠纷时,从法律上属于失职但未构成犯罪,构成侵权,如给药、输液错误,热水袋烫伤,躁动患者未给予保护而坠床,护理记录中的错误等。但当疏忽大意导致患者残废或死亡时从法律性质上讲就可能构成了玩忽职守(渎职罪),属于犯罪。如护士因疏忽大意而错给一位未做过青霉素皮试的患者注射了青霉素,若该患者对青霉素过敏,引起过敏性休克导致死亡,则需追究该护士法律责任,即构成犯罪,应承担法律责任。

2. 疏忽大意与渎职罪 疏忽大意是指不专心致志地履行职责,因一时粗心或遗忘而造成客观上的过失行为,过失可导致如下两种后果。

(1)疏忽大意的错误仅损害了被护理者的心理满足、生活利益或恢复健康的进程的侵权行为。

(2)因失职而致残、致死,构成渎职罪。

3. 医疗事故罪 医疗事故罪是指医务人员由于严重不负责任,造成就诊人死亡或者严重损害就诊人身体健康的行为。

4. 执行医嘱的合法性 随意签改医嘱或无故不执行医嘱属于违法行为;护理人员若发现医嘱有明显的错误,则有权拒绝执行。如果在护理人员提出明确申辩后,医生仍强制要求其执行的,护理人员将不对由此而产生的一切不良后果负任何法律责任。

5. 病房药材及物品管理 病房药材及物品管理应有严格管理制度,定时清点,防止个别护士因工作之便挪用,犯盗窃药品及器材、物资罪;对麻醉药品的保管应重视,防止个别护士因工作之便自己用麻醉药成隐而犯吸毒罪。

6. 护生的法律身份 护生是正在学习护士专业的学生。按法律的含义,只能在职业护士的严密监督和指导下,按照严格的护士操作规程去工作,否则护生的工作将被认为是侵犯行为。

7. 护理活动与职责范围的法律问题 由于超出职责范围的护理活动给患者造成伤害的,护士负有法律责任。如急救插管,急救处理无医嘱不能处理。

(六)护理工作中常见导致过失的原因

1. 违反有关的规章制度。

2. 违反护理规范和护理操作规程。

3. 因缺乏经验而判断失误。

因此我们在工作中,进行任何护理操作中都应尽到注意义务。保护患者的权益就

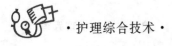

是保护我们自己。

|任务二 护理管理|

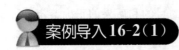

案例导入16-2(1)

在一次护理检查中,护理部经过调查分析发现,患者对护士工作的满意度为85%,而根据护理质量标准,患者的满意率应达到95%。

问题:

如果你是护理管理人员,将怎样通过护理质量管理方法中的PDCA(戴明环)循环方法,来改善护理质量,提高患者的满意率?

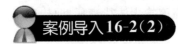

案例导入16-2(2)

产科护士长乔某,早上7点45分来到办公室,接到护理部副主任打来的电话,要求她在上午10点以前交给她一份产科床位利用情况报告,供副主任下午在院长级会议上使用,这样一份报告乔某要花一个半小时才能写出来,30分钟后,妇产科护士长进来质问乔某为什么产科的两位护士不在病房,乔某告诉她是急诊外科医生王某因急诊外科手术缺少护士而借走了那两位护士,乔某向妇产科护士长保证,她当时也反对过,但外科医生王某坚持说要用人,妇产科护士长根本不听乔某的解释,她要求乔某立即从急诊科叫这两名护士回到产科病房,并说她一小时后回来检查乔某是否办好了这件事。此刻的乔某,心乱如麻。

问题:

1. 这家医院的组织结构是怎样的?

2. 有人越权行事了吗?

3. 在这个案例中你发现了什么问题?

护理管理学是现代护理学的分支学科,是一门综合交叉学科,包括管理学、护理学、临床医学、社会医学、心理学、相关人文科学等。通过学习护理管理学,可使护理管理人员对护理工作中的人、财、物、时间、技术、信息等进行管理,使护理资源合理应用,同时可使护理系统得到有效的运转,显著提高护理工作质量。

一、管理的概念及其特征

(一)管理的概念

管理是一个过程,即管理者让被管理者与自己共同去实现既定目标的活动过程。管理的对象包括人、财、物、时间、信息等。

(二)管理的基本特征

1. 管理的二重性

（1）自然属性：管理与生产力相联系，目的是合理组织生产力，属于一般职能。

（2）社会属性：管理与生产关系相联系，目的是维持生产关系，属于特殊职能。

管理具有自然属性，为学习、借鉴发达国家先进的管理经验和方法提供了理论依据，从而大胆引进和吸收发达国家成熟的经验，以提高管理水平。

管理又具有与生产关系相联系的社会属性，这就要求在吸收和引进国外管理理论和经验的同时，要考虑到我国国情，因地制宜地学习和应用先进的管理方法。

2. 管理的科学性和艺术性　管理的科学性表现在：管理活动的过程可以通过管理活动的结果来衡量，同时它具有行之有效的研究方法和研究步骤来分析问题、解决问题。管理的艺术性表现在发挥管理人员的创造性并因地制宜地采取措施，为有效地进行管理创造条件。科学性和艺术性是有机的统一，管理者的能力＝科学知识＋管理艺术＋经验积累。

3. 管理的普遍性　管理的普遍性表现为管理活动是协作活动，涉及人类每一个社会角落，它与人们的社会活动、家庭活动以及各种组织活动都是息息相关的，凡是有人群的地方就有管理。

二、管理学的概念、研究方法、研究内容和范围

管理学是一门系统研究管理过程的普遍规律、基本原理和一般方法的科学，它是自然科学和社会科学相互交叉而产生的一门边缘学科。管理学的研究方法包括生产力、生产关系和上层建筑。管理对象、管理职能、合理组织生产力、维持和完善生产关系是管理学研究的内容和范围。

三、护理管理学

护理管理学是将管理学的理论和方法应用于护理管理实践，并逐步发展为一门应用型学科，找出其规律性，对护理工作诸要素（人、信息、技术）进行科学的管理，以提高护理工作的效率和效果。

（一）护理管理学的特点

1. 护理管理的独立性

（1）护理管理内容繁多，表现为管理对象范围广、参加管理的人员众多，护理管理范围可涉及人员管理、组织管理、业务技术管理、时间管理、护理质量管理、教学管理、科研管理、信息管理、物资管理、资金管理等。

（2）护理管理涉及学科多、内容广、范围大，要求护理管理人员具备丰富的管理学知识和广博的社会人文科学知识。

（3）不同层次护理人员均可参与管理活动。

2. 护理管理的实践性

（1）以护理管理学的理论为基础，结合护理实践加以应用，注重人的因素和团队的作用，注重与人的沟通和交流。

（2）护理工作的烦琐和劳累。

（3）应该综合分析各种影响因素。

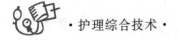
3. 护理管理的专业性

（1）不仅包括护理部主任、护士长的管理工作和责任，还包括护理人员的计划、组织、指导、解决问题、工作评价等专业知识内容。

（2）由于具有较强的专业科学性、专业服务性、专业技术性，因此对护士素质的要求高。

（二）影响护理管理的因素

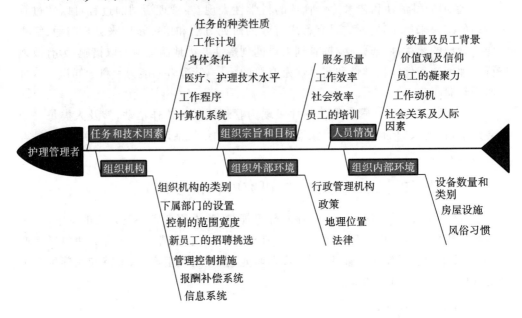

（三）护理管理的任务

1. 向服务对象提供良好的护理服务，主要包括心理咨询、降低心因性疾病，开展健康宣教，防病治病，进行康复指导。

2. 研究护理工作的特点，形成护理管理模式。要求对不同服务对象提出健康需求，健康需求涉及不同的服务内容和方式；要求找出护理工作的特点和规律，总结其经验，提出护理理论，建立具有中国特色的护理管理模式。

（四）护理管理学面临的挑战

1. 医学模式的转变对护理工作提出了更新的标准。

2. 高新技术的应用对护士的知识水平提出了更高的要求。

3. 社会主义市场经济条件给护理人员带来价值观的挑战。

4. 人员缺编、任务繁重对护理质量和效果的影响。

护理管理者应该面对挑战、认清形势，从全球角度和战略高度上认识和思考我国医院护理管理的发展，从一事一议的一维分散管理思维向多维系统管理思维转变；从重视具体工作内容控制向多层次多元化目标管理转化，使护理管理的层次和水平与世界医疗护理服务市场激烈竞争的局面及学科的发展相适应，提高竞争力。

四、护理管理的意义

(一)护理管理在医院工作中的重要作用

1. 保证高质量医疗任务的完成。
2. 保持医院环境井然有序、整洁、安静。
3. 保持医院各种设备物资处于备用和性能良好的状态。
4. 保证患者身心处于最佳状态以接受治疗和护理。
5. 促进医护、护护、护患之间良好的人际关系。
6. 保证医院内医疗、教学、科研、预防、保健等各项工作的正常开展。

(二)护理管理强化护理技术的规范性

护理管理与护理技术二者相辅相成,缺一不可。

(三)护理管理促进现代化护理事业发展

1. 人们对健康的要求日益增加,护理范围更为宽广。
2. 护理管理工作范围向社会延伸。
3. 护理管理工作的科学化、现代化以及服务技术和分工的精细化,进一步推动护理事业的发展。

五、护理管理的研究方法

(一)通过管理实践进行研究

管理学产生于实践,通过调查研究总结经验,考察管理学历史、现状、发展趋势,综合分析各种因素和关系,使实践上升为理论。

(二)通过管理职能进行研究

管理过程的四个职能:计划职能、组织职能、领导职能、控制职能。针对上述各职能的特点和目的以及执行各职能的方法进行课题研究。

(三)用各学科的知识进行研究

1. 密切联系学科知识。
2. 协同边缘学科。

(四)结合我国国情进行研究

通过对不同国家、地区、单位管理活动异同点的比较,从实际出发,对共同点进行概括,总结经验并反复验证,形成和发展具有中国特色的护理管理学。

项目十七　护理伦理

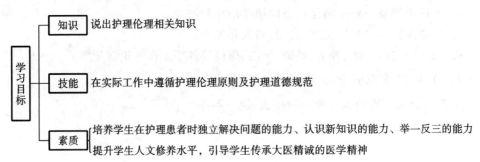

案例导入 17-1

患儿,女,2岁。因患肺炎入院治疗。在输液过程中,护士发现患儿的静脉留置针不够通畅,准备重新穿刺。但是患儿家属坚决反对,表示不忍心患儿再度穿刺。于是护士决定勉强使用。不久,患儿的手背和前臂肿胀明显。

问题:

1. 护理伦理道德的具体原则有哪些?

2. 护患之间的道德规范包含哪些内容?

3. 案例中的护士违反了护理伦理原则,但是不涉及其中哪个原则?

一、概述

护理伦理侧重在护理职业道德教育的基础上,适当讲授医学伦理学和生命伦理学的内容,包含护理道德的形成和发展、护理道德基本理论、护理道德规范、护理道德范畴、基础护理、整体护理及责任制护理、门急诊患者的护理、手术患者的护理、特殊患者的护理、心理护理、计划生育和优生护理、预防保健的护理、护理科研道德、护理道德修养、护理道德评价等问题。

护理伦理学研究对象是护士与患者、护士与护士及其他医务人员、护士与社会、护士与护理科学和医学科学发展之间的关系。护理伦理学研究的内容包括基本理论、规范体系、基本实践、道德难题。

二、护理道德规范

护理道德的范畴包含权利与义务、情感与良心、审慎与保密、荣誉与幸福。护士的道德情感主要表现为同情心、责任心、事业心。护士道德的内容主要是指护士满腔热情和高度负责地为患者服务,并以此作为自我评价的依据和出发点。

护士道德荣誉感建立在全心全意为人民健康服务的基础上,是个人荣誉与集体荣誉的统一,代表过去,不代表未来。这对护士的行为起着评价与激励的作用。道德幸福观可以促使护士自觉地履行护理道德义务,促使树立正确的苦乐观。它是物质生活与精神生活的统一,是个人幸福与集体幸福的统一,是创造幸福与享受幸福的统一。

（一）护患之间的道德规范

1. 护士的道德规范　护士应热爱本职,精益求精;举止端庄,态度热情;尊重患者,一视同仁;认真负责,任劳任怨;语言贴切,保守秘密;廉洁奉公,遵纪守法。其中对患者保守秘密中的解密条件是:获得患者的同意,或医学上认为没有向患者征求同意的理由,因解密是基于患者自身的利益;医生护士有高于替患者保守秘密的责任,如传染病;进行医学护理研究,经批准后可以采用,但不公开姓名,相貌;当法律程序需要患者的资料时;患者的秘密对他人或者社会可能造成伤害时。

2. 患者的道德规范　患者具有平等的医疗权利;对疾病的认知权利;知情同意权;要求保守隐私权;获得休息和免除一定社会责任权;诉讼或要求赔偿的权利。同时需要履行的义务有保持和恢复健康的义务;积极接受、配合治疗和护理;遵守医院的各项规章制度;支持医学和护理科学发展。

（二）护士之间,医护之间的道德规范

护士之间的道德规范包括:尊重爱护,相互学习;团结协作,相互关心。医护之间的道德规范包括:尊重与信任,平等与协作,制约与监督;护技之间的道德规范:团结互助,合作共事,以诚相待,相互关心。

三、各科护理的特点及道德要求

1. 基础护理的特点　经常性与周期性;连续性与值勤性;整体性与协调性;科学性与普及性。基础护理道德要求:提高认识,默默奉献;严守纪律,坚守岗位;工作严谨,严防事故;团结合作,协同一致。

2. 精神科护理特点　人道性与开放性、自觉性与主动性、理智性与安全性。精神科护理的道德要求:尊重患者、恪守慎独、环境温馨、正直无私、保证安全。

3. 儿科护理特点　内容的复杂性、工作的紧迫性、护患关系的特殊性。儿科护理道德要求:要有一颗慈母般的心;要及时为医生提供病情变化的信息;要有治愈患者的责任感。

4. 传染科护理的特点　消毒隔离要求严,心理护理任务重,社会责任大。传染科护理道德要求:热爱专业,具有献身精神;尊重患者,注重心理护理;预防为主,对全社会负责任。

5. 整体护理的特点　整体性、全面性、专业性。整体护理的道德要求:刻苦钻研的进取性、承担责任的自觉性、独立思考的主动性。

6. 心理护理的特点　程序性、艰巨性、严格性。心理护理的道德要求:以高度的同情感帮助患者解决心理问题;以高度的责任心了解和满足患者的心理需要;以高度的事业心创造一个有利于患者康复的环境;以高度的信任感为患者保守秘密和隐私。

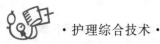

7. 门诊护理的特点　组织管理任务重;预防交叉感染难度大;服务性工作烦琐;群体协作性强;发生护患矛盾多。门诊护理道德要求:热情接待,主动协助患者;保持优美、清洁、安静的环境;密切联系,团结协作;作风严谨,准确无误。

8. 急诊护理的特点　常备不懈,应变性强;风险较大,责任心强;群体协作,主动性强。急诊护理的道德要求:争分夺秒,全力以赴;深切同情,周到服务;灵活主动,尽职尽责;齐心协力,敢担风险。

9. 普通手术护理特点　严格性、衔接性、协作性。普通手术护理的道德要求:手术前要创造一个良好的待术环境,准备要周密,认真负责;手术中环境安全、保持肃静;关心患者,体贴入微;操作熟练,认真负责;团结协作,耐心解疑。手术后严密观察、勤于护理、减轻痛苦、加速康复。

10. 整形外科护理特点　心理护理要求高;生活护理任务重;审美意识强。整形外科道德要求:认真做好心理护理,尊重手术者的人格;认真做好术前准备,关心受术者的痛苦;奋发进取,更好地为广大群众服务。

11. 自我护理　又称为自理或自顾,内容包括自我护理需要和自我护理行为与能力。自我护理的特点:教育性、自主性、渐进性。自我护理道德要求:认真细致,高度负责;一视同仁,耐心指导;密切协作,提高自我护理质量。

12. 计划生育护理的特点　护理中兼具宣传、指导的任务;体现了对计划生育者负责和对社会负责的一致性;体现出对政策性与科学性的统一。计划生育道德要求:破除旧观念,树立新观念;提供信息、技术服务,尊重育龄男女的自主性;医护密切配合,确保手术安全。生殖技术包括人工体内受精和人工体外受精。其伦理原则:夫妻双方自愿原则;供精者知情同意;严格控制实施范围;互盲和保密原则;确保质量;严防商品化。

13. 老年患者的护理特点　护理任务重、护理难度大、心理护理要求高。老年护理道德要求:理解、尊重老年患者;关心、帮助老年患者;耐心、细致地对待老年患者。

14. 慢性非传染性患者的护理特点　心理护理任务重,患者自我护理的需求高,健康教育是护理的重要内容。道德要求:加强心理护理,增强患者的信心;积极调动患者的主观能动性,促进恢复;创立良好的人际关系和优良的休养环境。

15. 危重患者护理特点　护理工作具有艰巨性、对护士的素质要求高、护理中伦理难题多。危重护理道德要求:机警和敏捷;果断和审慎;勤快和恒定;理解和任怨。

16. 社区卫生护理的特点　群众性、预防性、经济性、全程性。社区卫生护理的道德规范:礼貌待人,文明服务;任劳任怨,无私奉献;恪守规章,遵守纪律。

17. 家庭病床护理的特点　护理内容全面、护患关系密切、易于开展心理护理。家庭病床的道德规范:维护患者利益,及时准确护理;自律慎独,优质服务;密切协作,目标一致。

18. 社会重大灾害急救护理的特点　工作强度大、任务重;护理工作协同性强,技术难度大;准备工作量大,生活护理任务重。大灾害道德要求:恪守职责,发扬人道主义精神;树立崇高的职业责任感和科学态度;勇于克服困难,富有献身精神。

19. 临终关怀护理的特点　临终患者易发怒、易恐惧、易焦虑、易悲伤。临终护理道德要求:认识和理解临终患者;保护临终患者的权利;尊重临终患者的生活;同情和关心临终患者的家属。临终关怀的道德要求:收治的主要对象是临终患者;不以治疗疾病为主,而是以减轻症状、支持疗法和全面照护为主;不以延长患者的生命为目的,而是以提高生存质量、维护患者的生命尊严与价值为主;不仅注意患者的躯体痛苦,更注意心理关怀和社会支持;不但关怀临终患者,对其家属也予以慰藉和居丧照护。

案例讨论 17-1

1. 在教师的引导下,学生对案例导入 17-1 进行分组讨论。

2. 学生以组为单位写出案例讨论报告交教师批阅。

3. 教师点评、归纳、总结。

项目十八 人际沟通

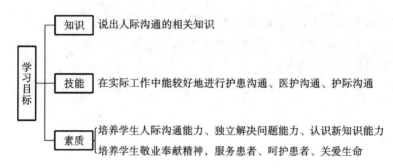

案例导入 18-1

患者,女,20 岁,因咯血、胸部疼痛入院,经检查后发现为肺癌早期。患者得知自己的病情后,情绪失控,痛哭流涕,护士看到患者伤心落泪,制止了患者哭泣,及时沟通安慰。

问题:

1. 人际沟通的层次有哪些?

2. 沟通的方略主要包含哪些内容?

3. 护患沟通的原则有哪些? 案例中的护士如果告诉患者这只是早期,没什么大不了的。这种沟通行为违反了哪条原则?

一、概述

沟通是指信息发送者遵循一系列共同规则,凭借一定媒介将信息发送给既定对象,并寻求反馈以达到理解的过程。

人际沟通是指人们运用语言或非语言符号系统地进行信息(含思想、观念、动作等)交流的过程。它通过传者、受者对意义信息和符号信息所做的编码与解码运作,使两类信息形态相互交替转换,使沟通双方彼此理解、认同,从而有效地完成人与人之间的信息交流,为人际关系的建立奠定牢固的基础。

二、人际沟通的层次

1. 人际沟通按沟通信息分为一般性交谈、陈述事实、交换看法、交流感情、沟通高峰五个层次。

2. 人际沟通按沟通效果分为沟而不通、沟而能通、不沟而通三个层次。

三、人际沟通策略

1. **风险性沟通** 患方的风险沟通行为具体表现如下:①隐瞒病史,多见于医疗保险、交通意外等第三方付费的情况,在谋取私利的同时,有时也会影响诊疗结果;②否认事实,个别患者有可能在某方面不满意或在发生医疗纠纷时全盘否定医生的治疗效果,以获取医院更多赔偿,甚至敲诈、勒索、冲砸医院,殴打医护人员。

医方的风险沟通行为具体表现为:①医生的"诱导需求",双方在医学知识信息上的不对称使医生处于指导甚至说了算的地位,患者被动接受医生提出的医疗方案;②由于长期处于信息的绝对优势,使得医生养成了患者"求医"的思维定势,"以医为尊",对患者"生、冷、硬、顶",缺乏与患者沟通的意识和耐心;③医生对患者知情权尊重不够,对于患方的咨询简单敷衍,诊疗计划交代不清,交代病情预后仅仅罗列出各种严重后果;④发生医疗纠纷时,对同行的错误"沉默共谋",维护医务人员整体利益,"同行庇护"。

2. **无缝性沟通** 对医患沟通来说,无缝沟通不仅是指医务人员与患者之间的沟通,也包括其他形式的医疗沟通。如在医疗救护中,当患者向急救中心求救时,急救中心可以从电子地图上查看到患者的具体的位置,并及时搜索派遣最近的急救车辆前去救护。进入救护车后,急救中心可以通过双向通话功能,指导救护车上的医生实施救护治疗,同时给救护车指引最近的道路,使其以最快的速度到达医院。而在救护车行进过程中,患者的家属可以通过互联网立即上网查询救护车的行进位置及患者的状态信息,使患者、家属、救护车及医生之间建立了无缝沟通体系,最终使患者能得到快速、及时的治疗。

3. **循环性沟通** 在医患沟通过程中,医生与患者的一句话,既是接收对方信息的反应,同时又是发出信息的开始,由此形成循环,各个循环不是孤立存在的,而且相互交叉在一起的。

4. **重复性沟通** 由于医院存在着信息过载、信息过于专业化等因素的干扰,致使信息发送或接收受阻。在这种情况下,任何信息如果仅发送一次,接收者或许根本就接收不到,因而重复性沟通是一种有效的弥补措施。

5. **支持性沟通** 医护人员在信息沟通过程中应做到:①以服务者的角色和帮助对方解决问题的方式进行交谈,增强信息接收者参与信息沟通的主动性,从而提高信息沟通的质量;②表现出真诚和朴实,让信息接收者消除戒备心理,愿意交谈并且毫无保留地说出自己的看法;③设身处地地为信息接收者着想,争取对方的理解和认同,以使沟通变得自然、轻松和随意;④以合作的态度进行沟通,尊重对方,使之处于平等的地位,以赢得信息接收者的信任和好感,从而增强信息沟通的效果;⑤践行共同商量、相互讨论的沟通方式,信息发送者要避免独断专横、蛮不讲理的家长式管理的做法,更多地听取对方的想法,达成双向互动,这样就会形成一种融洽的气氛,对方也就会乐于接收相关的信息。

6. **防御性沟通** 在医疗纠纷日益增多的情况下,有的医护人员对患者采取"防御性医疗",即从自身安全出发,应该采取的诊疗措施不采取,或者采取不应该采取的诊疗措施。

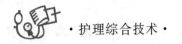

四、医患沟通的原则

1. **礼貌性原则** 礼貌尊重是人道主义思想最基本的内容。目前国内医疗卫生部门进行行业道德建设时，习惯上把服务态度作为很重要的内容给予重视，其实态度好坏不是指表面上的面部表情和身体动作，而应该是以内心对患者的尊重为基础。没有这种对人尊重的内在精神，形式上的服务态度好，很难让人产生有一种真正被尊重的感觉。譬如，目前有些商业性机构，由于服务人员的态度过于"热情"，而令顾客望而却步。

2. **目的性原则** 沟通本身具有一定的治疗疾病的作用，医患沟通是为促进患者健康服务，具有明确的目的性，这是沟通的自身属性所决定的。因此应使用规范语言、标准语体、正确修辞手法，以鲜明的表情语和体姿语来表情达意，从而达到融洽医患关系、为治疗服务的目的。

3. **个体性原则** 所谓个体性即"因患施语"。此处的"患"有两层含义：一是患者，二是疾病。医务人员应针对不同疾病和不同患者来选择沟通方式和内容。如同样一句"您病得不轻"，对感冒患者可能不会起多大的副作用，对癌症患者可能是晴天霹雳。

4. **适度性原则** 这里强调的情感适度，是指医务人员把情感控制在职业工作需要的限度，而不是个人感情不负责任地随意表露。一方面，强调医务人员应该在职业工作和言语交往中付出情感，视患者如亲人；另一方面，医务人员又应将自己的情感控制在理智的范围以内，即在与患者的交流中，不因患者的疼痛叫嚷而惊慌失措，也不因个别患者的无理纠缠而言语动作失控。

5. **通俗性原则** 只有当接收的信息与发出的信息相同时沟通才是有效的。因此，医务人员在与患者交谈时，应选用患者通俗易懂的语言和文字与患者进行交流，用词要朴实、准确、明晰，讲话要口语化，忌用医学术语或医院常用的省略语。

6. **治疗性原则** 语言是神经系统的特殊刺激物，具有暗示和治疗功能，它能影响人的健康。医者的语言不仅影响患者的喜怒哀乐，而且与患者的健康关系密切。如果医护人员的语言能使患者得到心理上的慰藉，能使患者保持轻松愉快的心境，对患者的健康必定起积极作用。反之，如果医护人员的语言对患者形成了不良的刺激，引起患者的不愉快、不满，甚至愤怒、恐惧、忧郁，这些负性情绪对健康会产生消极的影响，甚至会导致病情加重。由此可见医者的语言既可治病，又可致病。

7. **谨慎性原则** 医疗语言的谨慎较之其他职业的利害关系更为明显。这是因为医务人员了解患者的病情，所以患者对出自医务人员口中的有关自己疾病的诊断、分析、预测、治疗措施的信息极为关注，对那些于己不利的言语十分敏感。医务人员稍有不慎，说出不恰当的语言，对疾病的治疗将会产生严重的后果。因此，医务人员应做到：慎于表述疾病的性质；慎于预测疾病的发展趋势；慎于评论同行的医疗技术；慎于提及患者隐私。

案例讨论18-1

1. 在教师的引导下，学生对案例导入18-1进行分组讨论。
2. 学生以组为单位写出案例讨论报告交教师批阅。
3. 教师点评、归纳、总结。

参考文献

[1] 张美琴,邢爱红.护理综合实训[M].2 版.北京:人民卫生出版社,2018.

[2] 黄弋冰,卢玉彬.护理技能综合实训[M].2 版.北京:人民卫生出版社,2016.

[3] 张德芳.护理综合技术[M].武汉:武汉大学出版社,2014.

[4] 李丹,冯丽华.内科护理学[M].3 版.北京:人民卫生出版社,2014.

[5] 熊云新,叶国英.外科护理学[M].3 版.北京:人民卫生出版社,2014.

[6] 谭严,王玉.妇科护理学.[M].北京:中国医药科技出版社,2018.

[7] 高正春.儿科护理(案例版)[M].武汉:华中科技大学出版社,2017.

[8] 全国护士执业资格考试用书编写委员会.2020 全国护士执业资格考试指导要点精编[M].北京:人民卫生出版社,2020.